U0211377

吴医生

陪你科学孕产

妇产科吴医生 ❤ 著

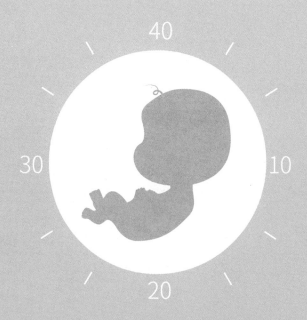

CS 湖南科学技术出版社 博集天卷
CS-BOOKY
·长沙·

图书在版编目（CIP）数据

吴医生陪你科学孕产 / 妇产科吴医生著. —长沙：湖南科学技术出版社，2022.10
ISBN 978-7-5710-1737-8

Ⅰ.①吴… Ⅱ.①妇… Ⅲ.①孕妇—妇幼保健—基本知识②产妇—妇幼保健—基本知识 Ⅳ.① R715.3

中国版本图书馆 CIP 数据核字（2022）第 153122 号

上架建议：畅销·孕产百科

WU YISHENG PEI NI KEXUE YUNCHAN
吴医生陪你科学孕产

著　者：	妇产科吴医生
出 版 人：	潘晓山
责任编辑：	刘　竞
监　制：	于向勇
策划编辑：	刘洁丽
文案编辑：	柳泓宇　王成成
营销编辑：	时宇飞　黄璐璐　张艾茵　宋静雯
封面设计：	蒋宏工作室
插画设计：	殷宁忆
版式设计：	李　洁
内文排版：	麦莫瑞
出　版：	湖南科学技术出版社
	（湖南省长沙市芙蓉中路 416 号　邮编：410008）
网　址：	www.hnstp.com
印　刷：	三河市中晟雅豪印务有限公司
经　销：	新华书店
开　本：	875 mm × 1230 mm　1/32
字　数：	383 千字
印　张：	16
版　次：	2022 年 10 月第 1 版
印　次：	2022 年 10 月第 1 次印刷
书　号：	ISBN 978-7-5710-1737-8
定　价：	88.00 元

若有质量问题，请致电质量监督电话：010-59096394
团购电话：010-59320018

自序

你好，我是妇产科吴医生。

当你翻开这本书，非常高兴认识你，我们就这样在我的第一本书里相遇了。

你可能在网络上关注了我，也可能是第一次知道我，我先简单自我介绍一下。我曾是北京朝阳医院妇产科的一名主治医生，业余时间在网络上做孕产育的医学科普。

2014年我开通了新浪微博，2015年我注册了好大夫在线，2016年我运营了粉丝群，2017年我注册了抖音，开始做短视频科普。现在全网有1200多万人关注我。

一晃8年了，我还一直坚持在做科普。我很幸运，我的视频得到很多人的喜欢，每当粉丝告诉我，我的内容对她有用，她顺利生下健康的宝宝，我就非常开心，觉得自己的付出非常有意义。

这是我的第一本书。积累了这么多年，我想，是时候把我的所学和做科普时遇到的各种问题，写成一本书了。

一年多前开始写这本书的时候，我想把它写成类似《DK怀孕百科》的样子，但写着写着发现这成了教科书的罗列，俺娘哎，这不是我的风格呀。于是我就把粉丝们怀孕期间问过我的上千个问题，系统地捋顺，补充知识点，整理成了这本实用的书。

这样一来，这本书就汇集了大多数孕妈在怀胎十月里非常关心的各种问题，分五个部分，共130多个话题。如怀孕后吐得厉害怎么办，孕期体重怎么控制、血糖怎么控制，产检中B超怎么做，做胎心监护有什么技巧，胎位不正怎么办，选择顺产还是剖宫产，拉玛泽呼吸怎么做，生孩子如何使劲，等等，都是非常实用的内容。

当你拿到这本书的时候，我想让你这样用它：

第一，这是你的工具书。

这是一本解决问题的书。我还记得广西的一位孕妈学习了我讲胎动的内容后，有一天发现自己胎动异常，便及时地去了医院，及时地发现了胎儿缺氧，及时地做了剖宫产。虽然羊水Ⅲ度了，最后孩子住进了新生儿ICU，但是很快就恢复了，没有造成胎死腹中的悲剧。

我还记得，评论区里成千上万的孕妈反馈，得益于我讲的拉玛泽呼吸的方法，在没有无痛分娩的情况下，靠呼吸法减轻了自己的宫缩疼痛，而且上产床后助产士和大夫都夸她们很会使劲。

所以，你们可以通过浏览本书的目录，或者通过扫码看到知识库，点击右上角的检索按钮直接检索，找到你想了解的内容。此外我还为你提供了一个解决问题的入口，通过关注我的公众号，可以进到"孕妈群""宝妈群"，找到"组织"，找到可以宽慰自己、寻找解决方案的地方。

但是我提醒一下，因为科普面向的是多数人，而医学是个复杂的科学，每个人体质有差异性，所以遇到具体问题时，这本书不能代替你的主治医生，你还是要求助你的大夫，多跟大夫沟通，遵医嘱。

第二，这是我跟你一起共创的"飞书"。

我用"飞书"这个软件完成了这本书的写作。不知道你们有没有用过飞书，作为一个创作者，我觉得它很高效。

细心的你可能发现了，这本书的很多地方能看到二维码。你们一定都要用微信扫一扫。

比如你扫书里的二维码，就可以看到这节内容的电子版，有的篇目还会有我的讲解视频，视频和文字结合着看，会让你更容易明白。

如果你看完还是不太理解，你可以写评论和留言，向我提问，我就会回复你。

更重要的是，这本书会一直更新。医学技术是不断发展的，那么科普知识也就在不断更新，所以咱们这本书也会实时更新。我讲过的内容如果有了新发现，我就会实时在这个知识库里更新。

这是我的一个大胆创新，希望这个知识库永远不过期。

这么一想，我突然觉得，这不再是我一个人写作的书，这本书是我们共同完成的。

写完这本书的时候，我感觉还有很多话没说完。我总跟我的编辑说，我还想再写些知识点，这是我的第一本书啊，编辑就安慰我别太"完美主义"了。第一次出书虽满腔真诚，但我仍心怀忐忑，毕竟经验不足，难免有不足之处。所以我欢迎你们提意见，也希望你们真的喜欢，觉得有用。希望这本书能像你的专属医生一样，陪你科学孕产。

最后我想感谢一下：

感谢我的爱人，这几年我把所有的业余时间都用来做科普、做自媒体了，感谢你一直在照顾家庭。

感谢我的恩师王淑珍教授、张震宇教授、李媛教授多年来的教导；感谢主任陈晨教授一直以来对我工作的照顾；感谢段涛教授在科普方向上的启蒙和指导，在您的影响下，越来越多的人学会了做科普。

感谢你们，我的粉丝们，是你们的关注和认可成就了我。

当我写到这里的时候，我想象着捧着这本书的你，笑了一下；

当我写到这里的时候，我想象着你肚子里的宝宝，动了一下；

当我写到这里的时候，我特别想把下面的这些送给你：

《母子平安福》《胎动正常福》《产检顺利福》《超快顺产福》《无侧切福》《无妊娠纹福》《喂奶不疼福》《超快哄睡福》《产后超快恢复福》《想什么时候发动就什么时候发动福》……

请一一收下！！！

祝愿每个你都能健康快乐地度过这一特殊又美好的人生旅程。你非常棒！

老吴

2022年7月1日 于北京

目 录
CONTENTS

第一章
怀孕后的"怎么办"

第二章 🖤

怀孕后的"能不能""要不要"

孕期生活指南 /112

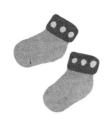
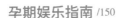

孕期娱乐指南 /150

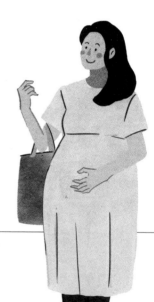

第三章 ♥
产检中的"怎么做"

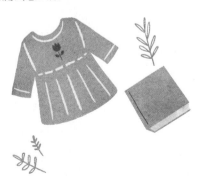

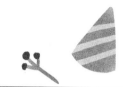

第四章 🤍

怀孕后的这些"需重视"

关注孕期胎儿情况 /378

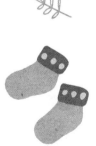

第五章
分娩功课 "早知道" "咋准备"

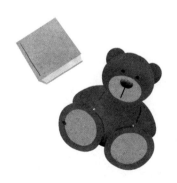

PREGNANT WOMAN

吴医生陪你科学孕产

第一章

怀孕后的 "怎么办"

怀孕后，随着肚子里的小生命一天天地长大，孕妈的身体也会发生变化，有不一样的反应。其中大部分是因为怀孕后母体激素水平的变化所引发的，如孕吐，乳房变大、颜色变深，尿频、漏尿，等等。有的孕妈因为太在意肚子里的小家伙而焦虑、担心，导致睡眠不好，情绪起伏大。

别害怕，在这一章内容里，我会细心地告诉你出现这些现象的原因，以及告诉你怎么办。

扫二维码查看最新内容
内含吴医生讲解视频

♥ 孕吐怎么办

如果你有孕吐，不要觉得自己倒霉，因为75%～85%的孕妈都会孕吐，关键是看你吐的程度，是普通孕吐还是妊娠剧吐。

● 孕吐的时间

孕吐一般初发在怀孕5～6周，主要表现是食欲不佳，味觉、嗅觉变得敏锐，吃油腻的东西或闻到油烟味就想呕吐。孕吐的严重情况因人而异，大多数孕妇在怀孕12～16周左右孕吐就会得到缓解，也有一些孕妇持续出现孕吐反应直至生产。

● 孕吐的原因

孕吐的病因至今不完全明确，目前认为主要与孕妇体内hCG（人绒毛膜促性腺激素）、雌激素、孕激素上升有关。当然，也并非所有怀孕的人都会出现孕吐反应。

也有一种观点认为，孕吐是孕妇身体启动的一种自我保护机制，可以让孕妇在吃了对身体不好的、有毒有害的东西之后，把这些东西吐出来，从而避免伤害到腹中的宝宝。

● 孕吐会影响胎儿发育吗

准妈妈们通常都会担心，孕吐严重是否会影响胎儿发育？答案是：不会。

因为胎儿发育所需的营养物质主要是从母体获取的，也就是说，不管准妈妈吃还是不吃，吐得多厉害，胎儿都可以从母体中吸收营养，满足生长所需。

• 如何缓解普通孕吐

普通的孕吐，主要表现为呕吐次数每天5次及以下，吐得不是特别严重，喝水没问题，能正常进食，只是胃口没有平常那么好，吃得也没有那么多。普通孕吐一般不会造成伤害，不必过于紧张，也不需要干预。

很多妈妈问我："老吴啊，有没有什么办法可以缓解孕吐？"

第一，少食多餐，避免太甜或太油腻的食物。

第二，你能吃进什么就吃什么。我有一个患者，吃别的都吐，就吃汉堡蘸番茄酱，她不吐，那就吃！虽然是垃圾食品，但你能吃进去，能让你不出现电解质紊乱、不晕倒，生命的基础支持能得到保障，那就吃。

还有的孕妈问："老吴啊，我喝可乐能缓解孕吐，能喝吗？"

"适量地喝没问题。"

"听说姜茶能缓解孕吐，我试试呗？"

"那就试试，如果有效果，也要适量。"

可乐和姜茶，循证医学上是缺乏证据的，这只是民间一些宝妈口口相传的经验。希望准妈妈们都能平稳地度过孕吐期。

● 妊娠剧吐怎么办

如果持续呕吐，一天5次以上，吃不下东西，甚至喝水都困难，导致严重营养不良，这就会影响到宝宝了。

如何判断情况严重性？小便疼痛，尿量减少，尿液颜色深；去医院检查尿酮体呈阳性。这时要在医生的指导下选择治疗方案，调整孕妇饮食和营养。

首先输液，补充点营养，纠正电解质紊乱，别吐晕过去了，如果因剧烈孕吐导致韦尼克综合征，那就麻烦了。

其次服用维生素B_6、B_1止吐，实在不行，还可以服用止吐的药物。但孕妇为了孩子健康考虑，通常会拒绝服用止吐药。如果你的大夫经过评估后建议你服用，那就是可以安心使用的，大夫肯定是权衡了利弊后给出建议的。

● 没有孕吐反应，说明胎儿发育不好吗

前面说到孕吐反应与体内升高的hCG、雌激素以及孕激素有关，于是有人就会问相反的情况：我怀孕期间一点也不恶心想吐，是不是胚胎发育不好？或者是胚胎停育了？

如果你一开始就没有孕吐，可能是少部分的幸运儿——整个孕期都不孕吐的那种体质。如果一开始孕吐比较明显，还没到12周，比如7周、8周就突然不吐了，需要警惕是不是胎停，但这种概率比较小，不用过于担心。如果是12～15周后孕吐突然停止，多数也是正常的，很多人的孕吐不是慢慢停止的，而是突然停止的。

- 孕吐缓解后，不要急于进补

　　好不容易熬过艰难的孕吐，不少准妈妈胃口好了，以为就可以不管不顾地大吃大喝，长辈也恨不能为其恶补营养，这种做法是不对的。此时，饮食方面仍需要注重营养均衡、定时定量，别因担心胎儿发育而过度进补。不然会增加肠胃负担，还有可能导致便秘。孕期如果超重，还可能会产生一些母儿并发症，如妊娠期高血压、妊娠期糖尿病，给胎儿带来健康隐患。

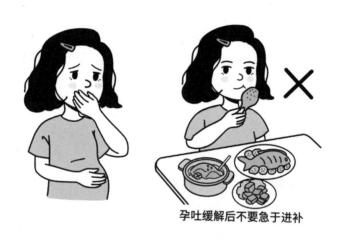

孕吐缓解后不要急于进补

扫二维码查看最新内容
内含吴医生讲解视频

♥ 肠胃不适怎么办

怀孕后你可能会发现自己的肠胃比孕前更加敏感，容易有消化不良、反酸、胃灼热、恶心干呕等状况，如果孕前肠胃就不太好的人，这种不适感恐怕会加剧。

● 常见的孕期肠胃问题

胃胀气

怀孕以后，受雌孕激素的影响，你的胃肠道活动变慢，产气多，如果再进食一些容易在胃里发酵、产生气体的食物，就很容易出现胃胀气。

胃里气多，往上排出，就容易打嗝；往下排出，就容易放屁多。怀孕后全身的肌肉变得松弛，包括肛门括约肌。肛门括约肌一松弛，人就会噗噗噗地放屁，以前你可能控制得住，但是怀孕之后你可能不大控制得住，在家、在外，甚至在领导面前也会放屁，场面很尴尬，但这真的是正常现象。

反酸

正常情况下，食管和胃连接的地方有贲门括约肌，它会阻止胃里的胃酸和食物反流到食道。但是怀孕后贲门括约肌松弛，这种反流就会很常见。

另外，孕周大了以后，子宫会顶着你的胃往上走，胃的位置发生变化后也会加重反流。尤其是平躺的时候反酸就格外厉害。在睡觉或者休息时尽量在腰部垫一个褥子，让上半身保持大约15°的倾斜，这样能减轻反酸。

如果反酸现象越来越严重，持续时间长，就要及时来医院，让医生给你做检查，开点抑制胃酸的药。服用抑制胃酸的药对孩子影响不大。如果说胃疼、反酸特别厉害，那就要去消化内科或消化外科检查一下，必要的时候做一个胃肠镜。

• 如何缓解孕期的肠胃不适

1.调整饮食结构，少吃多餐

孕期饮食应以新鲜、易消化为主，少吃辛辣油腻的食物，避免食用过冷、过烫的食物，一些不好消化的最好也少吃。少食多餐，吃六七分饱，胃里的食物不是那么多，那么反流的概率就小。

2.胃部保暖

胃部受凉后容易发生痉挛性收缩，导致胃痛、消化不良、呕吐、腹泻等情况，所以冬天一定要注意做好胃部的保暖。夏天如果待在空调房里，也最好带一件外套或者披肩之类的衣物，确保不会受凉。

3.饭后适量运动

那些经常感觉胃胀气的孕妈，最好在饭后适当站立或者走动一下，不要立即坐下，尤其是有反酸情况的。

4.适当摄入膳食纤维

食物中的膳食纤维可以促进肠胃蠕动，有便秘胀气的情况可以多食用富含膳食纤维的食物，这里总结一个富含膳食纤维的食物表。

富含膳食纤维的食物	
水果类	苹果、橘子、梨、草莓
蔬菜类	西兰花、蒜苗、菠菜、莜麦菜
全谷物类	燕麦、黑米、玉米、荞麦
豆类	豌豆、豆角、蚕豆
坚果类	杏仁、核桃、板栗
薯类	紫薯、红薯、山药

5.孕期能不能喝益生菌

益生菌用于调节肠道菌群，对于改善肠道症状有一定效果，可以喝。含有活性益生菌的酸奶，也是可以喝的，但需要注意控制每天食用的量，大约每天300 g。因为有些酸奶的含糖量很高，对孕期需要控制体重的孕妈来说，要控制糖分的摄入。

6. 保持精神愉快

胃是能感知情绪变化的器官，长期处在负面情绪中，会导致胃痉挛、胃黏膜屏障受损，进而诱发神经性胃炎、胃溃疡等胃部疾病。所以，在孕期一定要注意自己的情绪健康，及时排解负面情绪。

♥ 眼睛干燥、视疲劳怎么办

扫二维码查看最新内容
内含吴医生讲解视频

● 视物模糊别大意

我曾经历过一个孕8个月的急诊剖宫产。孕妈在怀孕8个多月时，连续一星期觉得看东西模糊，她也没在意，还以为是自己眼睛近视度数加深，该换个眼镜。突然有天肚子疼得不行，来医院一量血压发现血压190/120 mmHg，接着照B超发现胎盘后面有一个大血肿，胎盘早剥，于是这位孕妈做了急诊剖宫产，好在母子平安。视物模糊有可能是妊娠期特有的高血压症状，妊娠期高血压会导致全身小血管痉挛，眼睛里的小血管也会痉挛，从而产生视网膜的出血点，导致看东西模糊。所以当你觉得头疼或者看东西模糊了，千万别忽视，要来医院做个检查。

但是，怀孕期间，本身随着孕龄增加，孕妇角膜的状态也可能发生变化。在孕晚期，孕妇角膜可能会出现轻微水肿，有些孕妈会出现视物模糊的现象，这是正常的。这种情况一般产后6周左右大多数人都会恢复正常。

另外，妊娠期糖尿病导致的眼底病变、贫血等原因也会导致视物模糊，遇到这种情况千万别大意，一定要来医院排查。

• 眼睛干燥、视疲劳

怀孕后，有些孕妈眼睛干涩，首先要判断，是否因为看电脑或手机用眼过度导致的视力疲劳、眼部干涩，这种情况即使不怀孕也会发生。

怀孕后激素分泌改变，泪液减少，发生眼部干涩、视疲劳，这种情况很常见。对于这种视疲劳，可以通过减少看手机的时间，避免在黑暗的环境下看手机，滴具有湿润效果的眼药水（不含抗生素）来缓解。

• 眼睛不舒服可以滴眼药水吗

"老吴啊，我眼睛不舒服可以去药店买眼药水来滴吗？"

具有湿润效果的眼药水（不含抗生素）是可以的。如果是眼睛红肿、流泪、睑腺炎（麦粒肿）等情况，含抗生素的眼药水也是可以来医院在医生指导下使用的。

• 孕期少戴隐形眼镜

"听说怀孕后不能戴隐形眼镜，这是真的吗？"

不是真的。不是不能戴，我们通常会建议孕期要避免长时间戴隐形眼镜。因为孕期角膜可能处于轻微水肿的状态，同时炎症细胞水平的提高会使得眼睑更容易出现炎症。这时戴隐形眼镜可能会增加角膜感染的风险，所以不能长期戴。如果不是出席特殊场合，佩戴带框眼镜是比较好的选择。

● 孕期少画眼妆

画眼线、涂睫毛膏可能会造成睑板腺堵塞，从而增加患眼周疾病的风险，如睑腺炎、睑板腺囊肿（霰粒肿）等。

在孕期，孕妈要保护好自己的眼睛，在闲暇的时候尽量多闭目养神，不要熬夜，少看手机，保证足够睡眠时间，让眼睛得到充分的休息。

扫二维码查看最新内容
内含吴医生讲解视频

💗牙疼出血怎么办

• 牙龈红肿、出血

怀孕后，有的孕妈反馈说，自己容易出现牙龈红肿，刷牙时牙龈还老出血，有时还会牙疼，心里忐忑不安。

不要惊慌，原因是：**第一，孕妇孕期免疫力低，**以前没有显现的牙周疾病，这时会突显出来；**第二，孕妇体内雌激素增加，**牙龈毛细血管扩张，弹性减弱，血液淤滞，以及牙龈对口腔内的牙菌斑反应的敏感性也增高，使得孕妇容易患牙龈炎，牙龈肿胀出血。

如果怀孕前没有严重的牙周疾病，那么饮食上要保持清淡，辣的、油腻的、刺激的食物少吃；养成良好的口腔清洁习惯，早晚刷牙，饭后一定要漱口，漱干净。通常一周左右，牙龈红肿、出血问题就会好转。

• 孕期的牙周疾病怎么办

如果怀孕后牙龈出现持续性炎症，口腔内面严重溃烂，该看口腔医生就要看，该用药就用药。患有牙周炎的孕妇生下早产儿（胎龄不满37周）和低体重儿（体重不足2500 g）的概率会相对较高。

怎么办呢？建议孕中期去口腔科就诊，清洁牙齿，保护牙龈健康。请注意，尽量避开孕早期和孕晚期。孕中期（13～28周）去口腔科就诊是相对安全的。如果口腔溃疡严重，出现炎症，甚至化脓，就要局部用药，这对胎儿影响不大。如果医生视情况，给你开了口服消炎药，这种情况下服药也是相对安全的，权衡利弊情况下该用药还得用。

尤其值得一提的是，孕期牙齿护理中，可以用牙线和冲牙器，每次饭后，养成清洁牙缝的习惯，可以减少牙周病的发生。

• 孕期智齿疼怎么办

"牙疼不是病，疼起来要人命"，说的多数是智齿。所以在备孕的时候，有隐患的智齿要毫不犹豫地拔了它。

但现实是，很多孕妈都是突然发现自己怀孕了，根本没来得及拔除智齿，或者说不知道孕前要拔除智齿。

如果孕期没有智齿冠周炎，那就不要折腾去拔。如果发炎了，疼了，要尽早去口腔科治疗，不要拖；如果智齿没有得到及时治疗，用不了几天，嘴巴会张不开，吃饭、喝水都成问题，还有人会出现发热等症状。如果放任炎症继续发展，有可能形成脓肿，导致呼吸困难，甚至出现生命危险。拖到这种情况，可能就要对脓肿进行切开引流手术了。

早期的智齿冠周炎，到口腔科无论是用低浓度过氧化氢（双氧水）冲洗，还是碘伏[1]消毒，或口服抗生素、局部应用抗生素，都是可以的。

1.专业名称为碘附，因日常生活中以及医用用药时都常用"碘伏"，因此保留。——本书脚注均为作者注

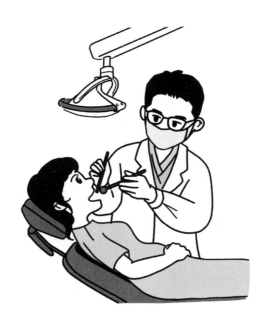

- 孕期能不能拔牙

　　孕期尽量不要拔牙，因为拔牙过程中的刺激比较强烈，有诱发宫缩的风险。

　　但如果龋齿进展到牙髓炎，进而发热、引发脓血症等，权衡利弊的情况下该拔还要拔。拔牙过程中用的局麻药对胎儿影响不大，可以继续妊娠。

- 孕期能不能洗牙

　　能。尽量在孕中期进行。但如果是从来没洗过牙的人，还是不要折腾了，洗牙对于很多人尤其是新手，过程还是很酸爽的，过度的酸爽刺激可能会引起宫缩出血。

♥ 乳房的问题怎么办

扫二维码查看最新内容
内含吴医生讲解视频

● 乳房变大怎么办

乳房变大是好事，说明乳腺在为哺乳做准备。怀孕后乳房会进行二次发育，从而变大，从B杯升到C杯，甚至升到D杯。但是你不能指望靠怀孕去丰胸，因为产后哺乳完，乳房会再变小的。

大多数孕妇在孕早期就会体会到乳房胀胀的感觉，这是因为在激素的刺激下，乳房里的乳腺管渐渐变粗，乳房好像每天都在变大，以前穿的内衣变得越来越紧。这时，你要根据自己的具体情况去选择孕妇专用的内衣，以宽松、透气性好为宜。

● 乳房敏感、胀痛怎么办

虽然我是妇产科的男大夫，但是关于乳腺的问题孕妈们问得实在是不少。咱们就全面聊一下，乳房敏感和疼痛的原因有如下几个：

1.激素变化：尤其是孕早期激素变化大的时候，容易有敏感和疼痛，有时伴有一些刺痛感，这种敏感和痛感会随着时间推移而得到改善，在临近分娩时逐渐消失。当然也有人，疼痛会持续整个孕期。这种情况的缓解方法是调整饮食，保持饮食清淡，减少盐分的摄入。

2.乳房增大后的摩擦：怀孕后乳头变大，会出现怀孕前没有过的摩擦感，导致疼痛。这种情况的缓解方法是挑选合适的内衣，现在的哺乳内衣不仅适合产后穿，也适合孕期穿，相对舒服，可以选择。

3.泌乳后的皲裂：怀孕后乳头会泌乳，泌乳后如果没有保湿，乳头会皲裂，会疼痛。这种情况的缓解方法是涂乳头膏，乳头膏成分主要是羊毛脂，对于乳头皲裂、摩擦导致的疼痛效果不错。

4.乳房的纤维囊性变：做乳腺超声的时候，看到乳腺内有囊性改变，这种充满液体的小囊肿会导致乳房的肿胀和疼痛。针对这种情况，前面说的这几种方法都试一试，在此基础上，冷敷或者热敷可能有效，这根据每个人的体质而定。

5.乳腺癌等导致的疼痛：这种情况极少见，如果真出现这种情况，就要来乳腺科就诊，具体确定治疗方案了。

针对不同情况的缓解方式咱们都说了，至于按摩能不能缓解疼痛，你们可以试试，但不要捏乳头，这可能会诱发宫缩。

• 乳房小会影响产后哺乳吗

不会。有人担心乳房小就奶少，其实大小和奶量关系并不是那么正相关。因为乳房的组成是腺体和脂肪，乳房大的人多数是脂肪多，腺体和乳房小的人相差不大。乳房小的人如果腺体正常，产后婴儿吸吮刺激的频度够，依然可以有足够的奶量。

• 乳头颜色变深、有结节怎么办

孕期的你观察一下，乳头是不是变大了、颜色加深了；乳晕也一样，颜色更深，也变大了。甚至乳晕处还凸起一些小结节。

这些很正常，是怀孕后正常的乳房变化，这种结节叫蒙氏结节，会分泌一些油脂来润滑乳头，避免乳头干燥、开裂。

乳房表面青筋暴露怎么办？

有些孕妈发现自己的乳房表面会出现明显的血管，这些是皮下静脉。受体内激素水平的影响，毛细血管扩张充血很正常，腹部和腿部也可能会有。这些都是暂时的现象，分娩以后经过一段时间的哺乳，这些现象就会逐渐消失，不用特别处理。

• 孕期溢乳怎么办

通常大家都以为产妇生完孩子后，乳房才会开始泌乳。实际上孕28周左右，乳房就开始为分泌乳汁做准备了，有时你不经意间会发现内衣湿了，或者洗澡揉搓乳房时，有乳汁溢出，通常为淡黄色，且黏稠。有人看到就很害怕，以为是乳房炎症导致的脓液。这是孕晚期的正常现象，不必担心。真要是乳腺炎，一般会有疼痛和发热感。

首先，如出现溢乳这种情况可以准备溢乳垫，防止弄湿衣物；其次，做好乳房护理，注意清洁，但不要随意挤压乳房以免伤到乳腺，尤其不建议触碰和刺激乳头，那样会引发宫缩。对于溢乳后的皲裂，可以涂抹乳头膏来缓解，效果不错。

• 乳头凹陷怎么办

有乳头凹陷很正常，怀孕前很多人会有乳头凹陷，孕前不明显的乳头凹陷怀孕后可能也会加重。

应对乳头凹陷，可以做乳头的牵拉，但要在孕37周之后做。用一只手托住乳房，另一只手轻轻捏住乳头向外牵拉，一次5～10分钟，一天2～3次，就可以改善乳头凹陷的现象。或者使用吸奶器吸乳头，每天可以多次操作。

需要注意的是，乳头牵拉一定不能太早做，否则容易因宫缩导致早产、流产。

如果凹陷的情况未能得到改善，产后哺乳困难的话，也不要太心急，可以使用乳盾（假乳房头），或者将乳汁吸出后用奶瓶喂宝宝。

总而言之，不要因此影响心情，郁闷、心焦，只要乳汁分泌正常，不影响新生儿的"口粮"，办法会有的，问题总能得到解决。

扫二维码查看最新内容
内含吴医生讲解视频

♥ 皮肤变黑，长妊娠纹怎么办

怀孕后你有过哪些皮肤的改变：皮肤变黑了，皮肤干燥，长痘痘，出皮疹，长妊娠纹了，又或者是脸部皮肤变得红润、细腻、有光泽？这些都是可能发生的。下面咱们就重点来讲讲孕期的皮肤问题和护理。

● 皮肤变黑

一方面，由于激素水平发生变化，促使黑色素细胞活力增强，黑色素分泌增加，引起黑色素沉淀，使人看上去好像变黑了。另一方面，紫外线也能促进黑色素细胞增生，因此孕妈们需要注意防晒，也要注意多吃含维生素C的食物，我按照维生素C含量排序给你整理了表格。另外如果阳光毒辣你又要去产检的话，白天尽量避开吃"光敏性食物"（容易引起日光性皮炎的食物），这我也整理了一个表格。皮肤变黑的现象，大多数人在分娩后就会消失，也有从此就黑下去的。

排名	常见维生素C含量高的蔬菜	排名	常见维生素C含量高的水果
第一名	彩椒	第一名	冬枣
第二名	芥菜	第二名	番石榴
第三名	油菜薹	第三名	猕猴桃

续表

排名	常见维生素C含量高的蔬菜	排名	常见维生素C含量高的水果
第四名	小白菜	第四名	红枣
第五名	羽衣甘蓝	第五名	山楂
第六名	辣椒（青、尖）	第六名	草莓
第七名	菜花	第七名	木瓜
第八名	红菜薹	第八名	桂圆
第九名	苦瓜	第九名	葡萄柚
第十名	西兰花	第十名	金橘

常见光敏性食物	
蔬菜	芹菜、莴笋、香菜、茴香、韭菜、荠菜、芥菜、苋菜等
水果	芒果、柠檬、无花果等
海鲜	螺类、虾类、蟹类、蚌类等

● 脸上的黄褐斑

黄褐斑，又称为妊娠斑，见于50%～70%的妊娠女性。可能继发于妊娠期激素变化所致的黑色素细胞刺激素水平升高，紫外线和可见光暴露常会导致黄褐斑加重。它通常在产后消失，如果产后持续存在，可以外用防晒霜和2%～4%对苯二酚进行治疗，也可联用维A酸或类固醇药物局部外用。

● 长痘痘

怀孕后，还容易长痘痘，这主要跟雄激素水平的升高有关。别觉得奇怪啊，别以为怀孕之后怎么还雄激素高了，不是应该雌激素、孕激素高吗？我告诉你，都高，雄激素也高，所以没办法，有的孕妈就会长痘痘。得生完孩子，激素水平降下来了，就不长痘痘了。雄激素高的另外一个影响就是长胡子和性欲旺盛，你们可以自己对照一下有没有。

● **妊娠纹**

大家最关心的话题应该还是妊娠纹，长妊娠纹主要是两个原因：

第一，肚子长得太快、太大，撑着皮肤了，导致皮肤表面的弹力纤维和胶原纤维断裂而形成。通常出现在腹部、大腿内侧、臀部、胸部、腰部等部位。

第二，遗传。为什么有的人肚子长得快但没有长妊娠纹，有的人肚子看着不大却长了妊娠纹，这跟遗传是有关系的。

多数的妊娠纹在分娩后会变淡一点，但很少能消退，倒是可以淡化。有没有什么办法能预防长妊娠纹呢？有，主要是两个。

第一个办法就是控制体重。

从目前的研究结果来看，孕妇及胎儿的体重增加量与妊娠纹的严重程度相关。也就是说，胎儿短时间长太大，会长妊娠纹；胎儿没长太大，你自己肉长太多了，也会长妊娠纹。所以，孕期要注意体重控制，具体参见本书第二章第一节。

简单点说，如果你是体重指数在正常范围内的，整个孕期体重的增长范围是8～14 kg。但是这个不好实施，因为目标太笼统了，我的建议是具体到每周。我总结了一个口诀，方便大家记忆："半斤八两"，意思是孕中期（也就是13～28周）每周体重增长不超过半斤（0.25 kg），孕晚期（也就是28～40周）每周体重增长不超过八两（0.4 kg）。

这样每周每周地和自己比，每周都有清晰的目标，不至于看着"整个孕期体重的增长范围是8～14 kg"而摸不着头脑。

体重控制住了，皮下脂肪的堆积减少，同时宝宝没有短时间长太快，皮肤被撑开的力量没那么大了，妊娠纹出现的数量、密度、深度，都会相对好一些，甚至不出现妊娠纹。原理就是这么简单。

第二个办法就是做好保湿。

说得通俗点就是使用你们常抹的妊娠纹油、妊娠纹霜等。真的能消退妊娠纹的产品是没有的，目前做得好的产品只能是淡化。孕期使用这类产品主要是做好保湿、增加皮肤弹性。我看过很多产品关于使用效果的报告，有些报告的证据等级太低了。大家选产品的时候选大品牌的、好用的几个就行了。

对于怀孕期间抹不抹妊娠纹油这件事，存在争议，我个人是不反对抹的，而且也给我爱人抹。其实重要的不是它一定管用，而是第一，万一它管用我没有用，结果长纹了我会很自责；第二，如果我确实是做到了控制体重了，也做好保湿了，能做的我都做了，还是长纹了，我就不后悔了；第三，涂抹妊娠纹油的过程，实际上是很好的亲子互动时间，尤其是准爸爸参与的情况下。

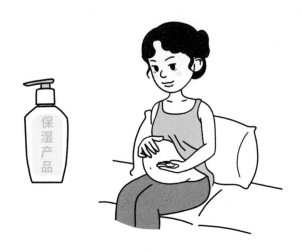

● 皮疹

有的孕妈长妊娠纹的时候，还长了一些痒得不行的疹子，这便是妊娠多形疹。这种皮疹首先发生在腹部，妊娠纹处多见，随后可发展到上臂、大腿，伴剧烈瘙痒，可以在医生的建议下外用炉甘石洗剂。

如果长了皮疹，不要看着发红就害怕，这是妊娠期的一种良性皮肤病，在数周后可自然消退，绝大多数不会增加母体或胎儿的危险性。

总而言之，怀孕期间做好皮肤的保湿工作很重要。此外也会有孕妈问："是不是真的就不能化妆，不能用护肤品？"孕期可以化妆，建议淡妆。大多数孕期的皮肤问题在产后都会逐渐缓解，孕妈们不要有太大的心理压力，这时候伴侣也要多给孕妇关爱与呵护，陪伴她们度过特殊的人生阶段，消除她们的焦虑与压力。

♥ 腰酸背痛怎么办

扫二维码查看最新内容
内含吴医生讲解视频

孕中晚期，很多孕妈反馈会腰酸背痛。

第一个原因，比较直观，随着腹中胎儿的发育生长，孕妈每天挺着重重的大肚子，人的重心前移，到孕晚期不少孕妈得叉着腰、微微后仰走路，这种情况下腰酸背疼是再自然不过的了。尤其有的准妈妈子宫靠后，子宫变大后压迫着脊柱，时间长了就会腰疼。

第二个原因，受孕激素的影响，孕妈的韧带变得松弛，包括腰部的韧带、肌肉松弛，关节就不是那么稳，活动起来就会导致腰酸背痛。这种情况，在孕激素水平下降后一般可自行缓解。

第三个原因是水肿。在激素影响下，肌肉也会出现水肿，水肿会影响局部的神经和肌肉，导致腰酸背痛。

腰酸背痛这个事，说大不大，跟孕期的其他身体不适相比，这是暂时性的，分娩后大多数人都能自行缓解；但说小又不小，尤其在孕晚期，腰酸背痛严重的话，非常影响孕妈的睡眠质量，会产生其他不良后果。

• 如何缓解腰酸背痛

作为一个妇产科医生，我经常说，孕妈真的很辛苦，从心理到身体都要经受与之前完全不一样的变化和成长，老公的关爱、家人的呵护在此时都非常重要，是孕妈温柔和坚实的后盾。

缓解腰酸背痛的方法主要有：

第一，孕妈腰疼，老公就要多帮忙揉一揉啊，局部按摩放松。

第二，减少久坐，老公多扶着老婆散散步，走动走动。坐下来的时候，后背可以放一个靠垫支撑着腰，减少腰部的负荷。有条件的话，可以做孕期瑜伽，做好拉伸运动，这样也可以缓解症状。

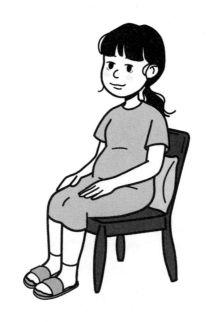

第三，热敷。准备一个热水袋，或者拿块热毛巾，局部热敷也可以缓解腰疼。

但是如果腰疼是持续性的，并且越来越疼，就得警惕了。有可能是孕妈在孕前就有腰椎间盘突出的情况，孕后加重了，这时需要去骨科看一下。

再有就是担心有结石，比如肾结石、输尿管结石等。孕期子宫压迫输尿管，如果孕妈憋尿憋久了容易导致感染，出现肾盂肾炎，会持续疼痛，并且合并发热。这时候要重视，别耽误，早点来医院输液，或者插管，把尿从肾到输尿管到膀胱给引流出来，尿得畅快了，腰疼就能明显缓解。

大部分腰酸背痛都是生理性的，小部分则是相关疾病导致的。在这里多说一句，有些孕妈产后还有腰酸背痛，老人就会唠叨说是坐月子没坐好，其实并不是，可能是分娩过程中留下的问题，更可能是抱孩子抱多了引起的，不要一味给新手妈妈心理压力。

扫二维码查看最新内容
内含吴医生讲解视频

❤ 尿频怎么办

• 为什么会尿频

1.女性生理结构的原因。女性的膀胱位于子宫前方，从膀胱出来的短短的通道就是女性的尿道。你会发现，女性的尿道很短，尿道越短，憋尿的能力就越弱，加上怀孕后盆底憋尿肌松弛，就会漏尿、尿频。

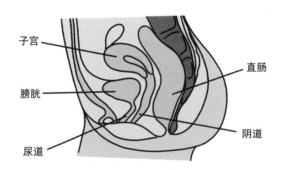

子宫

直肠

膀胱

尿道

阴道

2.孕期子宫对膀胱的压迫。怀孕后，子宫慢慢变大，逐渐变大的子宫会挤压周围的脏器，离得最近的膀胱就会受到压迫，膀胱就像个蓄水池，被压迫后，就会产生频繁的尿意。常常发生的情况是，孕妈着急去上厕所，蹲下来后才发现只有少量的尿，却要频繁地去上厕所。

3.孕期尿量增加。孕期血流量和新陈代谢都有所加快，使得肾血流量以及肾小球滤过率都有所增加，导致孕妈体内产生比以往更多的尿液。一方面膀胱空间被挤压，一方面尿液量增加，在双重夹击之下，大脑就会不停地接收到信号：它来了，它又来了，它没完没了了！

• 警惕尿道感染

尿频本身不是大问题，主要是别尿道感染。如果排尿时出现尿痛、尿急、尿中有血，以及排尿困难，那么应怀疑是否出现尿道感染，要立即来医院进行检查和治疗。

孕期尿道感染较为常见，这是因为孕激素使尿道变得松弛，加上尿道又短，细菌很容易入侵尿道和膀胱，从而引起炎症，炎症会从输尿管中迅速通过，最后到达肾脏，引起肾盂肾炎。这时会出现体温升高、膀胱和肾区痛感、腰疼等不舒服的症状。如果有这些症状，一定要及时来医院检查，如果不治疗，炎症会长期存在，使肾脏受到损害。

• 尿频怎么办

生理性的尿频该尿就尿，不能因为有尿就憋着。

晚上可以适当喝水，别喝那么多。

你大概也发现了，每次产检基本上都要做血常规和尿常规的检查，一个很重要的原因就是排查是否存在尿道感染的情况。

很多人可能没有症状也有白细胞，这多是因为没擦干净会阴。留尿的时候要留清洁的中段尿，刚开始尿出来的那段不留，快尿完的那段不留，留中间的那一段。而且留之前要拿湿巾或者湿厕纸擦两遍会阴，擦干净后再留。

如果存在尿道感染，大夫一般会开具孕妇适用的抗生素药物。此外就是多喝水多排尿，联合坐浴、勤换内裤。尿道感染一般都能控制住，关键在于及时治疗，别拖着。

听到这里你会好奇了："我都尿频了，还要我多喝水吗？"多喝水的目的是在增加排尿量的时候，增加对膀胱和尿道的冲洗，从而减少细菌和炎症。多跑几趟厕所，总好过肾脏被感染是不是？

刚开始尿痛的时候可能会惧怕上厕所，等慢慢地通过冲刷使炎症消退后，疼痛就会减轻，就舒服多了。

尿频的情况基本上会一直持续到分娩结束，不过孕中期、孕晚期很多人会稍微好一些，这是因为变大的子宫出了盆腔，不再直接压迫膀胱，转而去压迫骨盆和耻骨联合，尿频可以稍微地得到缓解。

扫二维码查看最新内容
内含吴医生讲解视频

♥ 漏尿怎么办

有的孕妈伴随尿频而来的是尿失禁，也就是你们常说的漏尿。尿失禁的原因有两个，第一是压迫膀胱，第二就是尿道口括约肌松了，兜不住尿，还没来得及走到卫生间，就有可能排出。

孕期做凯格尔运动可以改善尿失禁。做法就是在你平时排尿的时候，主动收缩，把尿流中断，感知收缩的肌肉在哪里，感知到如何收缩后，平时早中晚拿出整段的时间练习，如果没有整段时间，利用平时坐公交等的零碎时间练习也行。

收缩练习分为两个，第一个是爆发力的练习，第二个是持久力的练习。爆发力用于当我们突然咳嗽、大笑的时候，我们的盆底肌就会快速收缩，以预防这种时候漏尿。持久力用于预防产后子宫脱垂，这时爆发力没用啊，盆底肌得能持久地托住骨盆，子宫才不往下掉。

爆发力的练习，可以利用《两只老虎》这首歌来跟练：两只（收缩）老虎（放松），两只（收缩）老虎（放松），跑得快（收缩）跑得快（放松），一只没有（收缩）耳朵（放松），一只没有（收缩）尾巴（放松），真奇（收缩）怪（放松），真奇（收缩）怪（放松）。这首歌唱5遍，一组就练习完了。早中晚，各一组。

持久力的练习，可以利用《五环之歌》的改编版来练习：啊，啊，五环（呼气收缩），你比四环多一环（吸气放松），啊，啊，五环（呼气收缩），你比六环少一环（吸气放松）；啊，啊，四环（呼气收缩），你比三环多一环（吸气放松），啊，啊，四环（呼气收缩），你比五环少一环（吸气放松）；啊，啊，三环（呼气收缩），你比二环多一环（吸气放松），啊，啊，三环（呼气收缩），你比四环少一环（吸气放松）；啊，啊，二环（呼气收缩），你比一环多一环（吸气放松），啊，啊，二环（呼气收缩），你比三环少一环（吸气放松）。唱完这首《五环之歌》，一组练习就完成了，随时随地都可以练习。

做持久力的练习时，每次收缩建议持续10秒。很多人收缩不到这么长时间，这时不要强求，不要把自己练"废"了，练伤了，以后就坚持不下来了。根据你自己的情况量力而行，收缩不到10秒，可以5秒，然后再放松5秒。关键是每天都要做，刷牙的时候也可以做，边哼唱歌曲边做，养成习惯，就能预防和治疗子宫脱垂和漏尿。

关于凯格尔运动，孕期如果有合并症比如前置胎盘、宫颈机能不全等，是要避免练习的。产后的凯格尔运动要避开侧切还没恢复好的时候。

便秘怎么办

说完尿频，我们接着说便秘。用大白话来说，便秘就是拉不出屎来，每周排便不超过三次，或者每四次排便中至少有一次大便干结，很硬，使半天劲排不出来，或者总有排不尽的感觉。怀孕后，不少孕妈都有便秘的困扰。

为什么会便秘

1.受体内激素水平的影响。孕激素会使肠道内的平滑肌蠕动功能减缓，就导致了便秘。这种情况会一直持续到孕16周左右。

2.子宫压迫直肠。子宫旁边就是直肠，随着子宫的增大，子宫会压迫直肠，导致肠道运动障碍，膈肌、腹肌运动受限，排便无力，排泄物慢慢地就在肠道里堆积起来，产生便秘。

3.结肠水分吸收增加：怀孕后，结肠水分吸收增加，导致大便干硬，排便困难。

4.饮食不均衡。孕早期受孕吐的影响，孕妈吃不下什么东西，蔬果吃得少，膳食纤维摄入不足，从而导致便秘。

5.运动量减少。多运动有助于肠道蠕动，孕期孕妈的活动量减少，肠蠕动就会减缓，引起便秘。

6.痔疮疼痛，抗拒排便。很多女性在孕期都有痔疮的困扰，肛门的内侧和外侧出现曲张的静脉团块，这是增大的子宫对盆腔产生压力所造成的。如果便秘，排便用力，会使痔疮更加严重，因为疼痛又抗拒排便，进入恶性循环。

7.保健品补充不当。很多孕妈在孕早期会吃保胎药，保胎药的主要成分是孕激素，前面我们提到孕激素会抑制肠蠕动，从而导致便秘。此外，吃补铁、补钙的保健品，也会不同程度地引起便秘。

● 如何改善便秘

针对便秘有什么办法可以改善吗？

首先从日常生活入手：

1. 多吃蔬菜和适量的水果，增加膳食纤维的摄入。蔬菜方面可选择芹菜、莜麦菜、紫菜，还有海带、海苔——它们比芹菜的膳食纤维含量还高。水果方面可选择猕猴桃、火龙果、梨等。至于香蕉，有人觉得香蕉吃多了反而便秘，这是因为生香蕉鞣酸多，其实熟透的香蕉还好，但效果没有火龙果和梨好。

2. 多喝水。一天2000 mL以上的水，可以缓解便秘。

3. 适量运动。有不少孕妈怀孕后，被要求"卧床保胎"，这是很不推荐的盲目保胎的行为。要定期进行锻炼，每天散步20分钟左右，可帮助缓解便秘。

4. 生活规律，养成良好的排便习惯。结肠活动在早上醒来和餐后最为活跃，建议孕妈生活规律，每天依个人习惯定时起床尝试排便，或餐后2小时内尝试排便，养成排便的生物钟。

如果已经便秘很严重了怎么办？可以在医生的建议下使用药物。

首选乳果糖，但要避开孕早期。乳果糖是渗透性泻药，服用后不会被吸收入血液，不影响营养吸收，不影响胎儿生长发育，不会引起血糖波动。对于乳糖不耐受的人群，乳果糖同样适用。这是治疗效果比较好、相对安全、副作用少的方式。

或服用如小麦纤维颗粒类的容积型药物。这类药物富含膳食纤维，可以增加大便的体积，使人产生排便反射，通常适用于孕吐厉害无法正常进食的患者，但起效较慢，还容易引起腹胀、腹痛等不适。这类药物只适用孕期轻度便秘。

外用的润滑性药物，如开塞露、蜂蜜露。但开塞露刺激性强，有可能引起宫缩导致早产，所以通常不建议孕妇使用，如果一定要用，孕37周以后使用会比较安全。

有人问吃益生菌有用吗？很多读者都以为益生菌可以改善胃肠道，有助排便，但并没有足够的临床证据证实益生菌真有这个作用，所以食用益生菌对改善便秘不一定有效果，或者说效果因人而异（益生菌确实对很多人有效）。

那喝蜂蜜水呢？大部分人之所以觉得饮用蜂蜜水有助改善便秘，是因为喝蜂蜜水增加了饮水量，其次蜂蜜中含有果糖，果糖不耐受的人喝了蜂蜜水后，会有腹泻的感觉。

在此要特别提醒，含有番泻叶的缓泻剂不宜在孕期使用，它会刺激肠道，引起子宫收缩。还有蓖麻油也是，会导致宫缩早产。

❤ 私处的变化怎么办

扫二维码查看最新内容
内含吴医生讲解视频

这个话题在公共场合聊得不多，但是在我的读者群里聊得比较多，这里我汇总你们关心的问题聊一聊。

颜色变深

前面讲过怀孕后乳房外表和身上其他部位的皮肤都会变黑，这种变化几乎是全身性的，包括私处的颜色也会变深，大阴唇、小阴唇以及肛周的颜色比以往更深，这是身体内激素水平的变化导致的。不要害怕，这是孕期的正常变化。

● 体味重

第一是因为怀孕后嗅觉变灵敏了，就能闻到别人闻不出的气味。

另外，有人老觉得自己"下边"有股怪味。这是因为孕期私处血供丰富，这里的代谢旺盛起来，汗液也会随之增多，很多孕妇常常觉得自己"下边"潮潮的。此时，菌群也都处于兴奋状态，阴道内的乳酸杆菌为了维持内环境的稳定，产生大量的乳酸，使得代谢物的气味变得跟以往不一样，像发酵的酸味。

另外，怀孕后汗腺分泌旺盛，腋窝的味道也会加重。

别担心，通常一般人也闻不到，只是你自己比较敏感。一个简易的方法是，让你老公和你处于正常社交距离时闻一下，如果他没闻出什么怪味，就没事。

• 分泌物增多

除了体味，私处的分泌物也增多了。因为在血供充足和激素水平的双管刺激下，阴道黏膜、宫颈管内柱状上皮细胞，都会分泌出很多黏液。这些黏液呈奶白色或半透明，无味或少味，有时多到自动流出来。不少孕妈感到害怕，担心是流产的征兆，但绝大多数不是。

只要流出的液体不是鲜红的，也没有像水流一样地流出液体，就不必过度担忧。

• 阴道炎

怀孕期间的阴道炎很常见。尤其是霉菌性阴道炎，分泌物呈豆腐渣样，还可能伴有外阴瘙痒。

如果阴道分泌物有明显的异常，有明显的异味，阴唇和阴道发红或疼痛，尤其在排尿时会有疼痛感，要及时告诉大夫。大夫会安排你做一个白带常规检查，判断是否有阴道炎。然后根据检查结果给予对应的治疗，大夫开的治疗阴道炎的药物在孕期是可以放心使用的。但不建议自行去药店买私处洗剂，会有意外的风险。某些类型的阴道炎（如滴虫性阴道炎）如果治疗不及时，可能会造成早产。不同种类的阴道炎，我在这里放一个对比表格供大家参考。

细菌性阴道病与其他阴道炎的鉴别诊断[1]

	细菌性阴道病	外阴阴道假丝酵母菌病	滴虫性阴道炎
症状	分泌物增多，无或轻度瘙痒	重度瘙痒，烧灼感，分泌物增多	分泌物增多，轻度瘙痒
分泌物特点	白色，匀质，腥臭味	白色，豆腐渣样	稀薄脓性，泡沫状
阴道黏膜	正常	水肿、红斑	散在出血点

　　孕期私处要做好护理，选择宽松透气的内裤，常换内裤保证清洁，内裤要及时清洗，有条件的使用内衣专用洗衣液清洗。平时外阴用干净的温水清洗，不要冲洗阴道里面，以免破坏私处原本的平衡。排便后擦拭时，注意从前往后，避免将肛门处的细菌带到阴道。

1.引自《妇产科学》（第9版），谢幸、孔北华、段涛主编，人民卫生出版社2018年7月出版，第244页。

❤下肢水肿怎么办

扫二维码查看最新内容
内含吴医生讲解视频

• 为什么会水肿

首先你得区分水肿和长胖。很多人不是水肿，就是胖。

如果按压小腿，压下去松手后能很快恢复，就是胖；如果按压后，皮肤明显下凹，回弹缓慢，就是水肿。孕期下肢水肿通常发生在孕28周之后，这是一种常见症状。

逐渐增大的子宫挤压血管，导致下肢静脉回流受阻，简单说，就是血流憋住了，回不到心脏，就被压到血管外面了，腿就肿了。孕期下肢水肿主要出现在脚踝或者膝盖以下部位，最先出现在脚踝，水肿后脚变大，以前能穿的鞋，现在穿不了了。

有些人虽然没有明显的水肿，但早上醒来会发现手指肿痛不舒服，无法弯曲，好在多活动几下，情况就好转了。还有人会发现自己的脸部也会出现水肿。

• 如何缓解水肿

发生水肿后，有哪些办法可以缓解吗？

对于生理性的下肢水肿，抬高下肢可以缓解。在睡觉的时候把一个枕头或者把一床薄被子简单叠一下，放在我们的小腿下面，这样的话我们的腿就抬起来大概15°，能够促进血液的回流。平时坐在沙发上的时候，也可以尝试垫高下肢的方法。

对于生理性的水肿，可以尝试理疗。让你爱人或专业按摩人员做腿部按摩，按摩从下往上，从脚到膝盖，促进下肢血液循环，减轻水肿。

泡脚也可以缓解水肿。很多人不敢泡脚，怕流产，实际上只要不用奇奇怪怪的中药泡脚，用温水泡脚是安全的。水温微热即可，不用把脚烫得通红。

最简单的缓解水肿的运动是踮脚尖，利用肌肉的收缩促进肌间静脉血液的回流。

生理性的水肿通过上面的方法可以得到一定程度的缓解，但也不要寄希望于完全不肿，毕竟怀孕就是一个过关斩将的过程，水肿就是一关。

● 有哪些异常水肿

前面提到的都是正常的生理性水肿，但孕期如果出现以下这些异

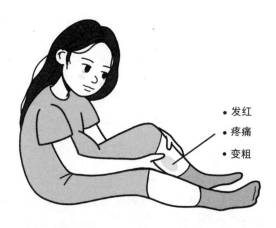

● 发红
● 疼痛
● 变粗

常水肿就要及时来医院就医检查：

1.孕早期出现的水肿。正常的水肿多数出现在孕中晚期，是肚子大了压迫下肢所致。但如果肚子还没有明显隆起就水肿，这有可能有问题，要来医院检查。

2.水肿特别明显。大部分孕期生理性水肿在膝盖以下，如果整条腿都肿了，甚至腹部都肿了，就要及时就医。

3.不止腿肿、脚肿，脸都肿得厉害了，尤其是眼袋都肿起了。这就不太正常了，需要来医院检查。

4.通常睡醒一觉，水肿会有所缓解，如果休息之后仍没有缓解，反而越来越肿，这种情况得来医院。

5.如果一条腿肿，或者两条腿肿得不一样，有很大差异，有可能是出现静脉曲张，甚至血栓，要立刻来医院检查判断。

出现异常水肿，通常提示你可能有妊娠期高血压疾病或肾脏疾病，不是简单地泡泡脚、走走路就能缓解的，一定要及时就医，跟大夫说明情况，及早判断原因。

♥ 孕期睡不好怎么办

扫二维码查看最新内容
内含吴医生讲解视频

● 孕早期嗜睡或失眠

孕期嗜睡通常发生在孕早期，一般持续到孕12～14周。这是一种正常现象，怀孕后，孕妈体内会分泌黄体酮，可以保护胎儿，减少流产概率，同时还会使孕妈变得懒散，想睡觉。此外，孕妇基础代谢要比一般人高出25%，体内的热量消耗快，产生犯困感。对于嗜睡严重的孕妈，白天可以小睡以缓解疲劳，建议每次睡眠在1小时以内，不宜过长，否则晚上就睡不着了。

另外孕吐反应——吃不进东西、精神状态不好，容易导致头晕、气色不佳，使孕妈看上去疲惫极了。也有一些孕妈在孕初期，因为喜悦和紧张，也会出现失眠现象。

● 孕晚期的失眠

孕28周以后，由于子宫增大，向上压迫肺部，增加呼吸难度，向下压迫膀胱，导致频频起夜，影响孕妈的睡眠质量。另外宝宝在夜里胎动也会比较明显，让孕妈很难入睡，还有因为缺钙而导致的腿抽筋，以及面对即将来临的分娩，心理上的紧张，等等，这些都会让孕妈出现不同程度的失眠，导致睡眠质量变差。

失眠不是小事，除了会影响自己的精神状态和记忆力，还可能增加早产、高血压、产后抑郁等风险。

• 如何改善失眠，睡个好觉

第一，睡不着时别看手机。很多人睡不着时，看一眼手机刷一会儿抖音，1个小时过去了，手机屏幕的蓝光会刺激你，让你睡不着。

第二，睡前少喝水，千万别喝茶。本来怀孕就尿频，如果睡前喝太多水，就会频繁起夜小便，影响睡眠。下午以后咖啡、茶就别喝了。

第三，环境要舒适。关好灯，拉好窗帘，如果老公睡觉打呼噜，条件允许的话，可以分房睡，给孕妈创造温馨又安静的睡眠环境。

第四，改变睡觉姿势。可以使用U型枕垫在肚子下面，增加安全感，缓解背部压力，便于找到一个舒服的姿势入睡。如果没有U型枕，用靠垫也行。

第五，中午少睡。很多人晚上睡不着，是因为中午睡多了，白天午睡尽量不超过1小时，养成良好的作息习惯。

第六，可以准备一点低能量的食物。有的孕妈孕期要严格控制血糖，夜里饿得睡不着，这时可以吃两三片低能量的饼干。

第七，睡前可以用温水泡脚，让老公按摩腿部缓解不适，和伴侣一起跟宝宝说说话，保持快乐的心情，缓解焦虑。

第八，白天保证运动量，晚饭后在家人的陪同下散散步，轻微的疲劳感有助于睡眠。

如果失眠十分严重，要及时来医院，在医生指导下针对性治疗，切记不要擅自服用褪黑素及其他安眠类药物。

如果真睡不好也不用焦虑，这通常不会影响胎儿发育，你不睡觉的时候他也会睡觉的，胎儿的睡眠周期是30～90分钟。

♥ 情绪变化怎么办

扫二维码查看最新内容
内含吴医生讲解视频

在孕期，你可能会发现自己情绪波动比较大，比以往更爱发脾气，情绪急躁，甚至还会无缘无故地哭泣。这种情绪波动常发生在孕早期。

• 为什么会有情绪问题

首先是因为体内激素的改变，容易出现敏感、情绪不稳定的情况。然后就是孕期的各种焦虑，担心胎儿发育不好、产检不过，担心早产，担心生的时候疼，等等，焦虑也会导致情绪的变化。

• 情绪不稳定对胎儿的影响

孕妈情绪波动剧烈可能导致自身神经功能紊乱，从而影响子宫血液循环。所以过于激烈的吵架后导致出血甚至流产的情况发生，这是有可能的。但是普通程度的情绪波动对宝宝影响不大。

• 如何拥有好的情绪

如果孕期情绪不稳定，你可以经常听一些舒缓的轻音乐，对于心情有很好的调节作用，有利于缓解紧张的情绪，还有胎教作用，一举两得。

保证良好的睡眠，睡眠充足才会精神好，人才不会那么焦躁；进行适当的运动，多散步，和朋友去看看电影也是不错的选择。

如果孕妈只是偶尔情绪不好，可以通过以上方式缓解，但如果是经常性或持续性的情绪低落，甚至有很负面的想法时，要警惕心理方面的抑郁，进行心理方面的干预。产检的过程中大夫也会对你进行心理的评估，现在医院都会对孕产妇配备孕期心理咨询的医生。

孕妈情绪起伏大，家人要给予充足的关爱，营造温暖的家庭氛围，多给予呵护与理解。

❤ 孕期抑郁怎么办

扫二维码查看最新内容
内含吴医生讲解视频

前面讲到孕妈容易有情绪波动，除此之外，有的孕妈还会出现轻度的抑郁症状，相关研究显示，孕妇抑郁症的发病率约为10%。

抑郁情绪和抑郁症是两个不同的概念，抑郁情绪正常人都会有，比如情绪低落，对什么事都提不起兴趣来，本来怀孕挺高兴，可是到你这好像反而有些难受、低落。

比如思维迟缓，以前说话做事干脆利落，现在总觉得整个人懵懵的，甚至被问一加一等于几，都要想半天。

比如运动抑制，哪儿都不想去，觉得干啥都没劲。

说到这里，你可能心里不停地在打鼓了："哎呀妈呀，这说的就是我啊。""完蛋了，我是不是产前抑郁了？"不是的，很多人可能当下情绪低落，第二天又恢复活蹦乱跳，开心极了。这不是产前抑郁，你可能只是孕期的正常情绪波动。

接下来我们就来了解一下到底什么是抑郁症。

● 如何判断是否得了孕期抑郁症

抑郁症是一种情绪疾病，是以人们的心情持续低落为特征的精神障碍。2013年《美国精神疾病诊断与统计手册》第5版对抑郁症的诊断标准[1]如下：

　　A.出现以下5个或更多个症状，持续时间2周。至少1个症状为：
1）情绪低落或2）缺乏兴趣或愉悦感。

　　1.几乎每天大部分时间都情绪抑郁，自己感觉悲伤、空虚和无望，或别人看到患者流泪哭泣。

　　2.几乎每天大部分时间对什么都不感兴趣，也无任何快乐感。

　　3.体重显著增加或减轻。

　　4.几乎每天失眠或睡眠过度。

　　5.几乎每天精神运动迟缓或躁动。

　　6.几乎每天疲劳乏力。

　　7.几乎每天都感觉自己没价值或过分内疚。

　　8.思维力减退、集中力涣散或犹豫不决。

　　9.反复出现自杀的想法或有过自杀的企图。

　　B.患者的症状严重影响日常各项活动。

　　C.抑郁症表现与药物和其他疾病无关。

　　如果这样的情绪低落，已经影响到正常生活，那么你可能患上孕期抑郁症，不仅会做出伤害自己的行为，甚至威胁到腹中胎儿的健康，需要及时找专业的心理医生做咨询和干预。

1.引自《妇产科手册》，郑勤田、刘慧姝主编，人民卫生出版社2015年出版，第73~74页。

• 为什么会得孕期抑郁症

孕期抑郁症的原因集中在怀孕后孕妈的生理和心理上的改变：生理上，受激素的影响，孕妈情绪不稳定，易疲劳，睡眠不佳，孕吐反应激烈，精神状态不好；心理上，怀孕使孕妈产生焦虑和害怕，负面情绪未得到及时调节，会对现状乃至未来过度担忧。

除此之外，患抑郁症的高危因素还包括**既往抑郁症病史、精神心理压力、家庭暴力和慢性疾病等，有高危因素时应筛查抑郁症**。

如果家族有抑郁症病史，或者孕妈本人之前患过抑郁症，那么在孕期多种原因综合影响下，孕妈可能患上抑郁症。

如果孕期出现家庭矛盾，家人和伴侣对孕妇的关爱不够，夫妻感情出现危机，多重的心理压力也会让孕妇患上抑郁症。

• 如何缓解孕期抑郁症

如果你比对前面抑郁症自查的症状，发现自己只是孕期抑郁情绪，关于如何改善情绪，你可以翻看前面关于情绪的内容。但如果你通过自查，怀疑自己患上孕期抑郁症，那么应及时跟你的医生反馈，做更明确的筛查，核对是否确诊。

如果明确是孕期抑郁症，要在医生的指导下接受治疗。

1.轻、中度抑郁症，可先尝试认知行为疗法或人际关系心理治疗。

2.如果已服用抗抑郁药物6个月以上，目前抑郁症状轻微，可考虑停药，然后尝试心理治疗。

3.服用抗抑郁药物不要过早增加剂量或更换药物，一般用药10周后，才能看到明显效果。

总之要信任你的医生，在其指导下积极治疗，不要自行停药、增加剂量或更换药物，以免延误病情，给自己和孩子带来更不利的影响。

当然还有一个建议，就是可以来看看我的视频，也可以加入我的读者群，和群里的孕妈聊天，相互鼓励，相互扶持。你要相信孕期的情绪低落和抑郁是暂时的，都会过去，别害怕，我和上千万的孕妈，都会陪着你一起度过，加油哦!

PREGNANT
WOMAN

吴医生陪你科学孕产

第二章

怀孕后的
"能不能" "要不要"

怀孕后你可能有很多的焦虑，这个能不能吃，那个能不能吃，这个能不能做，那个能不能做。你看着别人补充很多营养，你可能也有很多疑问，这个要不要补充，那个要不要补充。所以这个章节咱们就捋一下这些问题。

首先考你们一下，"能不能"和"要不要"是不是一个意思？

显然不是。这个随着下面这个问题的展开咱们慢慢体会。下面咱们从饮食、膳食营养、娱乐、胎教等方面捋一下你们常问的这些"能不能"和"要不要"。

孕期饮食指南

孕期饮食怎么吃

扫二维码查看最新内容
内含吴医生讲解视频

俗话说：怀孕后，孕妇一个人得吃两人份。受这句话的影响，不少怀孕后的女性会不自觉地增加饮食量，家人也会催促她多进补，就怕吃得不够，饿着了肚子里的胎儿。

其实这个观念是不正确的。诚然，胎儿发育所需的所有营养都来自母体，但孕妈吃进去的营养得先分解成分子，被血液吸收，再通过胎盘进入胎儿的血液中，成为供给胎儿生长的养分，所以不提倡一味

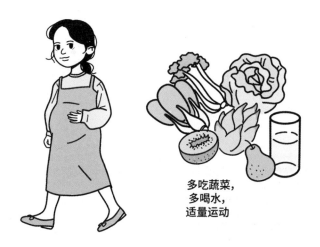

多吃蔬菜，
多喝水，
适量运动

进补。孕妈体重增长过快，胎儿过大，并不是好事。

那么，孕期饮食应该怎么吃才科学？需要摄入哪些营养才能保证胎儿的正常发育？孕期体重长多少才是合适的？我们就来详细讲讲这些问题。

• 孕期三个阶段的饮食指南

孕早期（孕12周之前）

在孕早期，**每天摄入的热量与孕前保持一致，1800 kcal[1]左右即可**，此时胚胎还很小，孕妈正常饮食就能满足其生长所需。即使孕早期孕吐吃不下，胚胎也可以从母体中获取营养。摄入额外的热量对胎儿的发育没有更多好处，反而变成脂肪囤积下来。遵守"适量、均衡、多样化"的饮食原则即可。

所谓均衡就是指三大营养物质要均衡摄入：每天的饮食中，蛋白质推荐摄入占比为20%左右，脂肪推荐摄入占比为20%～30%，碳水化合物推荐摄入占比为55%～60%。

清淡少油，少食多餐，多摄入富含叶酸的水果和蔬菜。蔬菜可以多吃，想吃多少就吃多少，但水果要适量，因为有的水果糖分太高。少吃高糖高脂的食物。

孕中期（孕13～27周）

进入孕中期，不少孕妈的孕吐反应消失，这时胃口变好了，体重开始有明显的增长，也是胎儿快速生长的好时机。但还是那句话，体

1.即千卡，亦称"大卡"，热量的非法定计量单位。1千卡=4184焦。

重不宜增长过快，要合理控制体重增速，糖分和脂肪摄入要适量，少吃甜食，少喝含糖饮料。

如果孕妈体重正常，并且活动量没有发生变化，相比孕早期可以每天增加300 kcal热量的摄入。此时，胎儿的身体在不断发育，需要摄入更多的蛋白质，每天蛋白质推荐摄入量70 g左右，优质的蛋白质主要来源于动物瘦肉和鸡蛋，以及豆类、坚果。

孕妇能量和蛋白质的推荐摄入量及脂肪供能比[1]

孕期	能量需要量/ (kcal·d⁻¹)	蛋白质推荐摄入量/ (g·d⁻¹)	脂肪供能比/%
孕早期	1800	55	20～30
孕中期	2100	70	20～30
孕晚期	2250	85	20～30

孕晚期（孕28周之后）

临近预产期，不少孕妈内心焦虑，担心宝宝发育不够，会在此时大吃大喝，这种做法是不对的，会增加"巨大儿"的风险，对胎儿和孕妈都很不利。

孕晚期饮食指南有三个原则：

1.少吃多餐。由于子宫进一步增大，压迫胃，容易引起消化不良，所以要养成少吃多餐的习惯，少吃油腻和难消化的食物。

2.饮食结构多样化。要补充优质蛋白，多喝奶。**每天蛋白质的摄**

1.引自《中国居民膳食指南（2022）》，中国营养学会编，人民卫生出版社2022年出版，第42页。

入要达到85 g，动物性的蛋白质更容易被吸收消化。但如果是需要控制体重的孕妈，可以多摄取植物性蛋白质，如豆类和坚果，或适当选择高蛋白、低脂肪的鱼肉和禽肉。血制品可以吃一些，如果血色素、血红蛋白低，可以口服药物补铁。还要注意补钙，每天需摄入钙1000 mg以上，摄入足够的钙有助于胎儿骨骼的发育。

孕晚期还有一个重要的营养素就是不饱和脂肪酸，主要来源是鱼虾类，还有核桃、芝麻、瓜子，以及橄榄油、大豆油、玉米油。其主要作用是：促进胎儿大脑的生长发育，促进胎儿视网膜功能的发育。

3. 监测好体重增长的速度。孕晚期体重容易长得特别快，每天都要称体重，如果长得特别快，一定要控制摄入量，尤其是主食像大米、馒头、面条等碳水化合物类，还有水果不能吃太多。

● 孕期体重增加的合理范围

随着科学的孕产知识的普及，越来越多的孕妈知道孕期不能盲目增长体重，但整个孕期体重增加的合理范围是多少，每个人的具体情况不一样。

不同体质指数（BMI）的孕妈，在整个孕期增加的体重范围稍有不同，具体如下表。

妊娠期孕妇体重增长范围和妊娠中晚期每周体重增长推荐值[1]

妊娠前体质指数分类	总增长值 范围/kg	妊娠早期 增长值/kg	妊娠中晚期每周体重 增长值及范围/kg
低体重 （BMI＜18.5 kg/㎡）	11.0～16.0	0～2.0	0.46（0.37～0.56）
正常体重 （18.5 kg/㎡≤BMI＜24.0 kg/㎡）	8.0～14.0	0～2.0	0.37（0.26～0.48）
超重 （24.0 kg/㎡≤BMI＜28.0 kg/㎡）	7.0～11.0	0～2.0	0.30（0.22～0.37）
肥胖 （BMI≥28.0 kg/㎡）	5.0～9.0	0～2.0	0.22（0.15～0.30）

• 初始体重从什么时候开始算

很多人看到以上这个表会问，初始体重是从怀孕前开始算，还是从最低点开始算。我个人的建议是从最低的开始算，孕前最低就从孕前开始算，孕早期体重下降了就从下降到的最低体重开始算。这样再配合着孕期按时做超声检测的宝宝体重，就能做到比较理想。

体重增长主要发生在孕中期和孕晚期，因为大量的合成代谢主要发生在孕中期。每周的体重增长可以按照上面表格里的标准，当然也可以按照咱们讲过的"半斤八两"，即孕中期（也就是13～28周）每周体重增长不超过半斤（0.25 kg），孕晚期（也就是28～40周）每周体重增长不超过八两（0.4 kg）。

1.参见《中国妇女妊娠期体重监测与评价》（T/CNSS 009-2021）。

　　具体操作就是你要每天都测体重，下床的时候，脚就落在体重秤上，然后记录下来，然后每周一和每周一的体重相对比。很多人有时候上完厕所后再测，有时候上厕所前测，或者每次排泄量不一样导致忽高忽低，从而影响情绪。有的人喝完水再测，因为每次喝的水量不一样，也会导致体重忽高忽低。虽然醒来就直接测体重也会出现忽高忽低的现象，但是很少。

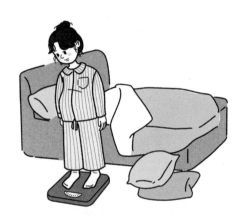

　　你也不要纠结于今天比昨天怎么还轻了，或者一下子重了一斤，有时候一壶水在身体里没被尿出来的时候就会有这样的现象，每周一和上周一的体重相对比，能实现"半斤八两"就行。"半斤八两"的口诀是为方便大家记总结的，你现在可以大声朗读三遍："半斤八两，半斤八两，半斤八两。"

● 孕期体重增加的组成部分

　　体重增加的因素主要由两个部分组成：一是胎儿的体重增加，还包括胎盘和羊水；二是孕妈自身的体重增加，包括子宫、乳腺重量、血液容量和脂肪存积，以及不同程度的水潴留。

如下图所示，增加的体重包括7 kg水分，3 kg左右脂肪和1 kg蛋白质。脂肪储存主要发生在孕10～30周，即胎儿快速生长期以前。如果孕妇怀的是双胞胎，孕期体重会增加16～18 kg，在孕20周后，每周增重为0.65 kg。

平均体重的增加	
胎儿	3～4 kg
胎盘	0.7 kg
羊水	1 kg
母体脂肪	2.5 kg
血和液体增加	1.5 kg
水潴留	2.5 kg
乳腺	0.5 kg
子宫	1 kg

● 如何长胎不长肉

孕妈最关心的就是怎样吃才能把营养都长在孩子身上，而不是把脂肪堆在自己身上。要回答这个问题，你要先搞明白你是怎么长胖的。

第一，每次你吃进去的东西，先供给胎儿，富余的再供给你自己。如果你一餐吃得太多，而胎儿不需要那么多，那么就会富余很多，被你吸收。所以你要少吃多餐，怀孕前吃三餐，怀孕后可以吃四餐、五餐或六餐，但是每餐都要吃得比以前少，六七分饱就打住。这样总量上能保证能量的足量，又不会把你的胃撑大，让你老是觉得胃里空落落的，想吃东西。

第二，胎盘是单向运输营养，不会把胎儿的营养再运输给你。很多人担心自己运动消耗的能量是来自胎儿，怕运动会使胎儿变瘦。不会的，你大可以放开了运动，运动中消耗的能量都来自你。这也是长胎不长肉的关键，就是通过运动消耗掉你的脂肪。每天进行不少于30分钟的低强度体力活动，如孕期体操、瑜伽等，最好是1～2小时的户外活动，如快走等。如果非要我给你一个简单好操作的建议的话，每天每餐后都快走，一天累计走不少于10000步。你自己安排早中晚分别3000步、3000步、4000步也行，2000步、4000步、4000步也行，反正是累计10000步，不是一次性10000步。

另外，减少碳水化合物、脂肪的摄入，因为摄入过多碳水化合物和脂肪容易长胖。尤其是水果，很多人以为水果可以多吃，不是的，不少水果糖分含量高，可以改成多吃蔬菜，增加优质蛋白质的摄入。

还有，很多人晚餐后往往运动过少，热量堆积易发胖，所以适当控制晚上的饮食是很必要的。

希望你们都能做到长胎不长肉。

● 素食孕妈饮食上要注意什么

"老吴，我是素食主义者，近期发现自己怀孕了，我还能继续素食吗？饮食上需要特别注意什么？"

这是个小众问题，咱们也讲一讲。我也经常听到这样的观点：怀孕以后就不能继续素食，不然对胎儿发育不好。真是这样吗？答案是否定的。**素食者怀孕后依然可以继续素食，只要做到整个孕期平衡好饮食结构。**

但是有几种营养元素是素食主义者需要特别注意的。

第一，维生素B_{12}。因为维生素B_{12}只存在于动物性食物（动物的肉、蛋、奶）中，严重缺乏会引起记忆力下降、精神不振、抑郁、偏执等认知功能障碍。如果是严格的素食主义者，就是连蛋、奶、蜂蜜等食物都不吃，就需要额外补充。如果是普通的素食主义者，也可以通过增加蛋奶的量来补充。

第二，DHA。DHA主要是从鱼类中获取，如果素食主义者不吃鱼，记得额外补充。

第三，铁、钙、叶酸。在孕期，普通饮食的孕妈容易缺乏的，素食主义者也容易缺乏，所以就要额外补充钙剂、铁剂等。普通的素食主义者会食用蛋、奶、蜂蜜，所以孕期能从这些食物中获得蛋白质、钙的补充；严格的素食主义者可以从豆类、坚果、谷物等食物中摄入植物蛋白和钙。

素食主义者孕期可以做好微量元素的检测。如果发现缺乏的维生素和营养元素，及时补充即可。

扫二维码查看最新内容
内含吴医生讲解视频

♥ 水果要怎么吃

前面讲过，整个孕期要严格控制体重，有孕妈就跟我说了："吴医生，我有听你的话啊，少吃甜食，主食也吃得少，怎么我体重还是噌噌往上长呢？"

"那你吃水果吗？"

"吃呀，不是说孕期要多吃蔬菜水果吗？吃不下饭的时候，我就把水果当饭吃。"

好吧，长胖的罪魁祸首找到了——水果。

● 水果吃多少

按照中国营养学会的建议来：孕期每天水果的食用量为250 g左右。请注意，这是一天的总量。水果过量很容易导致肥胖的。水果中含有丰富的果糖，所以吃起来甜甜的，特别好吃。果糖是一种什么糖？简单来说，果糖在天然糖中，甜度最高，而且吃到肚子里后，经过肝脏的代谢转化成葡萄糖、糖原和脂肪。跟葡萄糖相比，果糖更容易转化成脂肪，堆积在体内，这就是导致肥胖的重要原因。

● 果汁算在水果的总量里

如果250 g水果折合成果汁的话，不超过150 mL。水果和果汁对比的话，建议直接吃水果，不建议喝果汁。因为水果中富含纤维素、维生素和抗氧化物质，这些营养素都有益于健康，但在加工过程中容易丢失，完全没有起到补充的效果。

　　如果孕期需要控制体重，建议减少高糖水果的摄入，水果的含糖量，我给你们列一个表吧，希望水果店别骂我。不过这些都是动态的哈，因为同样一种水果，品种不一样含糖量还不一样呢，不是说这些水果就让你不碰了，那人生就失去意义了，是适当吃。

常见水果血糖一览表[1]

血糖	水果种类
低	特别是含果酸较多的水果，如苹果、桃、杏干、李子、樱桃、猕猴桃、柑、柚、葡萄、梨。一些制品如苹果汁、水蜜桃汁、菠萝汁（未加糖）、柚子汁（未加糖）等
中	热带水果、水果制品，如菠萝、芒果、香蕉、橘子汁、葡萄干等
高	西瓜等

1.引自《食物血糖生成指数》，杨月欣主编，北京大学医学出版社2004年出版，第75~77页。

♥ 能不能吃螃蟹等海鲜

扫二维码查看最新内容
内含吴医生讲解视频

经常听到有人说，螃蟹、鱼、虾等海鲜食物孕期不能吃，因为它们是凉性的，会损伤胎儿，导致流产。还有人说，螃蟹和虾类的四肢怪模怪样，吃了以后会导致胎位不正，或者胎儿四肢发育不全，还容易引发早产、流产。

其实这些说法在西医循证医学中是没有科学依据的。螃蟹等海鲜本身并不会损伤胎儿，但是在吃螃蟹或其他海鲜时，也还是有些事项要特别注意。

1.确保新鲜卫生。尽量购买活的海鲜烹饪来吃，减少细菌的滋生。

2.要做熟了吃。海鲜里可能会有寄生虫，孕期想吃螃蟹，一定要吃熟蟹，千万不要贪嘴去吃生腌蟹。

3.警惕过敏。如果以往吃海鲜会过敏，那就要注意忌口，不要冒险。

4.适量。不要因为喜欢吃，就一个人胡吃海塞，孕期饮食讲究适量、均衡。如果你非要我给你一个量的话，大闸蟹一顿不超过两只吧。

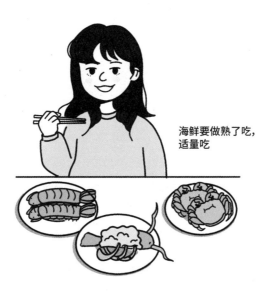

海鲜要做熟了吃，
适量吃

❤ 加工的凉菜、熟食能不能吃

扫二维码查看最新内容
内含吴医生讲解视频

不少孕妈发现以前不爱吃的东西，怀孕后突然变得特别爱吃。我有一个读者，她怀孕后特别爱吃小市场摊上卖的凉菜，酸酸辣辣，还有各种凉的加工熟食，像午餐肉、卤鸡腿、猪蹄等，用辣椒酱一拌，胃口大开。

这些食物简单来说都是可以吃的，但要注意卫生，如果必要，还是趁热吃，冷食要警惕感染李斯特菌。

● 什么是李斯特菌

李斯特菌是属于食源性病原体之一，生命力旺盛，在环境中分布很广，而且它还耐冷、耐酸、耐盐，主要污染生乳、奶酪、肉及肉制品、鸡蛋、蔬菜沙拉、海产品及即食食品。这种细菌在4 ℃冰箱低温环境下也能生长繁殖，如果未经高温加热，食用了被感染的食物，就有可能出现感染症状，因而李斯特菌病又称为"冰箱病"。

下面这些是常见的带菌食物：

1.生的海鲜，比如生蚝、生鱼片、三文鱼等。

2.冷的熟肉。加工过的肉类，放凉后冷食，如冷的午餐肉，冷的肉酱，冷的卤肉，等等。

3.买来可即食的水果或蔬菜沙拉。

4.未经巴氏消毒的现挤牛奶、羊奶。

5.不全熟的肉，如半熟的鸡肉，未熟透的牛排。

6.软质冰激凌。刚从机器里面压出来的，与从冰箱里拿出来硬硬的冰激凌不同。

7.用未经高温消毒的生乳制作的奶酪。

8.生蘑菇，未完全煮熟的豆芽。

9.煎得不全熟的鸡蛋，如溏心鸡蛋。

● 李斯特菌有什么危害

初期症状与感冒类似，伴有恶心、呕吐、腹部疼痛、腹泻或便秘、持续发烧等。到后期，会出现脑膜炎或败血症，患者表现为高热、意识障碍、昏迷和肢体瘫痪，严重时可能导致死亡。

李斯特菌有两大特点：一是潜伏期长。感染病菌后有的人1～3周出现症状，有的人则要2个月才发病，最长可达3个月，难以引起人们的警觉。二是专门攻击免疫力低下人群。对于免疫功能正常的人，李斯特菌通常只会引起轻微的症状，类似感冒或胃肠炎，可以不经治疗而自愈。如果是免疫功能较差的人，比如老人、孕妇、小孩或慢性疾病患者，后果就比较严重。

如果孕妈在孕早期感染李斯特菌，则可能导致流产；若感染发生在孕中期或孕晚期，会引起败血症、死胎、自发性流产；甚至在足月分娩时会把该细菌传染给胎儿，引起新生儿感染，出现肺炎、脑膜炎等，导致智力障碍、癫痫、瘫痪、失明等，严重的感染无法控制，可能导致新生儿夭折。

因此，我们在日常生活中，应特别警惕李斯特菌的威胁，孕妈如果在吃了生的海鲜、不全熟的肉、煎得不全熟的鸡蛋（如溏心鸡蛋）等生的食物或喝了未经巴氏消毒的现挤牛奶或羊奶后，出现发热、腹痛等症状，要及时来医院就医，不要轻视，以为只是普通的感冒、拉肚子。

● 如何预防李斯特菌感染

通过高温就可以杀灭李斯特菌，生活中可以参考以下几点来预防：

1.尽量避免生吃鱼肉、牛肉、蔬菜，禁食腐烂变质的食品，生食瓜果应洗净。

2.冰箱里存放的食品，食用前应高温充分加热；放进冰箱的食品一定要新鲜，冰箱里不要塞得太满，冷藏的食物要尽快食用。

3.孕妇与免疫能力低下的人群（老人、小孩），应避免食用未经消毒的牛奶、软奶酪，以及未经煮熟的蔬菜，食物应彻底煮熟后再食用。

4.注意厨房卫生，砧板和刀接触生肉后要清洗，洗碗布、擦桌布要清洗，并及时更换。

5.饭前便后要洗手，尤其是碰完生肉后、打喷嚏后都要正确洗手。

6.切生菜的案板和切肉的案板要分开。

总之，健康饮食的法则就是尽量现做现吃，从外面买来的熟食，要再高温热一遍再吃，少吃生冷食物。孕期饮食要多加小心，减少病菌对孕妇和胎儿的健康威胁。

扫二维码查看最新内容
内含吴医生讲解视频

♥能不能吃火锅

怀孕后当然可以吃火锅。很多人都爱吃火锅，尤其像四川、重庆地区的人。

火锅的食材丰富，有蔬菜、肉类、菌类、海鲜等，能补充各种维生素、蛋白质、膳食纤维。但孕期吃火锅也有一些注意事项要遵守。

1.火锅底料尽量选择清汤的，不要太辛辣，否则会刺激孕妇的肠胃，引起不适。

2.涮牛羊肉的时候，一定要煮熟煮透再吃，千万不要为了口感嫩滑，吃半熟的肉，不然有些寄生虫如弓形虫无法被杀死，进入体内对胎儿会造成严重的影响。

3.多备一双筷子，避免用同一双筷子取生食物及进食，这样容易将生食上沾染的细菌带进肚里，而造成腹泻及其他疾病。

4.涮火锅的时候，孕妇尽量离火锅远点，避免烫伤，另外涮菜和夹菜时，最好请伴侣和家人代劳，避免加重腰部的压力。

5.如果你担心管不住嘴吃太多，可以先吃蔬菜再吃肉，也可以吃之前喝一大杯水，避免摄入过多的量导致肥胖。

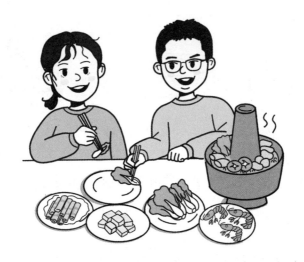

🖤能不能吃酱油，要不要吃鹅蛋

扫二维码查看最新内容
内含吴医生讲解视频

"怀孕后不能吃酱油，孩子皮肤会变黑。"这是没有科学依据的，可以吃酱油，孩子黑不黑主要看遗传。除了"以色补色"，还有"以形补形"的说法。咱们——辟谣一下。

"怀孕得吃鹅蛋，吃鹅蛋排胎毒。"俺娘哎，你让鸭子怎么想，鸭蛋不行吗？吃蛋类补充蛋白质是可以的，排不了"胎毒"，也没有"胎毒"一说。

"怀孕了得吃桂圆，吃桂圆眼珠子黑。"你怎么不吃乌梅吃桑葚，那更黑！瞳孔颜色看遗传！！

"怀孕了得吃葡萄，吃葡萄眼睛大。"那你怎么不吃柚子，吃柚子眼睛更大，比头都大。

"不能吃羊肉，孩子容易得羊痫风。"羊痫风跟羊有什么关系吗？照这个逻辑，那你还不能吃牛肉呢，吃了牛肉容易得牛皮癣。

"不能吃火龙果，孩子会变红。"俺娘哎，你的尿有可能变红是真的，因为红心火龙果中含有的甜菜红素无法被代谢，会随着尿液被排出体外，导致尿色发红，但不会经过胎盘影响到宝宝的肤色。

总之，以上这些谣言不要听信。当然长辈们说起来的时候也没有必要顶撞，就当笑话听听就好了。孕期饮食，按照前面咱们说的指南和原则去做就可以。

♥ 能不能吃冰激凌

扫二维码查看最新内容
内含吴医生讲解视频

怀孕了是可以吃冰激凌的。冰激凌在炎炎夏天有解暑的功效，但不建议多吃，以免吃多了刺激胃肠，拉肚子。

冰激凌是甜食，含糖量高，对血糖比较高的孕妇来说，吃了冰激凌，会引起血糖升高。孕妇体内的血糖异常，对胎儿的发育成长会产生一定的影响。这个时候要斟酌食用，监测好血糖。

还有就是，购买的时候注意干净卫生，劣质的冰激凌中会有多种食品添加剂，吃多了对胎儿和孕妇的健康都可能有影响。

所以，冰激凌偶尔可以吃，但不建议多吃。如果你非要我给一个建议的量的话，最多每个星期吃一次。

扫二维码查看最新内容
内含吴医生讲解视频

♥ 能不能喝碳酸饮料

能喝，但不推荐，尤其不建议每天都喝。

碳酸饮料不仅含有各种食品添加剂，而且含糖量高。摄入太多糖分，一是不利于体重控制，容易发胖；二是如果有妊娠期糖尿病，就最好不喝。随着孕龄的增长，子宫变大挤压胃部，喝碳酸饮料还会导致胃胀，从而增加孕期不适。

如果你说："我别的都吃不下，就想喝点可乐，可以吗？"我的回答是："当然可以，尽量选无糖的。"

有人问，除了可乐，一些乳酸饮料是否可以喝。可以的，但市面上的酸奶制品大多数都添加了很多糖分，所以要适量摄入，并且建议选择无糖的。

♥ 能不能喝咖啡

扫二维码查看最新内容
内含吴医生讲解视频

很多人都说孕期不能喝咖啡，担心对胎儿不利，事实上并不是，这主要跟咖啡因的摄入量有关，有研究显示，每天摄入超过200 mg的咖啡因会增加流产风险。

一杯速溶咖啡含有60～80 mg咖啡因，所以如果真的特别爱喝咖啡，有喝咖啡的习惯的话，每天一两杯咖啡是可以的，适量即可。如果担心咖啡因对宝宝的影响又实在忍不住想喝的话，可以避开孕早期，也就是孕13周之前不喝，之后再喝。

下图是各种饮料中咖啡因含量的表格，方便孕妈对照选择。

常见饮料中的咖啡因含量		
饮料名称	饮料的量	咖啡因含量
美式咖啡	约470 mL	225 mg
拿铁或卡布奇诺	约470 mL	150 mg
浓缩咖啡	约40 mL	78 mg
速溶咖啡	约250 mL	60～80 mg
茶	约250 mL	10～50 mg
功能饮料	约250 mL	80 mg
可乐	约755 mL	50 mg

♥能不能喝茶

扫二维码查看最新内容
内含吴医生讲解视频

很多人爱喝茶，于是有孕妈问，怀孕后能不能喝茶？之所以会有这个顾虑是因为茶叶中也含有咖啡因，所以答案你应该猜到了：可以喝，但不宜过量，尤其应避免喝浓茶。

因此，喝茶的时候，有这些事项必须留意。

1.茶叶中含有鞣酸，可与铁元素结合成一种不能被机体吸收的复合物，妨碍孕妇对铁的吸收。所以，如果补铁的同时饮用过多浓茶，会影响铁的吸收。

2.临睡前不宜喝茶，容易兴奋，频繁起夜也影响睡眠质量；此外，不建议空腹喝茶，会稀释胃液，降低消化功能，可以在餐后一小时饮用。

3.如果你问的不是开水冲泡的红茶、绿茶，而是茶饮料或奶茶，那我不推荐长期饮用，茶饮料或奶茶里面含有很多糖分和食品添加剂，长期饮用对孕妇和胎儿不利。

另外，覆盆子茶能不能促进入盆？其实是不能的。很多卖覆盆子茶的商家抓住大家对胎儿入盆的焦虑，打着"无效退款"的标语，其实不喝该入盆也能入盆。

♥ 能不能喝功能饮料

扫二维码查看最新内容
内含吴医生讲解视频

以某牛为代表的功能饮料，一直是产妇分娩过程中常喝的。但是，这个仅限于分娩过程中。分娩的过程中，产妇需要消耗很多的体力和精力，如果体力不支，会影响分娩顺利进行。很多准妈妈在分娩前，会因为阵痛而吃不下东西，再加上分娩过程中需要保持肠道顺畅（有大便卡在直肠会影响胎头下降），吃太多东西不适合。这种情况下喝点功能饮料、吃点巧克力等能迅速提升能量的食物是可以的，短时间内宝宝就分娩了，不会影响到宝宝。

但是孕期最好不要喝，会对你和你肚子里的宝宝产生一定的刺激作用。

扫二维码查看最新内容
内含吴医生讲解视频

能不能喝酒

孕期不能喝酒，这个大家别有侥幸心理了。

虽然由于缺乏科学证据，我们并不明确多大的酒精量会伤害宝宝。但是美国妇产科学会认为，没有任何剂量的酒精是安全的，因为酒精可能会影响胎儿的生长发育，导致胎儿出生缺陷、胎儿酒精谱系障碍和其他风险。

做菜用的料酒、醪糟，这些能避开也尽量避开。当然如果你不知晓情况下吃了，也不用太自责，目前主要还是酗酒对宝宝有影响的概率高。

关心能不能喝酒这个问题的人，大多数是在孕早期饮酒后发现自己怀孕了，担心酒精对胎儿有不利影响。像我的一个粉丝，她在不知道怀孕的情况下，喝了两三次，后来得知怀孕，后怕不已。

加拿大妇产科学会的妊娠期饮酒指南说，早孕期少量饮酒不是终止妊娠的指征。也就是说不要因为喝了酒这一个高危因素就去做人工流产。尤其是受精卵最初形成的两周，根据全或无效应原则，即如果酒精对胚胎产生了影响，那就会造成流产，如果没有流产，就说明对胚胎没有影响，不用再对这个事情耿耿于怀。

如果孕前有长期大量饮酒的习惯，在备孕时，就应该先戒酒，男女双方都要戒酒——至少提前3个月。

好在对有的孕妈来说，本能机制已经帮忙排除危险了，因为根本碰不得酒，甚至闻一下都想吐。

· 孕期膳食营养补充 ·

怀孕期间大家都会相互比较你吃了啥，她吃了啥，这些东西要不要补充，从什么时候开始补充，这一部分咱们挨个捋一捋。

我给大家整理了一个表格：

妊娠期及哺乳期部分膳食营养素、矿物质和维生素参考摄入量[1]

膳食营养素	孕早期 （0~13孕周）	孕中期 （14~27孕周）	孕晚期 （28~40孕周）	哺乳期
蛋白质/ (g·d^{-1})	55	70	85	80
钙/ (mg·d^{-1})	800	1000	1000	1000
铁/ (mg·d^{-1})	20	24	29	24
碘/ (mg·d^{-1})	230	230	230	240
锌/ (mg·d^{-1})	9.5	9.5	9.5	12
叶酸/ (μgDFE·d^{-1})	600	600	600	550
维生素A/ (μgRAE·d^{-1})	700	770	770	1300
维生素C/ (mg·d^{-1})	100	115	115	150
维生素D/ (μg·d^{-1})	10	10	10	10
维生素E/ (mg α-TE·d^{-1})	14	14	14	17
维生素K/ (μg·d^{-1})	80	80	80	80

1.引自《中国居民膳食指南（2022）》，中国营养学会编，人民卫生出版社2022年出版，第342~344页。

续表

膳食营养素	孕早期 （0~13孕周）	孕中期 （14~27孕周）	孕晚期 （28~40孕周）	哺乳期
维生素B_1/（mg·d^{-1}）	1.2	1.4	1.5	1.5
维生素B_2/（mg·d^{-1}）	1.2	1.4	1.5	1.5
维生素B_6/（mg·d^{-1}）	2.2	2.2	2.2	1.7
维生素B_{12}/（μg·d^{-1}）	2.9	2.9	2.9	3.2

♥ 要不要补充叶酸

扫二维码查看最新内容
内含吴医生讲解视频

叶酸是人体必不可少的一种维生素——维生素B_9,最初是从菠菜叶子中提取出来的,所以叫"叶酸"。富含叶酸的食物有动物肝脏、蛋类、豆类、绿叶蔬菜、水果和坚果类。

• 叶酸的作用

叶酸参与氨基酸、核苷酸的代谢,血红蛋白及甲基化合物的合成,是细胞增殖、组织生长和机体发育不可缺少的营养素。叶酸缺乏确实是会有很多影响:

孕早期胎儿中枢系统发育的关键时期,如果缺乏叶酸,容易引起神经管畸形。此外,有研究表明,孕期叶酸缺乏和先天性心脏病的发生有相关性;会增加先兆子痫和胎盘早剥的发生率;会加重巨幼红细胞性贫血,容易出现胎儿宫内发育迟缓、早产、出生体重低。

鉴于怀孕后对叶酸的需求量增多,食物中的叶酸不能满足所需,并且食物中的叶酸利用率低,怀孕前三个月就要开始叶酸的额外补充。

• 叶酸要吃多久

最关键的是备孕期(孕前3个月)和孕早期(孕3个月)一定要补充叶酸,那孕早期过了之后,还吃不吃叶酸呢?

确实这之后没有那么必要，但如果能持续吃也有好处，可以预防巨幼细胞贫血，所以《中国居民膳食指南（2022）》中关于孕妇的部分，就推荐整个孕期都补充叶酸，如果你早孕反应不严重，吃了不恶心，就一直吃到生，甚至吃到哺乳期结束。

2020年发布的《中国临床合理补充叶酸多学科专家共识》[1]建议：怀孕前3个月和孕早期每天补充0.4 mg或0.8 mg叶酸，孕中晚期每天补充0.4 mg叶酸。

所以现在基本就是建议整个孕期都要补充叶酸。

● 叶酸每天补充多少

备孕期及孕早期建议每天口服0.4～0.8 mg叶酸，一般药店就有卖，它属于非处方药，可以自己去买。医学研究表明，每天补充0.4～0.8 mg叶酸对人体来讲是安全的，而且每天补充0.4 mg叶酸可以有效避免80%左右的胎儿神经管发育异常。

这里插播一个有意思的事，我有个粉丝是个博士，拿着这个剂量来问我："吴医生，你说这个指南上写的叶酸吃0.4 mg或0.8 mg，我纠结得睡不着觉，我到底该吃多少呢？"

第一，去药店买的叶酸，通常是0.4 mg一片，也就是说一天建议一两片，你要是很纠结这个剂量，能掰开药片，一天吃一片半，也就是0.6 mg，也是可以的。

1.引自《中国医学前沿杂志》（电子版）2020年第11期《中国临床合理补充叶酸多学科专家共识》一文。

第二，日常生活中我们每天还可以从食物中摄取叶酸，孕期如果吃蔬菜较多，那就每天只吃0.4 mg就行，如果你觉得自己每天蔬菜吃得少，那就可以多吃一片。

又有孕妈来问了："我在药店还看到有一种叶酸是每片5 mg的，这种什么时候吃？"

这种规格的叶酸属于处方药。如果你曾经怀过神经管畸形的孩子，或者直系亲属三代内有神经管缺陷的，为了预防新生儿神经管缺陷，需要额外增加叶酸服用量。还有一些癫痫、糖尿病且长期服药的孕妈也需要将自己的用药情况如实告知医生，看是否需要增加叶酸剂量，这种情况下每天最多可以补充5 mg叶酸，但切记不要擅自用药，一定要谨遵医嘱用药。

所以如果你去药店买叶酸，一定要注意区分，别买错了剂量。虽然叶酸作用很大，但如果盲目补充，补过头也会有一些副作用的。长期过量（大于5 mg）服用叶酸，会影响孕妇对锌元素的吸收，胎儿缺乏微量元素，会出现发育缓慢、体重过轻的情况。而且大量服用叶酸会影响孕妇的肠胃功能，出现消化不良、胃胀、恶心呕吐、腹泻等症状，从而加重孕早期的孕吐症状，让孕妇食欲不振。

• 选何种类型的叶酸

有这种纠结的主要是因为现在有这几种选择：单纯普通叶酸、复合型叶酸、活性叶酸。俺娘哎，是不是有点懵？我先挨个解释一下。

单纯普通叶酸，就是人工合成的叶酸，比食物叶酸稳定，是现在的主流。很多社区都免费发放。

复合型叶酸，就是除了叶酸，这一片里又加了各种维生素和其他营养素，如维生素B$_6$、维生素B$_{12}$、钙、铁、锌等，吃一片补好几种。

活性叶酸，你可以理解为普通叶酸的升级版。普通叶酸被你吃了以后，在体内代谢为5-甲基四氢叶酸，这样才能发挥作用，这个过程需要身体的代谢。5-甲基四氢叶酸就是活性叶酸。这个主要针对有叶酸代谢障碍的人。

那么问题就来了，怎么选？

通过做叶酸代谢障碍的检测，即MTHFR基因多态性检测，可以知道你是否有叶酸代谢障碍。MTHFR基因型是有关于叶酸吸收的基因，有CC、CT、TT三种基因型。如果你是CC基因型，正常；如果你是CT或TT基因型，则MTHFR基因活性低，即把普通叶酸转化成活性叶酸的能力差点。

如果你叶酸代谢没有问题，也不嫌麻烦多吃几种营养补充剂，就选单纯普通叶酸就行。

如果你叶酸代谢没有问题，但是嫌麻烦，恨不得孕期需要补充的东西糅合成一个小药丸给你才好呢，那就选复合型叶酸。

如果你有叶酸代谢障碍，就可以选择活性叶酸。当然，你也可以选择提高普通叶酸的用量，转化率不够，拿量凑呗，具体听你大夫的就行。

当然，因为做MTHFR基因型检测也要花钱，如果不想麻烦，可以直接补充活性叶酸。但是活性叶酸偏贵一点，看你能不能承担得起。

另外，复合型叶酸也比单纯普通叶酸贵，因为添加了其他营养素。相信未来这些都会越来越便宜，让大家可以无负担地自由选择。

• 怀孕前没有补充叶酸怎么办

"老吴啊，都说孕前3个月就要补充叶酸，我是怀孕后才开始吃的，还来得及吗？会不会影响孩子发育？""别人家孩子都提前3个月在吃叶酸了，我家孩子是不是已经输在起跑线了？"

不用压力这么大，就算怀孕之前没吃叶酸，也不意味着孩子一定会发生神经系统障碍，本来叶酸就是预防用的。你这么想，国家提倡吃叶酸不过是近几十年的事，在这之前大家都不知道要补充叶酸，人们都正常生孩子。

确实不是所有人都是做好准备才怀孕的，很多人例假没来才发现怀孕。这时是孕5～6周，胎儿的神经系统刚进入发育阶段，这时候开始补充叶酸也来得及。一定要补上，亡羊补牢犹未为晚。

• 叶酸吃多了怎么办

"建议孕前3个月开始吃叶酸，我跟爱人准备了半年左右了还没怀上，多吃这些时间的叶酸会不会有影响？"

放心，不会的。

普通人补充叶酸也有好处，比如预防阿尔茨海默病、冠心病，降低患缺血性心脏病和卒中的风险。

前段时间流传的，吃叶酸会导致胎停，也是没有依据的。胎停发生前也喝了水，不能说喝水会导致胎停。

叶酸过量中毒的可能性也比较小，叶酸是一种水溶性的维生素，也就是说如果稍多就会溶在水里，随着尿液排出了，不容易发生蓄积。

● 男士要不要吃叶酸

"备孕我老公要不要吃叶酸？"

关于这个问题，观点不一，很多专家鼓励备孕时男士也要吃叶酸，但也有说只要饮食均衡，日常饮食中摄取的叶酸就足够了。目前确实是没有证据看到，备孕的男士预防性地食用叶酸，对胎儿有利。但是小剂量叶酸吃起来无害，你就不要纠结了，想吃就吃吧。

我个人建议，备孕时男士也可以吃。我和我爱人备孕期间我吃了。因为我想提醒她吃，也可以让两个人感受到是在一起备孕，而不是生孩子是她一个人的事。当然不要强迫你老公吃。备孕这个事不用太焦虑，放轻松更好。

🖤要不要补充钙剂

扫二维码查看最新内容
内含吴医生讲解视频

● 每个孕妈都要补钙吗

是的，因为怀孕后孕妈和胎儿对钙的需求量增加了，所以要补。

胎儿缺钙，会导致胎儿骨骼及牙齿发育不良、宫内发育迟缓、新生儿先天性佝偻病、新生儿低钙惊厥，使婴儿出牙晚、牙齿排列不齐，还可导致先天性喉喘鸣、婴儿水肿、免疫功能下降等。

这里我直接给大家放一张表格，来源于2021年发布的《中国孕产妇钙剂补充专家共识》。

核心推荐意见

序号	推荐意见
意见1	对于所有孕妇，均应建议首选摄入富含钙的食物，以保证钙摄入量；对于所有孕妇，每日钙的推荐摄入量为：孕早期（妊娠未达14周）800 mg，孕中晚期（第14周后）1000 mg及哺乳期1000 mg，以满足孕期钙的需要
意见2	对于普通孕妇，推荐从孕中期开始每天补充钙剂至少600 mg直至分娩，有利于产后骨密度增加与骨骼恢复（Ⅰ类推荐，B级证据），同时可能是避免妊娠期高血压疾病的潜在保护因子（Ⅱa类推荐，B级证据）
意见3	对于部分特殊孕妇（如：不饮奶的孕妇、低钙摄入地区包括中国部分城市和所有郊县农村地区孕妇），推荐孕期每日补充钙剂1000～1500 mg直至分娩，以达到预防子痫前期或妊娠期高血压疾病的获益（Ⅰ类推荐，A级证据）

序号	推荐意见
意见4	对于妊娠期高血压疾病高危风险孕妇，推荐从孕中期开始每日补充钙剂1000～1500 mg直至分娩，以达到预防子痫前期或妊娠期高血压疾病的获益（Ⅰ类推荐，A级证据）
意见5	考虑到双胎妊娠时胎儿对钙的需求量增加，并且增加了子痫前期的基线风险，对于所有双胎妊娠的孕妇，谨慎推荐孕期每日应补充钙剂1000～1500 mg（Ⅱa类推荐，C级证据）

● 腿抽筋是缺钙的表现吗

可能是。

缺钙的可能表现包括牙齿松动、四肢无力、腰酸背疼、头晕等，缺钙严重可造成肌肉痉挛，引起小腿抽筋以及手足抽搐或手足麻木、妊娠高血压等。

当然腿抽筋也有可能是着凉了、血供不足和疲劳等原因，所以天凉时要盖好被子，平时要注意休息。如果出现腿抽筋的情况，可以让你老公帮你揉揉腿，也可以用温水泡脚，看看能不能缓解。

● 补钙会导致便秘吗

有可能，少部分人口服钙剂后会加重便秘。但是孕期便秘多数不是补钙引起的，更多的原因是：怀孕期间子宫体膨大压迫结肠，以及体内产生的孕激素降低了胃肠平滑肌的张力。

● 补钙太多胎儿头会硬吗

"补钙补多了胎儿的头变得太硬，会不会卡住生不下来，增加分娩的风险？"

不会的，这种担心是多余的。吃多了钙不会让宝宝的头变硬，现实中多数人是钙补充量不够。

也不用担心生不下来。与成人不同，分娩时胎儿的颅缝没有闭合，头上有骨缝及前、后囟门，在分娩过程中，胎儿的颅缝可以重叠，双顶径变小，从而顺利地娩出。

另外出生后脑袋尖尖的、扁扁的，也不是因为补钙导致的，而是因为分娩过程中产道的挤压。过一段时间，长着长着就正常了，胎儿头部的骨骼要在出生一年后才能逐渐长好。

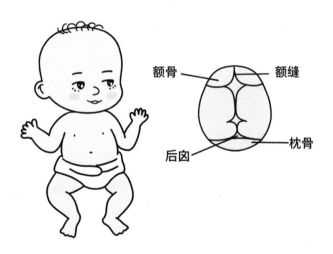

• 补钙会不会导致胎盘老化

不会。

胎盘老化是判断胎盘分级的指标之一，与补钙并无直接关系。

很多人不懂胎盘老化，我给你讲讲。

其实这个概念要从胎盘分级开始说，孕晚期做超声会进行一个胎盘分级，你的超声报告上会写着"胎盘Ⅰ级""胎盘Ⅱ级"或"胎盘Ⅲ级"。

一般来说，28周的时候，胎盘级别多数是0～Ⅰ级，到36周左右，胎盘级别可以是Ⅰ～Ⅱ级，到40周左右，胎盘级别可以是Ⅱ～Ⅲ级。也就是说像胎儿成长一样，胎盘也在成长。如果胎盘达到Ⅲ级则表明胎盘已经成熟，再往后慢慢会趋于老化。

有人听到老化这个词就吓得不行，认为是不是胎盘就没有功能了，胎儿会缺氧。

实际上，胎盘老化不是一个很科学的问题，所谓"胎盘老化"和孩子的出生以及不良预后之间没有必然的联系。

因为胎盘和孩子一样，有一个发生、成长、发育、成熟这样的过程。

到了Ⅲ级很多人认为老化了，其实从35周以后Ⅲ级只保证它的成熟，并不是说它的老化。胎盘功能的好坏，要根据多个指标来共同检测，不能说Ⅲ级就代表胎盘功能有问题，就必须剖宫产让孩子娩出了。要结合羊水的多少、胎心监护怎么样，还有一些生化的检测，还有脐带的血流信号，等等，来综合判断胎盘和胎儿的安危。如果密切观察下发现确实有问题，应该当机立断让孩子娩出。

● 具体如何补钙

整个孕期，钙的需求不是持续不变的。

孕早期每日需摄入800 mg钙，孕中期是1000 mg，孕晚期是1200 mg，但每天的量不要超过2000 mg。

孕期补钙不是从一开始就必须吃钙剂，孕早期可以主要通过食物摄取，如多喝牛奶，多吃豆腐、豆干等豆制食品。250 mL的牛奶大约含有260 mg钙，豆制品中也富含钙元素。注意，骨头汤不补钙，实际上骨头汤中的钙含量不高，油脂却很丰富，很容易发胖，孕期要少喝。此外，还可以通过多晒太阳来补钙。

孕中期（孕13周）开始胎儿发育速度加快，需要从母体中获取更多的钙。所以建议从中期开始，在正常饮食的基础上，每天再增加一些奶或奶制品的摄入，如果有需要，还可以吃一些钙片。对钙的补充可一直持续到孕晚期、哺乳期，使每天钙的摄入量能达到1000 mg以上。

哪些食物含钙量高，我整理了一个简单的表格。其实现在也有专门的小程序或者APP能够查询不同食物中钙等营养素的含量，有需要的话，可自行查寻。

食物	每100g的钙含量/mg	食物	每100g的钙含量/mg
牛奶/酸奶	104/118	鲫鱼	79
北豆腐	138	芥菜	230
豆腐干	308	木耳菜	166

续表

食物	每100g的 钙含量/mg	食物	每100g的 钙含量/mg
豆腐皮	116	芥蓝	128
河虾	306	生菜	117
鲜海参	285	苋菜（绿）	187

● 具体的钙剂怎么选择

市面上的钙剂那么多，怎么选比较合适呢？钙剂的选择要结合自身个体情况，同时考虑其中钙元素的含量。碳酸钙、磷酸钙、醋酸钙、乳酸钙、枸橼酸钙、葡萄糖酸钙等是目前常见的补钙剂。其中，以碳酸钙的元素钙含量最高，高达40%。碳酸钙含钙量高，吸收率高，易溶于胃酸；枸橼酸钙含钙量较低，但水溶性较好，适于胃酸缺乏和有肾结石风险者。

所以孕期通常吃的补钙剂都是碳酸钙。如果有便秘等反应可以换各种剂型，如液体的、乳状的等，现在市面上可选择的很多，这里有个表格，你们可以参考一下。

不同钙剂元素钙的含量[1]

化学名	元素钙含量/%
碳酸钙	40.00
磷酸钙	38.76

1.引自《中华骨质疏松和骨矿盐疾病杂志》2017年9月第10卷第5期《原发性骨质疏松症诊疗指南（2017）》，第413~443页。

续表

化学名	元素钙含量/%
醋酸钙	25.34
枸橼酸钙	21.00
乳酸钙	18.37
葡萄糖酸钙	9.30
柠檬酸钙	21.40

● 什么时候补钙最好

具体什么时间段补,有什么注意事项,我再叮嘱两句。

1.最佳补钙方法:少量多次

多次补钙比一次性大补效果要好。比如500 mL的牛奶可以分2次喝,每天吃2~3次钙片。

2.钙剂不要跟牛奶等奶制品同时吃

因为牛奶、酸奶中也有大量钙,一次性吃太多钙,每次吸收钙的量有限,就可能造成钙质的浪费,影响钙的吸收,还可能导致肚子不舒服。

3.最佳补钙时间:晚餐半小时后、睡觉前、早晨

草酸、植酸会影响钙的吸收,进食后过一段时间补才合适,而后半夜和早晨的血钙浓度低,也是适合补钙的时间。临睡前补充钙有镇静作用,有助于睡眠。

4.不要跟这些药一起服用

铁和钙剂之间可能会发生相互影响,因此建议2种药物间隔2小时服用。如果正在服用甲状腺激素、四环素、类固醇皮质激素等药物,

需要先咨询医生，在医生指导下补钙。

● 要和维生素D一起补吗

是的，维生素D的一个重要作用是帮助钙的吸收和利用。补钙不是吃进多少钙，身体就会吸收多少，所以单纯补钙是不够的，还要多吃富含维生素D的食物，如鱼类、鸡蛋。

多晒太阳可以让身体产生维生素D，从而促进钙的吸收和利用，但晒多了也会晒黑。那怎样可以有效补充维生素D呢？比较建议补钙的时候，最好选择添加了维生素D_3的钙镁合剂，镁和维生素D_3是促进钙质吸收的好帮手，这样的成分比单纯的钙片更易吸收。

另外，有些会导致钙流失的食物也需要少吃，如咖啡、奶茶、碳酸饮料等含咖啡因的饮料，以及汉堡、炸鸡等含脂肪酸的快餐。

❤ 要不要补充铁剂

扫二维码查看最新内容
内含吴医生讲解视频

先讲一个婆婆指导补铁的事。我有个患者缺铁性贫血，我就建议她得补铁，通过食补或药补都可以。

然后她婆婆就天天给她吃大枣，俺娘哎，大枣含有的铁元素很有限，补铁作用不明显。我告诉她吃动物肝脏和瘦肉补铁效果更好，好家伙，她婆婆就天天逼着她吃猪肝、猪血，吃到她闻到味儿就想吐。在这种食补作用下，铁是补了，但体重也噌噌往上涨。于是我就建议她改为药补，吃点铁剂。这婆婆就不同意了，说是药三分毒，还是坚持给她吃猪肝……

其实不是这位婆婆所理解的那样的。孕期的贫血，如果是诊断比较明确的缺铁性贫血，完全可以食用铁剂来补充。今天咱们就好好说说孕期如何补铁。

● 怀孕期间要不要补铁

我直接告诉你答案，要。即使你没有发生缺铁性贫血，日常饮食中也要着重注意多吃含铁高的食物。

关于孕期补铁，如果你是学医的小伙伴，或者对补铁话题特别关注的，可以扫本篇文章标题旁边的二维码，查看飞书文档中的"中国妊娠期铁缺乏和缺铁性贫血诊治指南"表格，这个表格相对专业一些，非学医的读者看不太懂，没关系，关于这个表格里的内容，在后

.面我会详细地解读。

• 怎么判断是不是缺铁性贫血

你产检的时候，会抽血查血常规或贫血三项，多数地方是查血常规，检验单如下图。

贫血是指妊娠期血红蛋白（Hb）浓度<110 g/L。铁缺乏指血清铁蛋白浓度<20 μg/L。

如果你贫血，且贫血的原因是缺铁，那你就是缺铁性贫血。因为贫血还有别的类型，如地中海贫血。广东、广西、海南、湖南、湖北、四川及重庆等是地中海贫血高发地区，这些地区的孕妈应在首次产前检查时常规筛查地中海贫血。

当然，如果你有如下症状：头晕晕的，总觉得没力气，只想躺着；脸色比较苍白，唇色暗，经常被说气色不好；注意力不集中，经常丢三落四；有时候会心跳过快，喘不上气，胸闷。也要警惕自己是不是贫血了，要到医院来查。

● 缺铁的严重程度是咋样的

对照下面这个表格，看一下自己是否缺铁。但是我要强调一点，不是重度贫血才要重视，轻度贫血就要重视，因为到重度贫血的时候，就已经对宝宝产生影响了。

缺铁性贫血自查表

贫血程度	血红蛋白（Hb）浓度/（g/L）
轻度贫血	100～109
中度贫血	70～99
重度贫血	40～69
极重度贫血	＜40

● 不贫血要不要补铁

要食补。

其实怀孕后孕妈和肚子里的宝宝都需要铁，对铁的需求量增多，就需要注意食补。另外，很多医院只查血常规，不查血清铁蛋白，这就会漏掉很多铁耗尽状态的孕妈。因为此时虽然血红蛋白浓度大于等于110 g/L，但血清铁蛋白却小于30 μg/L，虽然没有贫血，但是已经处在铁即将耗尽状态，提示孕妈仅仅通过食物难以补充足够的铁，通常需要额外补充铁剂。

● 如何食物补铁

推荐一个"补铁三件套"：动物肝脏、红色瘦肉、动物血制品。它们的含铁量丰富，吸收率也高，是补铁的最佳食物来源。

具体什么动物的肝脏、肉更好，并没有特别限定，其实差不了太多，挑你喜欢吃的口味吃就行。我建议孕妈每周至少吃两次动物肝脏，每次50～100 g，同时应每天摄入100 g红色瘦肉。

植物性食物中的铁虽然吸收率不高，但是你也可以搭配一些，均衡膳食。

下面我给大家列出了一些富含铁的食物，大家在日常饮食中可以自由搭配选择。

富含铁的动物性食物	富含铁的植物性食物
鸭血	黑芝麻
猪肝	黑木耳（干）
猪血	白蘑
瘦羊肉	扁豆
牛肉	豆腐皮

需要格外注意的是，维生素C可以促进铁的吸收，你可以把富含维生素C的蔬菜和高铁食物一起吃，或者在饭后吃一些富含维生素C的水果。

● 什么时候需要"额外加铁剂"

第一，诊断明确的缺铁性贫血，孕妇应补充元素铁100～200 mg/d，治疗2周后复查Hb评估疗效。血常规恢复正常后，应继续口服铁剂3～6个月或至产后3个月。

第二，非贫血孕妇如果血清铁蛋白<30 μg/L，应摄入元素铁60 mg/d，治疗8周后评估疗效。

以上是"中国妊娠期铁缺乏和缺铁性贫血诊治指南"推荐的两种药物补铁的情况。如果口服铁剂不行，就要听大夫的来注射铁剂或者输血。

很多孕妈没有到这种药物补铁的情况，但是也想口服含铁的膳食营养补充剂来补铁，行不行？

行。

另外，很多人纠结铁剂吃到什么时候，我的建议是吃到产后3个月，至少生产的头一天都要吃。有时候很多人复查血红蛋白恢复正常了，就把补铁的药停了，这是不对的。

生孩子的时候你肯定会出血，要把血补上来甚至超出一点，才能"抗造"，抗得住出血时，尤其是大出血时那种打击，当然祝愿孕妈们都不会大出血。

● 吃哪种铁剂

直接给你上一个总结好的表格吧。

种类	具体名称
无机铁	硫酸亚铁

种类		具体名称
有机铁	传统有机铁	琥珀酸亚铁
		富马酸亚铁
		乳酸亚铁
		葡萄糖酸亚铁
	新型有机铁	多糖铁复合物
		甘氨酸亚铁

多数情况下，很多人都是选择医院里大夫开的铁剂。如果你足够了解这部分，自己购买膳食营养补充剂也行。无论吃哪种，很关键的是要定期复查血红蛋白来评估效果。

● 补铁时的注意事项

首先，建议进食前1小时口服铁剂，与维生素C共同服用可以增加吸收率。但是如果你空腹口服铁剂难受，可以改为饭后半小时口服。

如果你正在服用钙磷酸类、四环素类、抑酸等药物，应与铁剂隔开服用。此外，还应注意以下成分或食物，也不能与铁剂同时食用。

1.茶、咖啡会影响铁吸收，应该与铁剂间隔2小时以上食用。

2.奶制品、豆类、坚果也会影响铁的吸收，最好不要把这些食物和铁剂一起吃。

3.草酸和植酸会和铁结合形成不易溶解的沉淀，干扰铁的吸收。它们主要存在于绿叶蔬菜中，如菠菜、芹菜、韭菜等。建议把绿叶蔬菜焯水再烹饪，焯水的过程可以去除草酸。

4.建议不要同时补钙和补铁，因为钙会影响人体对铁的吸收。可以错开时间服用铁剂和钙剂，比如隔顿服用。

另外，补充铁剂的时候还要注意：

吃铁剂期间，大便颜色可能会变成黑色，不用紧张，这是正常现象，停用铁剂后就会恢复。如果补铁过程中出现了便秘，可以改用不同的剂型或者不同品牌的铁剂，看看能不能缓解，比如吃铁片便秘可以试试液体的铁剂。

补铁不是很快就能见效的，身体有个慢慢吸收的过程，如果贫血很严重，需要两个月左右才能纠正过来。

最重要的是，要定期复查，等血红蛋白恢复正常后，继续口服铁剂3～6个月或至产后3个月，以此来补足体内的铁储备。

扫二维码查看最新内容
内含吴医生讲解视频

♥ 要不要补充DHA

DHA是一种不饱和脂肪酸的简称，中文学名是二十二碳六烯酸，是大脑和视网膜发育的重要营养素，俗称脑黄金，对孩子的神经、视力和免疫系统发育以及长期的认知能力都有好处。

• 要不要补充DHA

要补充。食补或者额外添加。

中国营养学会建议孕期及哺乳期女性每天摄入的DHA不少于200 mg。世界卫生组织建议，孕妇每天需摄入DHA至少200 mg；美国国家科学院医学研究所建议，孕妇每天摄入的DHA不少于160 mg；《中国居民膳食营养素参考摄入量速查手册（2013版）》建议，孕妇每天需摄入DHA至少200 mg。

《中国孕产妇及婴幼儿补充DHA的专家共识》认为：机体维持适宜的DHA水平，有益于改善妊娠结局、婴儿早期神经和视觉功能发育，也可能有益于改善女性产后抑郁，以及婴儿的免疫功能、睡眠状态等。

• 食补怎么补

海鱼中DHA含量高，如果你每天吃鱼，就不需要再额外补DHA。哪些鱼含的DHA的量多，我在下面整理了一张表，供你参考。

鱼类名称	100 g鱼肉里面含有的DHA/mg	每周需要吃的份数（1份=100 g）
大西洋鲭鱼（生）	1401	2
三文鱼，大西洋（生，野生）	1115	1
三文鱼，大西洋（生，养殖）	1104	1
刀鱼/凤尾鱼（生）	911	1
蓝鳍金枪鱼（生）	890	2
大西洋鲱鱼（生）	862	1
鳕鱼（生）	718	2
箭鱼/剑鱼（生）	649	2
条纹鲈（生）	585	2
红鲑鱼（生）	471	3
虹鳟鱼（生）	420	2
方头鱼（生）	345	2

除此之外，坚果、核桃、蛋黄中也含有DHA。

• 什么时候需要额外补充

如果你不爱吃鱼，也不爱吃坚果，可以考虑额外补充DHA。

很多人选择孕期直接额外补充，是否可以？也可以，根据你自己的经济情况来。

但是，补充的时间应该从孕13周，尤其是孕20周以后开始，因为DHA主要针对的是大脑发育，你吃不是为了防止你自己孕傻，是为了胎儿的大脑发育。孕13周之后胎儿的大脑发育迅速，所以孕13周以后可以考虑额外添加。

- 额外补充的量是多少

2004年的一项膳食调查发现，我国孕妇每天DHA的平均摄入量为11.83～55.30 mg，内陆地区孕妇的摄入量显著低于河湖和沿海地区孕妇的摄入量。

如果你孕期吃的富含DHA的食物多，比如每天能吃鱼，再加上坚果类，可以不额外补充。

如果你一周21顿饭里有3～5顿鱼，大概每天再额外补充100～150 mg就可以了。

额外补充的量是根据你食补的量来定的。

- DHA补充剂怎么选

第一，是选100 mg的还是选150 mg的或者200 mg的，这个按照前面我讲的，以你食补的情况来定就行了。

第二，选什么种类的。选大品牌的就行。这个根据自己的经济情况而定。毕竟DHA不像叶酸那样必须额外补充，所以大家不要攀比。

另外，再额外说一句，孕期没有吃完的DHA，产后月子期间可以继续吃，这样你的乳汁里就有足够的DHA供给新生儿脑部发育。这部分我会在下一本关于产后恢复的书里，再给大家详细讲。

扫二维码查看最新内容
内含吴医生讲解视频

❤ 孕妇奶粉要不要喝

• 什么人需要喝孕妇奶粉

如果孕期你能正常进食，没有因为孕吐得厉害吃不下去东西，就不用额外喝孕妇奶粉了。如果你孕期营养不良，需要额外补充营养，那么可以喝孕妇奶粉。

有人可能会说，喝孕妇奶粉多方便啊，它在普通奶粉的基础上，添加了叶酸、铁、钙、锌、DHA、维生素B_{12}等营养元素，营养全面，能为孕妈快捷地补充孕期所需的各种营养，也有利于胎儿的生长发育。

确实，这是孕妇奶粉的优势之处，方便、快捷，对孕吐严重且营养不良的孕妇来说，这是非常不错的选择。

但不是所有的孕妇都要喝孕妇奶粉，不要看广告里说孕妇奶粉的营养丰富，就盲目去喝。现在生活水平高了，经常能吃到动物肉类、蛋、奶、鱼虾，从食物中孕妇能够获取足够的营养所需。

• 喝孕妇奶粉的注意事项

1. 不要喝太多孕妇奶粉，一天一小杯，200 mL即可。喝太多，怕营养过剩，孕妈体重增长过快，胎儿发育太快成"巨大儿"，不利于分娩。

2. 患有妊娠期糖尿病的孕妈如果要选用孕妇奶粉，最好来医院复查血糖，如果血糖正常，是可以喝的，但如果血糖偏高，建议拿着具体的奶粉咨询一下医生是否能喝。一定要在医生的指导下确定具体的饮用量，避免营养过剩，反而损害健康。

需要注意的是，如果你选择食用孕妇奶粉，一定要告诉你的医生，这可以帮助他判断你孕期营养元素的摄取及健康安全。

♥ 维生素D要不要补充

要补充。其实维生素D和补钙是绑定在一起的，你可以理解为和补钙一起补就行了。越来越多的研究表明维生素D不光可以促进钙的吸收，对提高备孕成功率、预防早产等很多方面都有益。

维生素D是一种脂溶性维生素，它不仅是促进身体钙吸收的好帮手，还具有参与免疫调节等作用。如果孕妈缺乏维生素D，不仅影响母体钙质吸收和宝宝的骨骼发育，还容易导致妊娠高血压、妊娠期糖尿病等妊娠合并症。近几年的研究还认为维生素D缺乏与习惯性流产也有一定关联。

最近研究发现孕期维生素D的缺乏和胎儿神经系统的发育迟缓，以及学习、记忆等高级神经功能的异常有相关性，维生素D的缺乏对孩子智力的不利影响可能持续到4～6岁。

● 如何判断维生素D不足

由于孕妇孕期缺乏外出活动，晒太阳时间较短，同时城市大气污染等因素也加重了孕期维生素D缺乏的状况，因此估计我国孕妇的维生素D缺乏可能更加严重。

产检的时候多数医院会给你查血清25-(OH)-D（25-羟基维生素D）。血清25-(OH)-D水平检测已被公认为反映体内维生素D状态的最合理指标，建议妊娠和哺乳期女性进行该项检测。指南认为：

血清中的25-(OH)-D水平在30 ng/mL以上为正常，在20～30 ng/mL之间为维生素D不足，少于20 ng/mL为维生素D缺乏。

• 孕妈需要补充多少维生素D

孕早期无须过多补充维生素D，但是随着胎儿的增大，孕中晚期胎儿对维生素D的需求增加，导致维生素D的缺乏多发生在此阶段。[1]《中国居民膳食营养素参考摄入量》建议：孕期每日维生素D摄入量至少为10 μg（400 IU[2]），不要超过50 μg（2000 IU）。

2018年，中华医学会骨质疏松和骨矿盐疾病分会发表专家共识建议：妊娠期和哺乳期女性每天补充1500～2000 IU/d的维生素D。[3]

所以，根据你平时晒太阳的情况来定，我的建议是每天不少于800 IU，如果你根本就不怎么晒太阳，那就补到1500 IU。

宝宝不仅在腹中需要维生素D，出生后也要即刻补充上维生素D，之前指南建议新生儿出生15天后开始补，现在建议出生后就可以开始补。

另外我提醒一句，维生素D别补重复了。现在钙片里面也含有维

1.参见《保健医学研究与实践》2017年第2期第20～22页《妊娠妇女孕中后期维生素D缺乏对婴儿体格生长及智力发育的影响》一文，作者余菲。
2.有的维生素D制剂上标识的是国际单位（IU），IU与微克（μg）、毫克（mg）不是一个系统，不能直接换算，对于不同的元素换算值不同。1 IU维生素D=0.025 μg维生素D。
3.参见《协和医学杂志》2018年第2期《维生素D及其类似物临床应用共识》一文。

生素D，大家看好含量，每天不要超过2000 IU。建议定期检测血清25-(OH)-D水平，以评估维生素D是否缺乏、是否补充过量。

• 选哪种类型的维生素D

选维生素D_3。因为维生素D_3跟人体天然合成的维生素D的种类一致，一般推荐使用维生素D_3制剂，利用率高。选药物和营养补充剂都行，根据你自己方便即可。维生素D_3都是差不多的，主要是基底油不一样，使得吃起来味道不一样，选你喜欢吃的口味就行，当然也根据你自己的经济情况。

扫二维码查看最新内容
内含吴医生讲解视频

♥ 还有哪些营养素不用吃补充剂

前面几节内容已经讲过孕妈在孕期需要补充的各种维生素和其他营养素，让大家树立了一个健康意识：只要平衡好饮食，很多维生素和其他营养素都可以从食物中摄取，不需要额外补充，食补为主，额外添加为辅。

还有哪些维生素和其他营养素是孕期不需要刻意去补，但是要注意通过饮食来补充的呢？它们包括：维生素A、C、E和碘、锌，咱们逐一来了解。

维生素A

又称为视黄醇，如果缺乏了就会得夜盲症，也就是夜里看不见，所以维生素A对眼睛好。孕期每日维生素A所需量是700 μg，孕中晚期770 μg。通常建议食补即可，动物的肝脏、鱼肝油、奶类、蛋类等是天然维生素A的最好来源。胡萝卜、红心甜薯、菠菜、杏、芒果中胡萝卜素的含量较多，可在体内转为维生素A。只要均衡饮食，一般不会出现维生素A缺乏。

维生素C

这个大家都很熟悉了，维生素C是形成骨骼、牙齿、结缔组织的必需物质，新鲜的蔬菜水果里都富含维生素C，常见的如辣椒、西红柿、猕猴桃等食物。什么情况下要注意补充维生素C呢？贫血严重要补铁，为了配合补铁要补充维生素C，不用特别多，每天250 mg就够了。什么含维生素C多？前面我给大家列了表格，大家可以参考。

维生素E

维生素E广泛存在于动、植物食物中，植物油中含量尤其丰富，只要均衡饮食，一般不会出现维生素E缺乏。

碘

怀孕后，孕妇的甲状腺功能变得更加活跃，所以孕期需要更多的碘来维持准妈妈机体的正常运作。普通人每天的碘需求量为150 μg，而孕妇则为175 μg，如果碘供应不足，就会导致胎宝宝的甲状腺无法合成甲状腺素，有可能影响大脑与骨骼的发育。

建议在整个孕期都吃含碘食盐，此外，通过食用海带、紫菜、海苔等食物也能补充碘。

同时也不能补碘过多，每天的碘摄入量不能超过300 μg，过量的话会导致孕妇甲状腺功能出现紊乱现象，同时也会影响胎儿的生长发育。这个定期检测甲状腺功能就行。

如果有甲状腺功能异常的情况，那就要根据你的甲状腺是哪种异常来决定是不是需要补碘，听大夫的就行了。

锌

锌是酶的活化剂，参与着体内各种酶的活动和代谢，发挥着非常重要的生理功能。临床研究表明，有的胎儿中枢神经系统先天性畸形、宫内生长迟缓，以及婴儿出生后脑功能不全，都与孕妇缺锌有关。

因此《中国居民膳食指南（2022）》指出，孕期每天锌的推荐摄入量是9.5 mg。海产品中牡蛎含锌最丰富，此外，动物瘦肉，坚果类如核桃、花生，蔬果中如苹果、蘑菇、洋葱、香蕉、卷心菜，也含有很多锌。均衡饮食一般就不缺锌。

孕期生活指南

扫二维码查看最新内容
内含吴医生讲解视频

♥ 孕期能不能运动

能运动，主要看哪些运动能做，哪些不能做；还有就是运动的时候，到什么强度是有效的。

● 孕期运动的好处

有人问：孕早期要保胎不能乱动，只能在床上躺着，是这样吗？不是的。孕早期也可以运动，比如散步，但是跳绳什么的就算了，这种剧烈运动就不要做了。

从孕中期开始，尤其是孕16周开始，建议孕妈要动起来，适度合理的运动锻炼，并不会增加流产、早产等风险，相反对孕妈和宝宝都有好处。

对孕妈来说：多运动可以促进血液循环，缓解孕期疲劳；改善情绪，帮助睡眠，让孕妈的精神状态变得更好；增进食欲，为宝宝提供充足的营养；减轻腰酸背痛、便秘和水肿等症状；控制体重增加，提高产力，有助于自然分娩，产后也能尽快恢复身材。

对胎儿来说：适当运动可以增加胎儿的血氧供给，促进宝宝的大脑和身体的发育。

● 哪些人不适合做运动

虽然孕期运动有很多好处，但确实有一部分孕妈是不适合孕期运动的。

1.孕妈身体状况不适合运动

身体过于消瘦或者重度肥胖，或者有贫血、外伤、骨折等情况，或者有过自发性流产史，或者宫颈内口松弛，已经做过宫颈环扎术，出现以上情况的孕妈是不适合运动的。

2.孕妈有其他基础疾病

如患有心脏病，或高血压且血压控制不良，或处于哮喘等肺部疾病的急性期，被大夫确定不能运动。

3.胎儿已经有风险

出现孕中晚期阴道持续出血、前置胎盘、胎膜早破，或怀有三胞胎或更多宝宝的孕妈，是严格禁止运动的。

除了这些情况以外，综合自己的具体身体条件，结合医生的建议，孕期要尽可能合理运动。

● 孕期运动的时间与强度

每天运动的时间建议不少于30分钟，最好能坚持每天运动30～60分钟。每次运动的时间可以不必过长，活动一下，觉得累了，就休息一下，再继续。让自己的身体慢慢适应，然后慢慢增加运动时间和运动量。

如果天气过分炎热、寒冷，都要避免户外运动，孕妇运动时最好身边有人陪同。

至于运动强度，首要的原则是舒适、安全。不要刻意追求运动的量，结合个人具体身体情况，自由调整。

举个例子，有的人一天可以走6000步或者7000步以上，还有的人能走10000步，不要比较数量，根据个人情况来调整，前提是只要能运动起来，不要让自己太累。有效运动的标准是心跳要有明显加快的感觉，身体微微出汗，不要引起明显的宫缩。

对运动小白来说，如何判断运动强度可以用"谈话测试"的方法：中等运动强度下，个人应能够正常谈话；而剧烈运动时呼吸显著加快，无法轻松地正常交谈且会流汗。

还有个简单方法就是使用智能可穿戴设备，监测心率易如反掌，通过心率变化可以更加直观准确地判断运动强度。不同的运动强度对应的心率范围我给大家列一个表。

妊娠期女性心率范围

年龄	运动强度	心率范围/（次/分）
<29岁	低等	102～124
	中等	125～146
≥30岁	低等	101～120
	中等	121～141

● 哪些运动是安全的

比较推荐的是散步、游泳、低强度的有氧操，以及瑜伽和伸展运动。

散步： 建议时间30分钟以上，慢走为宜。孕中晚期，肚子变大会挡住部分视线，不方便看到脚下的路，所以建议最好在家人的陪同下去散步，并且选择在平坦开阔的场地散步。

游泳： 如果是孕前就喜欢游泳，怀孕后请继续坚持。但要注意，水温别太高，尽量不要在水温32 ℃以上的泳池里游泳，因为温度太高会影响你散热，当然也别太凉。泳池比较滑，千万注意别滑倒。还要注意尽量找一个干净的泳池。

健美操： 专为孕妇设计的健美操课程，有助于强化准妈妈的心肺功能和肌肉弹性。

瑜伽： 瑜伽拉伸之后会感觉整个人都非常放松，大多数的瑜伽姿势对准妈妈和宝宝来说都是安全的，还有一些专门为孕妇提供的瑜伽

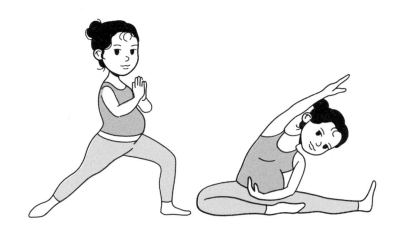

教程。

有的人还想骑单车,在健身房里的骑行器上运动是可以的,尽量不要碰到肚子就行了,但在外面路上骑自行车还是要注意安全,避免碰撞。

● 哪些运动要避免

1.容易摔倒的运动、强度比较高的剧烈运动,或需要身体接触的竞技性运动,应该避免,如骑马、滑冰、滑雪、跳绳、跳高、踢球等。

2.羽毛球、网球、排球、棒球等需要急剧改变方向的运动,易让孕妇失去身体平衡,甚至跌倒,应该避免。

3.怀孕三个月后避免大量利用腰腹部的运动,比如仰卧起坐。

4.怀孕前没做过的运动,尽量不要尝试。

项目	风险
易跌倒、碰撞的运动 (足球、篮球、骑马、滑雪、溜冰、体操等)	容易受伤,导致胎盘早剥
需要跳跃和快速改变方向的活动 (羽毛球、网球、排球、棒球等)	使关节紧张,损伤关节
高温环境中的运动 (高温瑜伽、高温普拉提等)	体温过高,导致胎儿畸形风险升高
利用腰腹部的运动 (仰卧起坐等)	影响胎盘血供
高阻力举重等任何导致明显用力的运动	子宫胎盘血流暂时减少
水肺潜水	胎儿患继发性减压病

● 运动的注意事项

1.运动前做好热身，运动前要有一个5～8分钟的热身时间，能够帮助你的肌肉和关节做好锻炼的准备。

2.最好不要空腹锻炼，在怀孕期间容易出现低血糖的现象，因此建议餐后1小时再运动。

3.避免长时间背部平躺的运动，尤其在孕中期及孕晚期。因为平躺的时候，子宫重量直接压迫在下腔静脉上，可能导致从心脏流向大脑的血液减少，有的妈妈可能会感觉到头晕、呼吸不畅，或者恶心。

4.避免过度运动，感觉很累的时候尽快休息放松。在运动过程中如果有任何疼痛感或不适感，也应当立即停下来。

5.避免在高温的环境中运动，如应当避免高温瑜伽、高温普拉提之类的运动。当你感觉到自己身体过热的时候，应该停下来休息一会儿，并且要注意及时补充水分。

6.注意穿宽松、透气的衣服，运动文胸也是要穿的，另外还要准备合适尺码的鞋子。怀孕期间脚可能会比较肿，需要买合适尺码的鞋子。

7.运动结束后要拉伸放松。孕妈们在每次运动结束后，可以选择慢走5～10分钟来降低自己的心率，并进行一些拉伸活动，可以减少运动带来的肌肉酸痛。

8.选择熟悉安全的场所。有一部分孕妇喜欢出去旅游散心，但是注意选择一些相对安全的地方。

出现以下情况要立刻停止运动

少数人在少数情况下会出现如下症状，一旦发生，请停止运动，并暂时休息，必要时要去医院就诊：

阴道流血或流液、眩晕或觉得要昏过去、呼吸短促、胸痛、头痛、肌肉无力、小腿疼痛或肿胀、子宫收缩、胎动明显减少。

孕早期要避免大幅度运动

因为这个时期胎盘还不稳定，过多的运动和大幅度的拉伸或牵拉运动，可能会使孕妇不适，甚至流产。

孕晚期爬楼梯要谨慎

很多人觉得爬楼梯有助于分娩，我个人不是很推荐：临近分娩，肚子很大，脚下看不到，很容易踏空；身体重心前移，行动起来容易不稳当；孕期体重的增加在无形中也增加了膝盖的负担，这无疑也会给孕妇带来额外的风险。我遇到过很多个爬楼梯跌倒的案例，如果碰到肚子，会容易发生胎盘早剥。

总体来说，孕期运动需要注意的基本原则就是强度适中、避免滑倒、保护腹部，以及"宝宝越大，妈妈越慢"。

♥ 能不能泡温泉

扫二维码查看最新内容
内含吴医生讲解视频

普通人泡温泉的温度一般是35～43 ℃，40 ℃左右的温度是理想的，这样泡起来很爽，但是，这样的温度恰恰是不适合孕妇的。

孕妇适合的水温不超过38 ℃。长时间在高温环境中浸泡会影响羊水的温度，从而影响胎儿，跟高热的情况下要尽早退热以免影响宝宝，是一个道理。

如果你有泡澡的习惯，我的建议是水温不超过35 ℃，而且泡澡的时间不能超过30分钟。

综合考虑，温泉还是不要泡了。

扫二维码查看最新内容
内含吴医生讲解视频

♥ 要不要远离手机和电脑

"手机和电脑都有辐射，孕期要远离辐射，少用电子产品，不然对孕妇和宝宝都有害。"这是真的吗？

这话说对了一半，孕期确实要远离辐射，对胎儿不好，但日常生活中的电子产品的辐射剂量小，不会对孕妇和宝宝有太大影响，手机和电脑是可以放心使用的。

• 什么辐射是有害的

辐射分为电离辐射和非电离辐射。我们日常生活中谈论的辐射危害是电离辐射。

电离辐射，包括X射线、γ射线、α射线等，常在医院中看到的X线检查、CT扫描检查，以及一些放射性材料产生的辐射都属于电离辐射。

电离辐射会不同程度地影响DNA的结构，会对遗传造成影响，对胎儿是有害的。但前提是辐射达到一定的累积量，一般5～15 rad[1]的放射剂量会导致基因突变，有可能导致流产、胎儿生长发育迟缓等。各项检查的放射计量我给你提供一个表，你可以自己对照看对胎儿有没

1.拉德，电离辐射吸收剂量的原使用单位，现逐步为国际单位（SI单位）"戈瑞"（Gy）所代替。1 rad=0.01 Gy。

有影响。

常见X线检查对胎儿的放射剂量[1]

检查项目	放射剂量/项目	检查项目	放射剂量/项目
胸部X线（正侧面）	0.02~0.07 mrad	乳房钼靶检查	可忽略不计
腹部平片	122~245 mrad	阑尾CT	2.2~2.5 rad
静脉肾盂造影	686~1398 mrad	腹部及骨盆外伤CT	2.5~3.2 rad
髋关节X线（平侧位）	103~213 mrad		

由上表可知，在孕期拍摄一两次的X线胸片是没有问题的。

但是，CT检查的单次辐射量较高，短时间内做两次总辐射量就超标了。所以原则上，孕妇是不建议做CT的，会增加胎儿畸形的风险，所以尽量避免不必要的放射检查，但也不是绝对的，如果实在有需要，在医生的专业操作和有安全防护下也可以进行，不必给自己太大心理压力。

对了，孕妈不要抗拒B超和MRI（磁共振成像）检查，它们的原理分别是超声波和磁场，跟辐射没有关系。但怀孕期间不能使用放射性同位素碘进行治疗。

非电离辐射，主要出现在日常生活中，比如无线网络、手机、电脑、打印机、电视、微波炉、烤箱、电吹风等，基本上无处不在。但别怕，既然它们叫非电离辐射，就说明它们不会破坏细胞，不会影响DNA，通常剂量也非常小，因此影响也很小，所以不用担心。

1.引自《威廉姆斯产科学》（*Williams Obstetrics*）第22版第977~981页，2005年出版。

- 建议少看手机和电脑

现在我们了解到生活中确实有很多辐射源，但它们的辐射都被夸大了，没有传言说的影响那么大，所以孕期可以看手机和电脑。

但我个人建议大家少看手机和电脑，并不是辐射的原因。

首先，长时间看手机和电脑伤眼睛。眼睛与手机屏幕最好保持30 cm距离，注意调节屏幕亮度，不宜过亮或过暗；不要在黑暗的光线下看手机；不要长时间盯着屏幕看，容易患上干眼症；尽量不要躺着看手机。

其次，老低头看手机，伤颈椎。

最后，长时间久坐看手机和电脑，不利于孕期健康。

所以，少看手机和电脑，多出去活动活动，看看生机勃勃的绿色，让心情舒畅；多跟朋友、家人聊天，保持开朗积极的情绪。

♥ 能不能用打印机

扫二维码查看最新内容
内含吴医生讲解视频

能用，但是有明显臭味的要尽量远离。

前面刚讲过辐射的内容，所以如果是因为辐射而担心不能使用打印机的孕妈，可以打消这个顾虑，它的辐射剂量很小，不会产生太大不良影响。

但如果是因为打印机的墨粉气味和发出的噪音而有所顾虑，接下来我们可以详细了解一下。

• 打印机的臭味

打印文件的时候通常会闻到一股怪味，我们以为是墨粉的气味，其实不是，而是来自打印机里的臭氧气味。

激光打印机中的激光元件通过扫描硒鼓，在硒鼓表面形成高压静电，借此来吸附墨粉，而高压静电会电离氧气，形成臭氧，再跟空气中的氮气混合，形成氮氧化物。

如果你的办公室通风不太好，臭氧在封闭的环境里慢慢堆积，吸入较多的臭氧，会出现头晕、恶心、胸闷、咽喉不舒服等症状，所以能远离尽量远离。

• 打印机的墨粉颗粒

打印文件的时候，还会有一种热气迎面扑来的感觉，这是打印

123

机的原理所致，然而，跟热气一起翻腾的还有墨盒、硒鼓中的粉尘颗粒，它们也被吹出来了。

打印机如果使用率高，空气中就会产生大量的粉尘颗粒，它们是比PM$_{2.5}$还要小的颗粒。在这样的环境下，对呼吸道和肺部有伤害，可能导致咽喉肿痛、肺部疾病。

所以，孕妇尽量避免和这种类型的打印机长时间在一个封闭的空间办公。这种情况主要出现在打印店或者与印刷相关的行业。

其实打印机随处可见，工作中完全避免是不现实的，咱们常见的小型打印机对孕妇和胎儿的影响有限，大家不用过于焦虑。对于长期在打印店工作或者印刷厂工作的人，可以拿着我上面这些内容去找老板协调。

对于普通人，咱们能做的是：

保证办公室空气的流通，不要长时间在封闭的空间，另外避免长时间使用打印机，能离它远点就远点。

♥ 能不能用电热毯

扫二维码查看最新内容
内含吴医生讲解视频

你们知道哪些地方的人问这个问题多吗？不是东北的，反而是南方的粉丝问这样的问题多。答案是，可以用，但要注意使用安全。

● 电热毯有辐射吗

前面已经介绍过辐射的话题，我们日常生活中接触到的各种家用电器所产生的辐射为非电离辐射，对人体影响较小，电热毯产生的辐射也属于非电离辐射，可以放心使用。

● 用电热毯的注意事项

1.避免烫伤。如果睡得比较沉，开着不合格的、一直保持在高档位的电热毯，是有可能烫伤的。因此可以睡前半小时打开电热毯预热，睡觉的时候关闭，这样就可以避免被烫到。另外务必购买合格的电热毯，不要贪图便宜。

2.如果能调节电热毯的档位，调节到低档，让被窝没有那么冷冰冰就好了。

3.用电热毯后皮肤会变干，平时要多注意补水，注意用保湿霜涂抹身体，注意日常的保湿。

125

扫二维码查看最新内容
内含吴医生讲解视频

💜要不要穿防辐射服

防辐射服多是采用金属纤维与布料混织而成的，金属丝能够抵御非电离辐射，市面上的防辐射服多为民用。

通过前面内容的介绍，我们了解到，日常生活中的非电离辐射对人体的影响很小，不需要刻意去防护；而那些对人体真正有伤害的电离辐射，想要防护的话，需要穿1 cm厚的铅衣或专业的防辐射服，而非市面上售卖的民用防辐射服，也就是说你买的防辐射服并不能防止电离辐射。

但是，如果你想让别人知道你怀孕了，给你让座，或者觉得防辐射服漂亮什么的，或者图个心理安慰，也可以买。

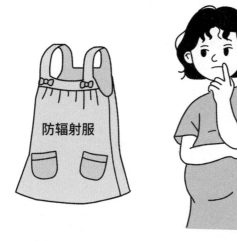

扫二维码查看最新内容
内含吴医生讲解视频

♥ 警惕生活中的这些毒害

● 甲醛的危害

说到日常生活中的毒害，首先会想到的就是新房装修材料中的甲醛、苯等有害物质。

甲醛主要来自氨基树脂黏合剂，也就是胶水，广泛使用于各种人造板材，胶水中的甲醛是慢慢释放的，其释放速度受环境温度影响，环境温度越高，甲醛释放得越快。有研究表明，一些板材在使用10~20年之后，还会不断释放出甲醛等有害气体。

空气中如果有甲醛污染，可能会导致孕妇自然流产，胎儿停止发育，或者造成胎儿畸形，严重的发生胎死宫内。孕早期的3个月暴露风险最高，会影响之后胎儿的发育。

如何减少甲醛危害

如果是装修之初，那么要科学选材，特别关注木地板中的甲醛含量、石材的放射性以及涂料的二甲苯含量是否超标。尽量选择E1或E0级（甲醛含量较低，较为环保）的板材和家具。

如果是在装修过程中，可以提倡简约装修，尽量减少装修材料的使用量。

如果是已经装修完了，要搬进新家居住时，怎么减少甲醛的危害？

首先新房装修好之后至少要通风15～30天，然后按照国家标准检测合格后再入住。入住后依旧要注意通风换气，每天开门窗通风一个小时以上。吸附甲醛的东西再好用也不如通风换气效果好。

● 美发的染发剂、指甲油

有孕妈问：孕期能不能美发、美甲、涂口红？答案是可以的，使用的化妆品最好是大品牌的，"无添加"的，不要是劣质的。

化妆、染发、美甲会导致胎儿畸形吗？大家担心这个问题，主要是因为化妆品里面含有的化学成分会有致畸的可能。实际上，在所有的出生缺陷中，真正因为化学物质和药物引起的只占了1%左右的比例，其中因孕妇化妆引起的比例就更小了。

那么使用化妆品、染发剂、指甲油等引发胎儿畸形的条件是什么呢？

跟有害物质的暴露（物理因素如孕期做X光或CT检查，化学因素如接触化学物质、服药、用含有化学物质或金属物质的化妆品）有关，包括暴露的时间点、暴露的累计剂量、有害物质的种类这三个关键因素。这部分内容在这里就不详细说了，在后面"能不能化妆"部分，我们再详细讲。

如果你确实有白头发，有染发的需求，用相对天然的染发剂是可以的，但要避开孕早期（孕13周之前），中、晚期可以使用。指甲油也是，尽量不要涂有刺鼻气味的那种，天然的指甲油相对还好。还有口红，社交场合需要涂，可以偶尔涂。但是来产检的时候，尽量不要涂，因为医生要看你的自然唇色，来判断有没有贫血。

如果长时间涂口红，吃饭的时候有可能吃进嘴中，可能会有危害。

另外其他的像脱毛膏、香水，尽量不要用。总的来说，孕期化妆的原则以淡妆为宜，偶尔出去应酬化妆是完全没问题的。

• 空气清新剂

空气清新剂闻着香香的，给人清新舒适的感觉，它被称为"环境香水"，可以除味、除臭。目前市场上销售的空气清新剂品种很多，但大多是由乙醚、薄荷油、香精等成分组成，其作用只是通过散发香味盖住异味，并没有清除空气中的有害气体。并且空气清新剂在空气中化学分解之后，还会产生有害物质，对人的神经系统产生危害，刺激呼吸道黏膜。因此这类空气清新剂孕期要谨慎使用。如果是比较天然的精油，或者成分无害的其他类的熏香产品，孕期可以用。

• 蚊香

怀孕后，孕妈体温升高，容易出汗，蚊子对体温和身体上散发出来的气味敏感，所以孕妇更容易招蚊子。

那么孕妇可以用蚊香吗？常见的蚊香产品包括盘式蚊香、电蚊香，电蚊香又分为电蚊香液和电蚊香片。

盘式蚊香的主要成分是拟除虫菊酯，是目前毒性较低的一种蚊香原料，按照我国农药毒性分级，它属于低毒或微毒物质。如果蚊香中不再添加其他有害化学物质，是可以使用的。

但现在市面上售卖的各种蚊香，都不同程度地添加了其他化学物质，可能会给孕妇和胎儿的健康带来危害。所以简单问能不能用蚊香，这个问题就不好回答了。

有人问，**那可以用电蚊香吗?** 可以的，电蚊香无明烟、明火，安全清洁，灭蚊效果也比较好，是更为安全的灭蚊选择。

为什么说它相对安全呢，我们来看一组数据，目前液体蚊香中氯氟醚菊酯的含量一般在0.31%到1.2%之间，按照一瓶40 mL、有效含量0.6%、使用时间为240小时的液体蚊香计算，每小时挥发出的氯氟醚菊酯大约是1 mg，这个量对我们人体来说，还是非常安全的。但对小蚊子来说，可就是剧毒之物了。所以，电蚊香是更好的选择。

不过使用蚊香，在密闭空间内高浓度积聚时，会对呼吸道产生刺激。所以一定要勤通风，别担心，通风也不会让蚊香失去作用。再有就是，使用电蚊香时要注意安全用电，避免长期插电。

如果你还是比较担心蚊香产品可能带来的危害，那可以采用物理性防蚊方式，如使用蚊帐。室内如果开空调，温度不高的话，蚊虫就少，如果还是有，就挂上蚊帐。

在室外的话，建议穿上透气的长衣长裤和袜子。或者在暴露的身体部位喷一些驱蚊剂，孕期可以安全使用含有避蚊胺（DEET）或派卡瑞丁（Picaridin）的驱蚊剂，避免被蚊虫叮咬。或者使用一些天然的驱蚊剂，例如柠檬桉油、薰衣草油、茶树油等，也有一定的驱蚊效果。

● 杀虫剂

炎热的夏天，除了有蚊子还有其他昆虫，像讨厌的苍蝇、蟑螂等，这时很多人可能会在家里喷杀虫剂，而杀虫剂之所以能杀虫，是里面含有的主要成分"菊酯"，通过神经末梢纤维对接触的物体产生麻痹作用，如果大剂量地使用，人也会出现头晕的现象，所以孕妇尽量避免使用。如果家里蚊子实在太多了，让你老公来喷，你可以出门散散步，再次进屋前一定先打开门窗通风。

● 花露水

花露水多用清香的薰衣草油为主体，配以酒精制成，其主要功效在于防痱、止痒、驱蚊虫，还可以祛除汗臭。

花露水中含有酒精，酒精是一种潜在的致畸物质，经皮肤吸收后会对宝宝有影响。此外，有的花露水中含有冰片、麝香的成分，所以大部分花露水说明上会标注：孕妇慎用。因此尽量不要涂抹此类的花露水。

扫二维码查看最新内容
内含吴医生讲解视频

💙 能不能吸烟

这肯定是不能的。

除了我们已经知道的抽烟会引发肺癌等危害之外，吸烟和被动吸烟还会增加患不孕症的风险，在女性怀孕以后也会增加流产、早产、宫外孕、胎膜早破等风险。

孕期吸烟对胎儿的发育也会有很大的危害，尼古丁会引起血管收缩，导致相应的畸形，例如兔唇、腭裂、腹裂、肛门闭锁、心脏畸形、多指并指畸形、双肾发育不良等。

所以，孕前吸烟的孕妈发现自己怀孕后，一定要戒烟。

• 戒烟多久可以怀孕

建议最好是戒烟2～3个月以后再备孕，这样体内的尼古丁可以完全代谢掉，避免对胎儿产生不良影响。

• 二手烟的危害

有人问，我自己不抽烟，老公或者其他家里人抽烟，被动吸二手烟也会对胎儿不利吗？

是的。

被动地吸入空气中的烟，包括香烟燃烧产生的烟和吸烟者吐出来的烟，如果只是偶尔闻到香烟味道还好，但如果经常在家里、工作场合被动吸烟，就会对胎儿造成不良影响，如出生缺陷、发育不良，乃至流产风险。

所以有人抽烟时，尽量不要和孕妇处在同一个空间里。家人也不要在客厅等公共区域内抽烟，因为烟雾粉尘在沙发上衣服上都会有附着，这个也有影响。

• 没戒烟，发现怀孕了能不能要

我遇到多数有这个问题的孕妈最终没有选择留下孩子，其中很多人如此选择并不是因为抽烟，而是因为其他原因，比如没有做好要孩子的准备，或者两人感情还不成熟等。选择留下孩子的，最终都能戒烟成功，而且最终结局都比较好，没有发生出生后畸形。

实际上，妊娠早期戒烟后，婴儿的生长参数与不吸烟的孕妇类似。这也是有研究证实的。

所以，没戒烟发现怀孕了，这个孩子能不能留下，其实看你们夫妻两人的选择。

总体的概率上，化学类因素导致胎儿畸形的总概率不到1%，尼古丁是化学因素里的一种。而且，如果是孕早期，尤其是受精卵形成的前两周，有全或无的效应，也就是说，如果抽烟对胚胎产生了影响，会流产，如果过了13周没有流产，说明抽烟没有对胚胎产生影响，后续的畸形等概率和非抽烟人群一致。

注意，这里是说后续的畸形等概率和非抽烟人群一致，不是说，后续一定不会畸形，不抽烟的人怀孕也是有一定的胎儿畸形率的。

如果你选择留下孩子，产检一定要不能落下，踏踏实实地每次都产检，尤其是各种筛查。

• 戒烟对宝宝有没有影响

戒烟过程中，你可能会有戒烟后尼古丁水平下降引起的戒断症状，可能会渴望吸烟，出现易怒、饥饿、咳嗽、头疼、精力无法集中等不适情况。这种戒断症状是暂时的，在戒烟的头几天会很明显，熬过10～14天，以后就会好很多。

在出现这种戒断症状以后需要坚持，多为宝宝和自己的健康着想。

戒烟过程中可能会引起胎儿心率的变化，这些对宝宝没有影响，不用过于担心。戒烟几天后你和宝宝的心率就会恢复至正常水平。

妊娠早期戒烟后，婴儿的生长参数与不吸烟的孕妇类似。[1]

• 怀孕实在戒不掉烟怎么办

抽烟是会对胎儿有影响的，但是现实中确实是有人戒不掉。

如果你实在戒不掉，我也不知道怎么办了。

我只能告诉你，抽烟肯定是有影响的，每天抽1支都会有影响，每天11支以上则明显地增加畸形风险。

肯定是能不抽就不抽，能少抽就少抽的。

1.参见《产科学：正常和异常妊娠》，（美）史蒂夫·盖比（Steven G. Gabbe）主编，郑勤田、杨慧霞主译，人民卫生出版社2018年出版，第1116页。

扫二维码查看最新内容
内含吴医生讲解视频

♥ 可不可以同房

有些情况不能同房，而且要关注同房时的注意事项。

有的长辈会在女性怀孕后，就让夫妻分房睡，以免丈夫在性欲忍不住的时候跟怀孕的妻子同房，为什么呢？因为在长辈的观念里认为孕期同房会导致流产，或早产。其实这没有科学的依据，之所以会有这样的观念，大概是因为我们文化里的"灭人欲"：怀孕了还想着那事，是很丢脸的，是危险的。

从科学的角度来说，只要孕妇身体健康，夫妻可以在孕期同房。宝宝在妈妈肚子里的时候，是被羊膜腔包围着的，子宫的出口在怀孕期间是封闭状态。也就是说宝宝被里三层、外三层地保护着，不会那么容易被伤害。

孕妈如果有性高潮不必羞愧，不会影响胎儿。有的孕妈担心性高潮时阴道及盆底肌群的收缩，会引发子宫收缩，从而导致流产，这个理解是不对的，阴道收缩和子宫收缩是两个地方。另外，有的孕妈孕期会做春梦，在梦里达到性高潮，这也是无害的，不会伤害腹中的胎儿。

虽然孕期可以同房，但有些注意事项还是必须留意。

● 同房时的注意事项

1.避开"前三后三"。简单讲就是怀孕后的前3个月（12周之前）

和分娩前的3个月（孕24周之后），尽量不要同房，孕12～24周是可以同房的。

孕早期3个月不能同房的原因是，胚胎情况还不稳定，很容易因剧烈活动而流产。同房当然属于剧烈活动，并且根据从医经验，有相当一部分先兆流产与同房是有关系的。

孕晚期3个月不能同房的原因是，肚子越来越大了，这时同房会有较大风险，剧烈运动容易引发胎膜早破和胎盘早剥，从而导致早产。

孕中期是比较安全的阶段，胚胎进入稳定的发育阶段，运动风险会小一些。

2.体位方面要谨慎，建议侧卧位和后位为宜，尽量不要正面撞击，另外力度要轻柔，避免对孕妈的腹部过度压迫，以免诱发胎盘早剥。

3.一定记得使用安全套。这个时候使用安全套不是为了避孕，因为你已经怀了，也不是为了避免你怀双胞胎，是为了避免早产。男性的精液里有前列腺素类物质，前列腺素类物质是能软化宫颈、引起宫缩、引发早产的。我在后文讲催产时还会再讲到这种物质。

所以过程中要用安全套。

4.不要刺激孕妇乳头。捏、吸、捻、揉孕妇乳头都会诱发宫缩。孕妇分娩时，我们有时会让孕妇自己揉搓乳头来加强宫缩，好让宝宝早点出来。如果同房过程中过于刺激乳头，也会有同样的效果，可能导致早产。

• 什么情况孕期不能同房

有些孕妇的确不适合同房，在产检时，医生应该也会特别叮嘱不能同房。

1.有多次流产史及不良孕产史。

2.有不规则阴道出血及阴道异常排液。

3.产检时，如果被告知胎盘位置比较低，或者被诊断为"胎盘低置状态"或"前置胎盘"，也不适合进行性生活。

4.产检时发现宫颈管长度较短，或者被诊断为"宫颈机能不全"的，也不适合。

5.如果配偶有性传播疾病，如梅毒、淋病等，也不可以，否则会导致孕妈的感染，继而危害到胎儿的健康。

6.如果怀的是双胞胎或多胞胎，也不建议孕期同房。

• 能不能用嘴

有很多人问能不能用嘴帮老公或者让老公用嘴帮自己。这个注意卫生是问题不大的，能不能做要看双方意愿，千万不能强迫。

当老公给孕妇口交时，要注意避免口腔细菌感染。怀孕期间分泌物增多，糖代谢率较差，容易滋生霉菌，口交容易交叉感染。老公还应注意不要把空气吹进阴道里，因为少数情况下空气可能进入血管引起肺栓塞。

当孕妇给老公口交时，千万不要吞精，精液含有大量的前列腺素，会诱发宫缩。

以上是关于孕期是否可以同房的内容，在最后我想再唠叨几句。性行为是自由的，在孕期如果有需求，可以在学习了科学的知识后，进行安全的性生活。但如果没有性需求，也要懂得拒绝，女性在性行为面前不是只能顺从，你要有勇气表达自己真实的需求。而丈夫也应该懂得尊重妻子的真实需求。

肛交绝对禁止。孕期痔疮发生率会提高，肛交会让孕妇感到特别不舒服，并且容易出血，而且它容易将直肠的细菌传播至阴道，导致感染。

能不能坐飞机

扫二维码查看最新内容
内含吴医生讲解视频

春节假期，不少孕妈问到这个问题："老吴啊，春运人多，不想挤火车了，想坐飞机回家，但不知道孕妇能不能坐飞机啊？"

飞机相比其他的交通工具，确实更快捷，但也有它自身的一些不足，比如，空间狭小、空中气流颠簸等。除此之外，如果孕期坐飞机，还有一些需要特别注意的事项。

● 与航空公司联系

怀孕后能不能上飞机需要提前和航空公司沟通，每个航空公司的规定可能都不一样。

国内航空公司一般规定：孕32周内且无特殊情况的孕妇，可正常乘机；孕32～36周的孕妇，需持有县级（含）以上的医院在乘机前72小时内开具的适合乘机的证明，方可乘机；孕36周以上的孕妇，禁止乘机。

多数国际航空公司不接受妊娠34周以上的孕妇乘机。

一般来说，如果有远途旅行计划，安排在孕中期比较合适。孕12周之前本身流产率就比中晚期高，孕13～27周乘坐飞机较为安全，孕28周之后早产率也会增加。

• 警惕坐飞机发生血栓

孕妇的血液呈高凝状态，比不怀孕的人更容易凝血。这种变化有利于胎盘剥离后迅速止血，但由此导致的风险就是孕妇比一般人更容易形成血栓。日益增大的子宫也会压迫盆腔静脉和髂静脉，导致下肢血液不易回流。那么坐飞机时要格外警惕长时间不活动下肢导致的血栓，这其实还有个专有名词：经济舱综合征。

因此孕期乘坐飞机，建议选择靠过道的座位，这样方便起身活动。注意每隔1小时起来适当走动，并时不时给小腿按摩。

• 其他注意事项

1.飞行期间应多喝水。怀孕后，孕妇本就容易有胃胀、便秘的现象，乘坐飞机时，机舱内气压不断下降，空气变得更为干燥，因此需要注意补充饮水，抵抗干燥，预防便秘。

2.避免食用容易产气的食物和饮用碳酸饮料。如土豆、番薯、雪碧、可乐等，它们容易在飞行途中引起腹胀、恶心、呕吐等症状。

3.要全程系好安全带，把安全带放在肚子下方。不要把安全带跨过鼓起的腹部表面，否则遇到气流颠簸的时候，安全带会产生反作用力伤害腹中的胎儿。

❤ 孕期能不能用药

扫二维码查看最新内容
内含吴医生讲解视频

孕期用药这个问题是我被问得最多的问题之一，孕妈之所以非常关心，是因为用药这个话题确实很复杂。比如吃了药才发现怀孕了，孩子能不能要？得了××病，医生说要用××药，到底能不能用？要用多少量？……平时看上去微不足道的小问题，遇到孕期，就成了要小心谨慎的大问题，今天我们来逐一讲清楚。

● 用药的一般原则

一般原则来说，备孕期间和怀孕后，非必要尽量不用药。但如果有必要，即跟用药可能带来的不良影响相比，不服药的话，疾病会给母亲和胎儿带来的不良影响更大的时候，完全可以在医生的指导下用药。

孕期用药的原则：一、有多种药物可以选择时，选择对胎儿影响小的；二、能少用就少用，尽量使用能改善症状、改善病情的最小剂量；三，能用一种药解决问题，不联合用多种药。

● 药物的分类

如果从药物对怀孕有没有影响上来说，美国食品和药品监督管理局将孕期的用药按照安全性分成5级，这是目前国际上公认孕期用药较为全面的指导意见。

级别	是否安全	孕妇是否可以使用
A类药物	最安全	已经证实对胎儿没有任何不良影响
B类药物	相对安全	意味着对人类进行过研究，但没有发现导致危害的证据。或者动物实验时可能会对胚胎发育有害，或者表示无害，但对人类还没有充分的研究
C类药物	危险性不能确定	可能存在风险，需要在用药前仔细斟酌利弊
D类药物	证实对胎儿有害	不到必要的时候，极少在孕期使用
X类药物	对胎儿有显著的害处	对孕妇禁止使用

一般详细的药物说明书里，对于妊娠期能不能用，会有药物等级说明。我们在用药前，如果能够查阅药物的分类，并且对除A类和B类以外的药物，在用药前咨询医生的专业意见，可以做到尽量合理地用药。

但是很多人向我反馈，药物说明书里没有等级分类怎么办，只有"可以用""酌情使用""慎用""禁用""严禁使用"。

其实，笼统地说，你可以认为："可以用"对应A类，是安全的、可以放心用的；"酌情使用"对应B类，"慎用"对应C类，"禁用"和"严禁使用"对应D和X类，尽量不要用。

● 孕期常见的不能使用的药物

第一是喹诺酮类，虽然大类上属于C类，但是它有可能导致软骨发育不良，影响胎儿长高。

第二是四环素类，四环素、多西环素有可能导致牙齿骨骼，发育异常，孩子的体格发育异常。

第三是一种抗病毒药物——利巴韦林，它属于X类，可以致畸形和杀胚。

第四是维A酸、异维A酸：无论口服还是外用，都是对抗痘痘的有力武器，孕期不能用。停药至少3个月后才可以开始备孕。

第五是氨甲蝶呤：治疗作用广泛，除肿瘤外，尚可用于系统性红斑狼疮、银屑病、类风湿关节炎，但孕期禁用。

第六是常见的X类药物：雌激素药己烯雌酚、抗疟药奎宁、曾用于缓解孕期呕吐的沙利度胺。它们都有相当明确的致畸作用，禁用于孕妇。

第七是常见的抗生素类：

·甲氧苄啶，在妊娠早期相当危险，因为它对叶酸有抑制作用，并且可能导致妊娠后期胎儿发育不良。

·氯霉素，属于抗生素的一种，是常用的处方药，但孕妇服用可能导致孩子的异常血液反应，因此只有在治疗伤寒热时才会使用。怀孕可使用含有氯霉素的滴眼液或药膏。

·链霉素，在妊娠期间也很危险，会让胎儿缺失听力，应当避免使用。

·磺胺类药物，是广谱抗生素，可能导致新生儿黄疸和母亲的严重过敏反应。

这里列出来的药物，是日常咱们常碰到的，但是孕妇不能用的，其实对除A类和B类以外的药物，在用药前咨询医生的专业意见，可以做到尽量合理地用药。

● 吃了药，宝宝还能不能要

有的人无意中吃了一些药物或者做过X线检查，等到发现怀孕后，难免就会担心，胎儿是否已经被伤害到了，还能不能要。

事实上，受精2～4周内，大多数药物对胚胎的影响遵循"全或无"原理，意思就是，要么胚胎受到影响自然流产了，要么完美躲避不利影响继续发育，总之不会带着不好的影响继续发育。

有少数药物，如利巴韦林、异维A酸等需要较长时间才能从体内完全排出，因此可能造成胎儿畸形。在后面的产检时孕妈不要大意，一定要按要求，定时产检。

用药时间

孕4～12周，是药物的致畸敏感期。胎儿的主要器官在这时处于高度分化、迅速发育阶段。如果在这期间擅自用药，可能造成胎儿组织或器官畸形。所以，在致畸敏感期，最好不要用药，不得不用时，也要十分谨慎，遵照医嘱。

孕12周以后直到分娩，胎儿大部分器官已形成，药物致畸作用减弱，但对生殖系统、神经系统的影响还会存在。孕妈还需继续保持警惕，不要在没有咨询过医生的情况下擅自用药。

定期产检

对于孕期吃过药，但仍选择继续怀孕的孕妈，要坚持定期产检，必要的时候医生可能还会建议做一些产前诊断。

例如，孕10～12周的绒毛活检，孕11～13周+6天的孕早期NT超声筛查，孕15～20周的唐筛，孕16～21周的羊水穿刺，孕22周以后的脐血穿刺检查，孕18～24周的B超排畸，等等，都能帮助孕妈随时了解自己和胎儿的健康状态。

● 孕期可以使用的药物

关于生病了哪些药可以用，实在是被问得太多了。对于孕期的各种疾病中可以用到的药物，这里我给大家做个总结，但是科普书不能作为医疗处方和用药指导，务必在医生的指导下用药，并且应尽量使用最小剂量。

止吐药：如果你在早晨呕吐严重，维生素B_6和B_{12}可以补充。

感冒和流感药物：如果出现感冒症状，可以通过使用对乙酰氨基酚（又称扑热息痛）和喝热饮来缓解。复方感冒药里有多种成分，需要甄别后使用。

抗组胺药物：孕期过敏时，抗组胺药可以在医生指导下权衡利弊使用。

抗抑郁药：权衡利弊可以使用，与医生进行协商之前，不得停用抗抑郁药。医生可能会建议你在孕期继续服用这类药物，以防病情复发。

止痛药：怀孕期间，如果想使用止痛药，最好使用对乙酰氨基酚，避免服用阿司匹林（除非医生因一些特殊原因而开了处方）、布洛芬和麦角胺（治疗偏头痛的药物）来镇痛。

抗生素：如果你为了抗感染，需要服用处方类抗生素药物，青霉素类、头孢菌素类相对安全。具体听医生指导就行。

抗酸剂：用于中和胃酸的药相对是安全的，但如果你需要服用铁剂，请与抗酸剂分开服用，因为抗酸剂会影响铁剂的吸收。

降压药：如果你正在服用药物治疗高血压，请在怀孕前向医生咨询是否需要更换药品。降压药可以在医生指导下使用，本身妊娠期高血压时，孕妇也可以安全使用某一类降压药。

阿司匹林：如果你有增加患子痫的风险，你可能会被要求每天服用一次小剂量的阿司匹林。

缓泻剂：若患有便秘，可以通过增加食物中的纤维素和大量饮水来缓解。如果情况严重，需要使用缓泻剂，纤维素类药物、乳果糖类药物的物理治疗也相对安全。

类固醇激素：少量使用含有类固醇激素的霜剂来治疗湿疹和其他皮肤病，是相对安全的；使用类固醇激素吸入剂治疗哮喘，也是安全的。但如果你使用口服类固醇激素治疗疾病，比如克罗恩氏病，应遵从医生的建议，勿擅自随意停药。促进合成代谢的类固醇激素，比如用于健身的激素，在孕期是万万不能服用的，因为它们会导致女性胎儿的雄性化。

有的孕妈可能会问了，上面所列这些都是西药，那么中药安全吗？是否可以用中药代替西药？由于中药的复杂性，无法明确指出哪些中药可以使用，哪些不可以使用。关于孕期用药的原则，孕妈们只需要记住以下两点：可用可不用的药物尽量不用；必须用的药物需经过医生的指导，权衡利弊后方可使用。

❤ 能不能接种疫苗

扫二维码查看最新内容
内含吴医生讲解视频

有读者问：我怀孕了，被狗咬了要不要打狂犬病疫苗？关于疫苗这个问题很多人问过，大家对孕期接种疫苗有顾虑的原因，主要是担心会对胎儿造成不良影响。

• 疫苗的种类

疫苗分为减毒疫苗和灭活疫苗两种。

灭活疫苗是死的，接种之后会让体内产生抗体，比如破伤风疫苗、百日咳疫苗、狂犬病疫苗、甲肝疫苗以及流感疫苗都属于灭活疫苗，备孕前或者孕期接种都是安全的。还有乙型肝炎疫苗以及丙种球蛋白在孕期都可以安全接种。

减毒疫苗属于活性疫苗，可以帮助产生抗体，比如麻疹疫苗、腮腺炎疫苗、风疹疫苗。因为这类疫苗还具有一定活性，对于本身患有免疫缺陷的备孕期女性会有严重影响，也有感染胎儿的潜在风险，所以在备孕期或者怀孕期间尽量避免接种。

如果孕妇接种了活性疫苗，或在疫苗接种以后4周内怀孕，应该向医生咨询疫苗对胎儿带来的可能风险。

新冠疫苗现有的属于灭活疫苗，理论上可以孕期接种，但是考虑到针对孕妇的数据不多，现在还处于备孕期的可以接种；如果发现怀孕了，建议孕期不接种，待分娩后再接种。随着数据的更新和指南的更新，各个时期能不能接种可能还会变。

● 打疫苗的注意事项

很多孕妈为了让自己在孕期得到更多的保护，会在孕前接种疫苗，需要注意的是，一般疫苗都需要至少3个月才能产生抗体，建议有备孕计划的女性至少提前3个月完成疫苗接种。

对于需要接种3针的疫苗，比如HPV疫苗或乙肝疫苗，最好计算好时间，在备孕前打完所有的疗程。但如果在接种过程中发现怀孕，则最好等到生产结束再补打未完成的剂量。需要注意的是，如果是在接种完第二针后发现怀孕，只需补打最后一针即可；如果是打完第一针就怀孕了，那么最好在分娩结束后从第一针开始补打，这样体内抗体产生才比较多，对身体起到更好的保护作用。

接种疫苗时，应向医生说明自己的备孕计划、身体状况和既往过敏史，让专科医生根据你的情况给出具体指导意见。

● 孕期可以接种的疫苗

疫苗名称	孕期是否可以接种	接种注意事项
流感疫苗	可以接种	在医生的指导下进行接种
百白破疫苗	可以接种	最佳的选择是在妊娠27～36周接种
乙肝疫苗	可以接种	为重组疫苗，用于暴露于高风险的预防
甲肝疫苗	可以接种	为灭活病毒疫苗，用于暴露于高风险的预防
肺炎球菌疫苗	只用于高风险人群	为灭活细菌疫苗，接种指征不因妊娠而改变

疫苗名称	孕期是否可以接种	接种注意事项
脑膜炎双球菌疫苗	可以接种	为灭活细菌疫苗,接种指征不因妊娠而改变,有指征时孕期可以接种
伤寒疫苗	不常规推荐	为灭活细菌疫苗,除非密切、持续暴露或前往流行地区,否则不常规推荐接种
狂犬病疫苗	可以接种	减灭病毒疫苗,用于暴露后的预防
破伤风疫苗	可以接种	为灭活疫苗,如果被铁锈扎到,要立即去接种

有些孕妇需要出差或旅行,特别是出国旅行,在出发之前需要向专家咨询目的地的感染性疾病发生情况,根据目的地疫情,接种相应疫苗来预防。

● 孕期避免接种的疫苗

麻疹疫苗、风疹疫苗、流行性腮腺炎疫苗、水痘疫苗、卡介苗都属于减毒活病毒疫苗,孕期禁忌接种。

HPV疫苗:属于灭活疫苗,理论上不会对妊娠造成不良影响。目前研究也没有发现该疫苗对孕妇和胎儿产生不良影响,但各国指南均建议孕妇不要接种,如果接种后发现怀孕,应停止后续接种,其他剂次在分娩后继续进行。

LAIV疫苗:是流感减毒活疫苗,不建议在孕期接种。

BCG疫苗:即卡介苗,用于预防结核。虽然没有发现有什么不良影响,依然不建议在孕期接种。

带状疱疹疫苗:带状疱疹疫苗是减毒活疫苗,不建议在孕期接种。

孕期娱乐指南 ·

扫二维码查看最新内容
内含吴医生讲解视频

♥ 能不能看电影

这里说的看电影是指进电影院看电影，不是在电脑上的观影。

孕妈们主要担心的是对宝宝听力的影响。首先咱们要了解两点，第一是宝宝听到的分贝比咱们直接听到的要小，第二是不同的声音大概是多少分贝。

● 你听到的声音并不是孩子听到的

胎儿从孕24周左右开始出现听觉，但这时听觉发育尚不完全，只有当声音强度接近40分贝左右时，胎儿才能听到。到孕晚期，胎儿的听力基本接近成人水平。但胎儿听到的声音经过了孕妇的皮肤、脂肪、羊膜、羊水等，其强度已经被大大削弱了。

为了让观众获得良好的观影体验，电影院会把声音强度控制在80～90分贝。但如果是动作片、战争片，有大爆炸的场面，声音强度可能会达到120分贝左右，如果是这个强度，会给人鼓膜疼痛、焦虑不安的观影感。因此孕妈担心这么吵的环境会影响胎儿，刺激胎儿的鼓膜，造成不良后果。其实不会。

但声音强度如果足够大，的确会对胎儿造成不良影响，会导致胎儿听力衰退。

- 控制分贝

我国关于在噪声环境里工作时间的建议是：持续在90分贝的噪声环境里工作的时间要少于8小时。随着噪声强度的升高，建议工作时间逐渐缩短。在100分贝左右的噪声环境里工作，时间要尽量控制在1小时之内。要是噪声环境里的声音强度高于100分贝，那就不适合工作了。如此，孕妇所待的环境也不要长时间超过100分贝。

那各种声音都是什么分贝量级，我给大家列个表。

声音强度及人体感受或影响

声音强度	声音种类	人体感受或影响
70分贝	闹市区的声音	开始让人觉得有点烦了
85分贝	有汽车来回穿梭的马路上的声音	
95分贝	摩托车的引擎声	长时间暴露会导致听力损伤，易令人焦虑不安
100分贝	装修时电钻的声音	
110分贝	KTV、夜店等播放的音乐声	鼓膜疼痛，会令人焦虑不安
120分贝	飞机起飞时的声音	
150分贝	烟花爆竹声	有鼓膜出血及听力丧失风险

需要注意的是，电影院里很多人，散场的时候，最好让人流先走，别拥挤。

扫二维码查看最新内容
内含吴医生讲解视频

♥ 能不能去KTV、夜店、演唱会、音乐节

这些场合的声音环境对胎儿的影响，和上面说的看电影环境的影响是类似的。

但是这些场合主要考虑的是烟酒、环境密闭空气稀薄的影响。

如果是朋友都不抽烟的KTV局，唱歌也相对是温柔的，可以去，如果是满场破锣嗓子嗷嗷喊的那种就算了。

夜店很难控制得了别人抽烟，烟味和空气中弥漫的酒味，都是对胎儿有影响的，而且夜店大都是凌晨才比较热闹，而且声音在100分贝以上，所以建议还是不要去了，想放松等生完孩子再说吧。

演唱会主要是太拥挤了，孕妇挤公交和地铁会容易因空气稀薄而晕倒，演唱会人多的话，也有这种风险，你要自己评估好，再决定去不去。而且现在的音乐节，摇滚风的越来越多，现场声音也挺大，还是要慎重。

扫二维码查看最新内容
内含吴医生讲解视频

♥ 能不能化妆、喷香水

在怀孕期间很多孕妈担心化妆品、香水一类的化学制品会影响胎儿健康，因此都选择不化妆，护肤流程也极简化，其实不必如此紧张。

很多正规厂家生产的护肤品、化妆品内所含的成分对孕妇来说都是安全的，还有很多产品是专门为孕妇设计的，采用更加天然的成分，使用起来也相对更加放心一点。孕期可以照常爱美，画个淡妆是没有问题的。

能不能化妆看三个关键因素——暴露的时间点、暴露的有害物质种类、暴露的累计剂量。

1.暴露的时间点： 胚胎的器官分化发育最敏感的阶段为13周前，如果在这个最敏感阶段受到有害物质的影响，可能导致出生缺陷的发生。所以应避免在孕早期化浓妆。

2.暴露的有害物质种类： 不同的化学物质有不同的致畸性，会作用在不同的组织器官靶点。所以要避开有害的物质，不要选择含有重金属、酒精、激素的化妆品。孕期化妆品里哪些成分不要有，我给大家列一个表。

3.暴露的累计剂量： 偶尔化妆，一般不会增加出生缺陷的发生概率。建议不要一直带妆，出去见朋友或者社交场合可以化妆，回到家尽快把妆卸掉，孕期倡导的是化淡妆。

153

孕期禁用化妆品化学成分表

化妆品	禁用成分
染发剂	对苯二胺
精油	迷迭香、鼠尾草、肉桂和丁香
化学防晒霜	羟苯甲酮
口红/眼影	铅、铝、钛等金属物质
香水	邻苯二甲酸酯类
美白祛斑产品	氢醌（对苯二酚）
	汞盐
	违法添加激素
指甲油	甲醛
	甲苯
	邻苯二甲酸酯类
祛痘新产品	维A酸（维甲酸）/视黄醇
	过氧化苯甲酰

如果有戴美瞳的习惯，那就要注意用眼卫生，睡觉一定要记得摘下。整个孕期减少佩戴时间，偶尔戴一下问题不大。

当然对很多人来说，妆可以不化，但口红是一定要涂的。和前面分析的一样，选合格的口红，尽量减少涂的时间，减少吞咽。

综上，孕期化妆避开孕早期即可，不用太担心，真正增加出生缺陷风险的不良暴露是职业暴露，例如孕妈在化工厂工作等。

能不能文眉、文唇

你们所谓文眉、文唇，是半永久妆。其操作是把染料刺入皮肤表层，因为不像文身那样刺入皮肤更深的层次——真皮层，所以不能像文身那样永久不掉，故叫半永久妆。

文眉、文眼线（美瞳线）、文唇、文唇线等都是常见的半永久妆。目前没有证据显示文绣操作会给妊娠带来风险，也没有孕期接受半永久术导致胎儿畸形的报道。

但是，个人建议，尽量避开孕期。因为半永久术为有创操作，目前对操作规范和染料的监管有限，消费者很难判断其安全性，且一旦出现感染等问题，孕期用药也会比较麻烦。如果你真的是有强烈的需求要做，就找个正规的医院做。

♥ 能不能拍孕妇照

扫二维码查看最新内容
内含吴医生讲解视频

到了孕中晚期，很多妈妈为了纪念怀孕这一美好的人生经历，会想拍孕妇照，记录温馨的画面，待以后宝宝长大，可以拿给宝宝看："这时候你还在妈妈肚子里呢。"

那么，孕期拍孕妇照要做什么准备，有哪些需要特别注意的事项，咱们捋一捋。

• "就近+简单"原则

孕中晚期，孕妈身子变得愈发沉重，拍孕妇照建议遵循"就近+简单"原则。不要跑太远，舟车劳顿，加上换衣服、化妆等过程，会让孕妈很疲惫。

拍孕妇照的目的是留住温馨美好的时刻，所以不要把孕妈搞太累，这是大前提。

出行方式上，尽量开车，或者乘坐出租车，避开公共交通等人多拥挤的交通方式。

拍摄过程中，因为要换多套衣服、摆多个姿势，会增加孕妇的消耗量，从而有可能诱发低血糖，有妊娠期糖尿病的孕妇更是如此。因此建议随身携带一些糖果、饼干或其他你爱吃的小零食，休息或饿的时候吃点补充体力。

如果拍摄过程中你有任何不舒服，如心慌、出汗等，要立刻停下来休息。

关于拍照的时候能不能化妆，也是遵循上面说过的原则。

● 其他事项

1.尽量选择平底鞋和宽松的衣裤，怎么舒服怎么来。有人问能不能穿高跟鞋，如果你已经出现下肢水肿的情况，就不推荐穿高跟鞋了；如果没有水肿现象，且只是穿高跟鞋摆造型，不会久站，可以穿。

2.带上身份证、银行卡、医保卡（就诊卡）、准生证。建议孕中晚期如果要出远门，把这些证件都放在一个小袋子里，随身带着。万一出现意外情况，需要住院，有这些证件才能顺利办完住院手续。

3.如果你对花粉过敏，外景拍摄尽量避开花海。

扫二维码查看最新内容
内含吴医生讲解视频

❤ 能不能养宠物

在很多老人的观念中，怀孕后是不能养宠物的，有养宠物的会把宠物送走，因为担心宠物会增加孕妇感染传染病、被抓伤的风险。

但随着医疗技术的提高、科学知识的普及，在充分了解养宠物时需要注意的事项之后，能够做到合理规避风险，是可以养宠物的，不用跟可爱的猫猫狗狗分开。

● 弓形虫感染

养宠物引起的最常见的传染病是弓形虫感染。感染弓形虫会有风险是不是真的？是真的。

孕妇如果在孕早期的3个月内感染弓形虫，有可能导致流产、死胎或胎儿多发畸形；如果在孕中期感染弓形虫，有可能导致死胎、早产，或胎儿脑、眼等部位的疾病。

而猫科动物是弓形虫的最终宿主，虫卵会随猫的粪便排出，接触这些粪便后可能会感染。

但这往往限于小野猫，宠物猫尤其是进行过预防接种的，平时也不和野猫频繁接触的，是安全的。

和猫咪相比，狗狗只是弓形虫的中间宿主，因此传染性不大。

如果怀孕期间怀疑原发性感染，则需要测血清lgM和lgG，不明确时每3周复查一次。如孕妇确诊感染弓形虫，就需要对胎儿进行进一步检测，这时须进行羊水PCR检查。

• 被抓伤

养狗狗要注意的传染病是狂犬病，它是由狂犬病毒所致的一种侵害中枢神经系统的急性病毒性传染病。大多数家庭中的宠物狗不会出现传染狂犬病的情况。风险比较高的是户外的野狗，如果不幸遇到，并被咬伤或抓伤了，就应该及时就诊，如果医生判断需要打疫苗，还得尽快接种狂犬病疫苗。孕期是可以接种狂犬病疫苗的，前面关于疫苗的部分我详细讲过。

一般情况下，被接受过正规检查和接种过疫苗的宠物抓伤、咬伤后并不会感染传染病，但细菌仍可能会侵入伤口造成伤口发炎，所以养宠物的时候也要多加注意别被抓伤。

• 过敏

宠物的皮屑、毛发是导致人对宠物过敏的元凶，人与之接触后可能出现过敏反应，主要表现为过敏性鼻炎、过敏性结膜炎、过敏性哮喘、特异性湿疹等。

一般而言，轻度过敏症状会很快自行消退，不用特殊处理。如果症状严重，需要用抗过敏药物。

• 应当如何规避风险

养宠物有这么多风险，那该怎么办呢？准备工作要从孕前就开始做：

孕前TORCH检查

孕前TORCH检查是指针对弓形虫、梅毒螺旋体、风疹病毒、巨细胞病毒和单纯疱疹病毒等的检查。

这个检查报告的解读很复杂，我这里只给你说个大概，具体特殊的情况还是要咨询大夫。主要有这样几种：

IgG	IgM	结果分析
阳性	阴性	这是最常见的，表示曾经感染过并且已有免疫力，胎儿感染的可能性很小
阳性	阳性	可能为原发性感染或再感染患者
阴性	阴性	孕妇为易感人群，孕期要做好保护措施，避免感染，必要时重复进行IgG检查，观察是否转阳
阴性	阳性	在近期感染过，或为急性感染患者；也可能是其他干扰因素造成的IgM假阳性。2周后复查，如IgG转阳，为急性感染，否则为假阳性

急性感染者应遵医嘱及早进行抗虫治疗。治愈后可以怀孕，但不要再接触宠物粪便及分泌物。

宠物检查

如果有条件，可以对宠物进行血清学检测，猫常在产生抗体前排出弓形虫的卵囊，抗体阳性的猫已感染弓形虫或有某种程度的免疫力，缺乏抗体的猫可能未被感染，更应注意预防。同样地，宠物狗也需要定期检查。此外，定期对宠物进行内外驱虫治疗。

孕期注意

对于家养的宠物，要定期洗澡，不外食，对宠物的窝和盆要定期消毒。

宠物的粪便最好交给先生或其他人处理，孕妇本人要避免接触。

孕妇要避免与野外的小动物有过于亲密的接触，更不要在孕期收养来路不明、检查记录不详、健康状况未知的小动物。

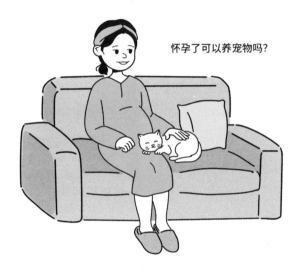

怀孕了可以养宠物吗？

♥ 能不能旅行

扫二维码查看最新内容
内含吴医生讲解视频

孕期可以外出旅行，没有必要因为怀孕了就足不出户，适量的外出旅行能让孕妇保持心情愉快，也是有利于孕妇身心健康的。

孕期出行选择自驾、高铁或是飞机的方式都是可以的，但建议不要时间太长，如果坐十几个小时一动不动会增加下肢血栓的风险。

另外关于旅行目的地，不要选择去一些疟疾等传染病高发的国家或地区，以免增加患病风险。

乘车过程中，一定要系好安全带，可以让绑带从"大肚子"的上部和下部绕过，不要从肚脐绕过。

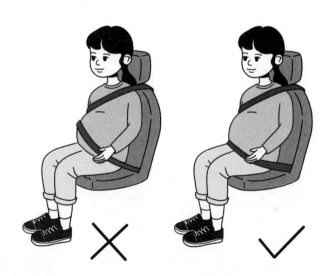

● 旅行其他注意事项

1.旅行之前，最好咨询一下自己的医生，让医生帮你评估一下，看是否有流产的风险、早产的风险，以及在旅途中分娩的风险。如果有妊娠内外科合并症的话，还要评估一下合并症急性发作的风险。

2.了解并熟悉旅行目的地周边的医院，包括地址与联系方式。出门在外，多加小心总是没错的，一旦发生出血、腹痛等突发情况，方便及时去看急诊。现在很多医疗平台可以找到你想去的地方的医生，可以提前建立联系。如果有熟悉的产科医生，就相当于得到了另外一重保险。

3.要带着自己的产检本，如果医院留下了，可以去复印。这样方便旅游地的医生第一时间知道你的病情。

4.一旦乘车发生事故，特别是腹部受到撞击后，需要密切关注：是否有阴道流血和大量无色液体流出（胎膜早破），以及胎动情况。一般发生意外是碰撞后的4小时，如果过了4小时后没事，安全的概率就很大了。必要时要去医院急诊，做超声检查，确认胎儿的安全。

● 国外旅行

如果是出国旅行，以上这些注意事项一定要重视，除此之外，在饮食方面我再多唠叨几句。

· 进食前，请仔细洗手。

· 多饮用瓶装水，尤其是在炎热的季节。

· 未加热杀菌的食物不能食用。

· 抵制诱惑，不吃街边摊贩的美食（这些食物可能经过了再循环和再加热，并且可能含有有害细菌）。

· 水果削皮后再食用，并且避免吃切片售卖的水果，如甜瓜、西瓜，因为西瓜常被签子串起来卖，有时被泡在水里显得更饱满、更多汁。

· 饮料里的冰要确定不是自来水制成的，方可食用。

只要是孕妇和胎儿都健康，没有发生疾病的危险，行程中不要太过劳累，注意饮食和休息，孕期旅行也可以很开心。

扫二维码查看最新内容
内含吴医生讲解视频

❤ 能不能按摩

　　孕前定期去美容院做美容美体的孕妈问，怀孕后还能去做按摩吗？答案是可以，按摩有很多好处，但怀孕后做按摩还是有很多要注意的地方，接下来就详细聊聊按摩这件事。

● 按摩的好处

　　高档、专业一点的美容院有专门为孕妇设计的按摩床，可以适应孕妇增大的腹部。如果没有也没关系，孕期按摩也可以用普通的按摩床，选择侧卧位即可，侧卧的时候在头部下面放1～2个枕头来支撑颈部，保持脊柱的舒适度，下面一条腿伸直，上面一条腿弯曲，在两腿之间放1～2个枕头，侧卧位是孕妇最舒适的按摩体位。

　　孕期按摩可以带来不少好处：改善情绪，减少焦虑，帮助睡眠；减轻水肿；增加血液和淋巴回流，清除"毒素"，减轻疲劳感；增强免疫系统；减轻颈部痛、腰背痛、腿痛、坐骨神经痛，以及全身不适。

● 按摩时的注意事项

　　1.孕早期的按摩要慎重，孕早期本身流产率相比中期高，万一流产，可能会说不清楚是不是按摩导致的。

　　2.不要对腿部内侧进行手法比较重的按摩，进入孕中晚期以后，孕妇的凝血因子的数量会增加，有凝血倾向，下肢容易形成血栓。此时手法过重，担心出现血栓的脱落和后续一系列的并发症。

3.不对腹部按摩，会引起子宫收缩，用力较大还会有导致胎盘早剥的风险。

4.用力适中，不要太大力，轻柔按摩和敲打为宜。

5.选择精油要谨慎，避免使用雪松精油、鼠尾草精油和姜精油，部分报道有增加流产的可能性。虽然孕期可以使用精油，但是具体精油的使用按照说明书，孕期慎用和禁用的就别用了。

在家也可以让丈夫帮助按摩，但毕竟不是专业的，所以一是更要注意按摩禁忌，二是手法也不要强求专业，以舒缓疲劳为主。

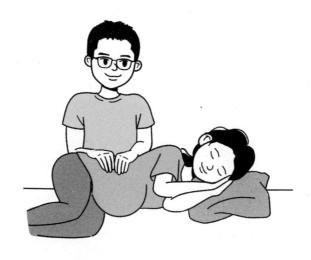

孕期与宝宝的互动

扫二维码查看最新内容
内含吴医生讲解视频

♥ 能不能摸肚子

孕中期之后，准妈妈肚子越来越大，有时会抚摸着肚子跟宝宝说话，这时长辈可能会站出来说："不能摸肚子，胎儿受了刺激来回动，会脐带绕颈。"

不是这样的。

摸肚子和脐带绕颈没有必然联系，导致脐带绕颈的原因有很多，比如脐带太长了；不摸肚子胎儿也是在不断动的，也可能脐带绕颈。

脐带绕颈不用过于担心，后面我再跟大家单独讲。

所以孕期正常抚摸肚子是完全可以的，不会造成什么不良后果。并且这也是一种跟胎儿之间很好的互动，让胎儿感受到妈妈温柔的触碰，增进母子之间的感情。在陌生环境中，妈妈的抚摸还能缓解宝宝的不安。

● 怎么摸肚子有讲究

一般来讲，怀孕3个月之后就可以开始摸肚子，跟胎儿进行交流。摸早了，也没什么用，那会儿胎儿太小，感触不到。

孕中期之后，注意是轻柔地抚摸，不是拍，也不是捏。至于摸的时间，没有特别要求。

等胎儿再大一些，你能感觉到胎动时，可以增加摸肚子的次数，跟胎儿互动。尤其在孕晚期做胎心监护的时候，如果你感觉胎儿好久没动了，可能宝宝在睡觉，这时可以轻轻拍肚子，让他醒来活动，别一直睡懒觉。胎儿一次睡觉大概20～60分钟。慢慢地，当你跟胎儿之间的互动养成规律了，就可以保持这样的作息习惯，不要在胎儿休息时打扰它。

其实孕期很多人会涂妊娠纹油，涂的过程也是和宝宝的一种很好的互动。

所以摸肚子要注意：

第一，不能太频繁摸，不能像盘核桃似的，有事没事就摸。

第二，不能用力摸，尤其是孕晚期，太用力可能会诱发宫缩。

第三，一般不建议拍打肚皮。如果在胎心监护时，孩子老不动，吃东西给孩子补充能量也不管用，这时就需要声音刺激，或者轻推肚子来刺激孩子，也可以用鼓掌的声音，把孩子叫醒。

● 如果别人摸你肚子

除了自己，如果身边朋友、家人想摸你的肚子，要提醒对方，轻轻地摸即可，注意力度。如果感觉到胎儿正在休息，也可以婉拒，说明此时宝宝正在睡觉，等一会儿他就醒了，再跟他玩。尽量不要在宝宝休息的时候把他叫醒，遵循宝宝的作息规律为宜。

扫二维码查看最新内容
内含吴医生讲解视频

❤ 孕早期要不要保胎

在孕早期，有孕妈出现少量阴道流血，或者产检看到自己的孕酮低，就很害怕。这种情况要不要保胎呢？这个问题真的被问过很多次了，在给出答案之前，咱们先来了解一下，什么是hCG和孕酮。

● hCG和孕酮是什么

hCG学名叫人绒毛膜促性腺激素，是由滋养细胞分泌的一种糖蛋白，它是由 α 和 β 二聚体的糖蛋白组成，看有没有怀孕主要看 β-hCG。

胚胎发育产生hCG，然后hCG刺激卵巢产生孕酮，进一步促进胚胎的发育。

考考你，hCG和孕酮在胚胎发育的检测当中哪个更重要、更能说明胚胎发育得好？是hCG。一般hCG水平会在约48小时内翻一倍，如果翻倍非常好说明胚胎发育得好，如果翻倍不理想，就要考虑是不是宫外孕或胚胎发育不良等情况。

怎么看孕酮呢？它不是越高越好，一般孕酮值20 ng/mL以上就是正常，如果严苛一点，则是25 ng/mL以上是正常。很多人虽然是18 ng/mL左右，但孩子依然发育得很好，个体还是有差异的。而且孕13周前孕酮的分泌呈脉冲式，就像波浪一样会时高时低：孕6～10周时基本处于一个平台期，孕7～9周时还会出现生理性下降，然后再回升。所以即使测到孕酮值低，也并不说明胚胎发育异常，还要结合超声和hCG来看。

孕酮数值	提示情况
孕酮≥25 ng/mL	提示为较良好的宫内孕情况
5 ng/mL≤孕酮<25 ng/mL	意味着结局不明，需进一步等待了解
孕酮<5 ng/mL	多半为胚胎死亡或流产

当然，孕酮的标准每个医院不一样，很多医院如果检测的样本多，也会设立自己的标准。

而且大家看的时候，一定要看清楚孕酮数值后面的单位，因为孕酮单位有大小两种，即ng/mL和nmol/L，而不同医院采用的单位也可能不同。这两种单位之间的换算关系为：1 nmol/L=3.12 ng/mL。

孕酮低不一定就会流产。有些孕酮低的女性可能是体质的原因，所以并不是查出孕酮低就一定给胎宝宝"判死刑"。如果你真的想查hCG，可以过三五天再去验血看下，如果hCG翻倍好，也无肚痛和出血等，就不必担心。注意多休息，放松心情，顺其自然就好。

从另外一个角度看，孕酮低不是原因，它是一个结果，也就是说胚胎发育不好会导致孕酮低，但并不是孕酮低导致胚胎发育不好。

但是，孕酮作为一种能让子宫安静不宫缩，给胎儿提供一个安静环境的激素，有时候会被用来保胎。

● 孕早期要不要保胎

首先保胎不是只有补孕酮一种方式，有时还要使用肝素、阿司匹林，以及免疫类药物等。

另外，保不保胎，目前在国内不单单是一个医学问题，还是一个国情问题、医患信任问题。

第一，大方向上，如果在这之前你有过反复流产，尤其是3次以上的流产，偏向于积极保胎，不光要用孕酮，还要考虑用肝素、阿司匹林这些药联合起来去保胎，根据你的具体情况来定。

第二，如果你之前有不孕症，备孕一年以上才怀上，胎儿比较珍贵，又有流产的征兆，比如出血腹痛等，相比于用黄体酮以后的潜在风险来讲，其益处更大，建议保胎。

第三，如果你确定了有黄体功能不全，也就是你没怀孕的时候，月经就21天以内来一次，月经频发，而且连续3个以上月经周期里，在黄体中期（大概是你下次月经来的日期往前推7天）抽血查孕酮，孕酮水平低于10 ng/mL时，可能是黄体功能不足，如果你再有流产的征兆，比如出血腹痛等，可以考虑保胎。当然，黄体功能不全这个病需要医生来诊断，因为月经频发还有其他的情况需要鉴别，不要看到我写的"月经频发，而且连续3个以上月经周期里在黄体中期抽血查孕酮，孕酮水平低于10 ng/mL"，就给自己诊断黄体功能不全。但是，如果确实被我说中了，要高度警惕黄体功能不全。

第四，多囊卵巢综合征的人现在很多，多囊卵巢综合征的人有时候会合并黄体功能不全，可以积极处理。

最后我想说，如果你是第一次怀孕，发现孕酮低你就是要求开孕酮，图个心理安慰，现在很多大夫也开，因为不开怕吃官司。

总结一下，如果是年纪轻轻第一次怀孕，身体挺好，但依然显示孕酮低，这反映的是胚胎本身的问题，很大概率（50%以上）是染色体出问题了，强保也是保不下来的，这是胚胎自然选择淘汰的过程。如果你没有流产的征兆，比如出血腹痛等，完全可以不保胎。

• 孕早期用了孕酮有没有危害

目前不确切。因为孕酮的使用是权衡利弊的事情，本身怀孕就有孕酮，应该是对胎儿无害的，但是，过量添加有没有危害，现在还不确切。

有人认为孕酮会增加生产的时候胎盘粘连的风险，还有说显示过早、过量使用孕酮，可能会对胎儿造成影响，如尿道下裂，很多人可能就因此恐慌了。我要强调一下，是过早过量使用，而且这个也没有被定性。

所以孕酮要不要用，结合自身情况听大夫的，不要自己过量使用，过量使用有可能有风险。

• 孕早期先兆流产怎么保胎

看了上面咱们讲的这些，你如果确定是属于要保胎的那一类，大概有如下注意事项：

一、卧床休息，就是减少剧烈运动，不是一动不动；

二、避免性交；

三、应用黄体酮、肝素、阿司匹林，以及免疫抑制类的药物，具体咨询你的医生；

四、治疗导致先兆流产的病，如炎症、结核、自身免疫病等，具体咨询你的医生；

五、注重饮食均衡，补充必要的营养。

先兆流产主要由胚胎缺陷和母体疾病引起，大部分原因是胚胎缺陷的缘故，这属于自然的淘汰与选择，会减少新生儿先天缺陷的发生率，这种情况下不建议盲目保胎。但如果是非胚胎因素导致的流产，就有必要进行积极的保胎治疗。但是有时候两者不好区分，确实是这样，医学还需要进步。

· 保胎的误区

宁愿相信偏方，也不相信医生

关于保胎这件事，保还是不保，很多人都觉得保总比不保好。哪怕医生已经苦口婆心说不用着急保胎，但孕妈总是不放心，还是忍不住地找各种人问"怎样保胎才有效"。

有的骗子就是看准了你们这种心理，没有任何行医资格，也没有行医经验，就拿着所谓偏方，招摇撞骗，坑你一笔。

好家伙，医生不给开药，不给打针，架不住自己"病急乱投医"地想着法儿地买药吃。

其实说到底，这是在保胎吗？这只是给自己吃心理安慰剂：不管怎么样，我努力过了。

能不能通过中医保胎

中医很好，中医里很多辨证施治的用于保胎的方法，很多人反馈也不错。

但是中医没有一个统一的标准。这个大家需要找到确确实实的好的中医大夫，而不能是江湖骗子。另外，如果你求医的这个人给你开的方子真的巨贵无比，已经超出了你的承受能力，我觉得你就要当心是不是要上当了，毕竟效果不确定，为了这个不确定不值当的。

目前中医保胎也会借助西医的检测手段来了解妊娠情况，以便对症下药，在未来的方向上，西医和中医结合的案例会越来越多。

❤ 数胎动

当宝宝第一次出现胎动，你会激动万分，这意味着跟宝宝的交流开始有反馈了，生命多么奇妙呀。数胎动，一方面你可以密切关注到宝宝的每个动作，另一方面这也是监测宝宝在子宫内活动情况的最直观的方法。

• 为什么要数胎动

如果胎儿在宫内缺氧，胎动就会减少，通过数胎动可以帮助及时发现缺氧的情况，并通过进一步检查如电子胎心监护或胎儿生物物理评分（BPP），来确认是否真的存在宫内缺氧。

• 什么时候开始数胎动

怀孕5个月左右，也就是20周左右开始会有胎动，但有的人可能18周左右就感受到胎动了，有的人到24周才感觉到胎动。当然，少部分人可能一直感受不到。

最初的胎动没有那么规律，到了28周以后才逐渐形成规律，有的孩子白天动得多，有的孩子晚上动得多，有的孩子下午动得多，这个时候数胎动就有了意义。

有一些研究文献建议孕26周开始数胎动，但我觉得不用这么早。毕竟数胎动的目的在于及时发现胎儿缺氧与否。一旦发现胎儿缺氧，就需要通过剖宫产术取出胎儿并将其救活。所以，数胎动的开始孕周取决于胎儿出生后可以保证存活的孕周，通常建议从孕30～32周开始数胎动。

• 胎儿打嗝算胎动吗

通常你感觉到胎儿动了，就是胎动。胎儿眨眼睛、尿尿的时候，孕妈是感觉不到的，只有胎儿大动作的时候，像动手、动脚、吞咽，孕妈能感觉到。

那打嗝属于微小动作，算胎动吗？算。但连续的有规律的打嗝只能算一次，停下来几分钟后再次动起来，或者再次打嗝才能算另外一次胎动。

如果孕妈比较肥胖，或胎动的幅度比较小，就不容易察觉。

• 怎么数胎动

数胎动常用的方法有两种：

第一种，早中晚各固定1小时，比如说早上8～9点，中午12点到下午1点，晚上7～8点，找胎动多的时候各数1小时。连续的动算1次，如果胎儿连续踢了你10多下，这连续的胎动只能算动了1次。早中晚各数1小时，加起来乘4，就是12小时的胎动。

第二种，10次胎动法，适用于没有整段时间来数胎动的人，时间是零散的，这个需要你每次感受到胎动的时候，看一眼手表是几点。比如早上起来8点动了1次，8点半动了一次，10点半做饭又动了1次，

12点半去坐公交车时又动了一次，记下每次是在几点动的，然后看出现第10次胎动的时候是第几个小时。假如第10次动是在下午4点钟，也就是说第10次胎动出现在第8个小时，因为第一次是8点钟动的。如果第12个小时还没有到第10次胎动，也就是晚上8点还没有感受到第10次胎动，说明12小时内胎动小于10次，就要去医院检查。

● 如何判断胎动异常

胎动异常现在有两个标准：一个是严格的标准——很难达到，也就是说，按照这个标准判定的胎动减少，很多宝宝确实是缺氧，需要及时让宝宝从妈妈肚子里出来；另一个是宽松的标准——很多人都能达到，也就是说，经常有人按照这个标准觉得自己胎动少了，但是到医院发现孩子没有问题，导致老往医院跑。

严格的标准（很多人达不到）是：

第一种：12小时里胎动少于10次，就要到医院。

第二种：自己和自己的胎动比，逐日下降超过50%。这个适合于胎儿特别活跃的或者特别懒惰的。比如今天数胎动，12小时动了30次，明天一数变成了10次，减少了一半以上，这个时候要来医院。

宽松的标准（很多人都会出现）是：集中精力数胎动时，2小时内少于10次。

胎动增多会不会是孩子有问题？要不要去医院？一般情况下，胎动多的时候孩子并没有太大问题，如果胎动增多后突然胎动减少或者消失，要尽快来医院。个别胎动异常增多，也可能是宝宝缺氧时的求救信号。

● 每个孕妇都要数胎动吗

有胎儿宫内缺氧高危因素，以及有脐带绕颈、胎盘早剥、脐带断裂、脐带打结等情况的孕妇，建议每天数胎动。

健康的孕妇如果每天的胎动很明显和频繁，就不需要每天数胎动，但是如果在孕晚期感觉胎动减少，就需要每天认真数胎动了。

数胎动是一种粗略判断胎儿状况的方法，所以有时不必太纠结细节，如胎儿停下来多久再动，才可以算另外一次胎动，这没有确切的要求，数分钟之后就算。不用在意是否一定要早中晚数胎动，重点是关注胎动少了的情况。

其实，等宝宝胎动规律后，你自然就会和他有心灵感应，如果胎动减少，你是能感受到的。

扫二维码查看最新内容
内含吴医生讲解视频

❤要不要做胎教

说到胎教，相信不止孕妈，很多没怀孕的人，可能都听过这样的说法："孕期多听音乐，可以培养孩子的音乐天赋""多看书，生出来的孩子就爱学习""听摇滚音乐，宝宝就有运动细胞""给宝宝讲故事，可以促进大脑发育"……

俺娘哎，说得有板有眼的，真是这样的吗？

答案说出来可能要让你失望了，没有这么神奇，胎教也就是用来增加母子感情，安抚母亲和宝宝情绪。目前没有证据说胎教让孩子有了音乐天赋。

孕中期开始，准妈妈和准爸爸每天对着肚皮给小家伙听音乐、讲故事，跟宝宝交流，虽然他听不懂我们在说什么，但有研究表明，胎儿能分辨出妈妈的声音。当孕妈温柔地跟宝宝交流时，他能感受到妈妈的情绪和心境。

可以播放舒缓轻柔的音乐，营造温馨的环境，注意声音尽量不要太大，以听着舒适悦耳为准，而且时间也不要过长。

所有的胎教可以安排在固定时间，养成习惯，有利于胎儿作息。

如果已经给小家伙起了小名，交流的时候可以叫他的小名，虽然他听不懂，但从孕妈的角度来说，把开心不开心的情绪都一股脑倾诉出来，对孕妈调节情绪也是很不错的方式。

准爸爸一起参与胎教，可以增进父子感情，增加夫妻感情。

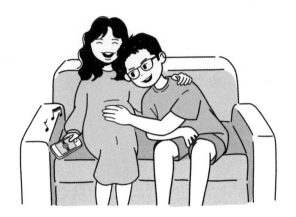

PREGNANT WOMAN

吴医生陪你科学孕产

第三章

产检中的"怎么做"

关于产检，不同的医院要求不一样，每个孕妈的具体情况也不一样，所以产检流程存在个体化差异。总的来说，整个孕期有10多次产检，并且孕早期、孕中期和孕晚期的检查各有所侧重。

产检怎么做？有什么流程？做什么检查要憋尿，又有哪些检查需要空腹？大排畸和小排畸是怎么回事？"喝糖水"有什么技巧？……听我详细地为你一一道来。

产检前的准备

怎么计算预产期

预产期，顾名思义就是预计宝宝出生的日期，预产期计算的基础是默认我们的平均妊娠总时间为280天。

通常情况下，如果孕妇的月经规律（以28天为例），以末次月经（最后一次月经见血的第一天，医生的记录会写成LMP）为孕期开始第一天，整个孕期平均时间为280天，即40周，预计胎儿分娩的日期为预产期。不到37周是早产，42周以后是过期产。

计算预产期

一般在第一次产检或在16周之前（最好在12周之前），需要根据月经情况及超声，核对宝宝的预产期。准确的预产期能够帮助医生依据孕周来评估胎儿的生长发育情况。

月经规律的孕妇可以套用公式来计算预产期：末次月经的月份–3，日期+7。

这种计算方法，是基于月经周期为28天的前提，从末次月经的第一天算起，月份减3，为预产期月份；天数加7，为预产期日。例如，末次月经是2019年7月13日，月份7-3=4，日期13+7=20，预产期为2020年4月20日。

如果月经周期规律但时间比较长，比如每次来月经的时间间隔基本都超过35天，则在计算结果上延后相应的天数。例如，月经周期为35天，末次月经是2019年7月13日，月份7-3=4，日期13+7+(35-28)=27，预产期为2020年4月27日。

• 纠正预产期

如果你月经不规律，可根据B超或同房时间推算预产期。

第一，通过B超。医生可以通过孕早期的B超数据，如胎芽大小、双顶径、股骨长等，推算孕周，矫正预产期。一般来讲，停经8～12周的B超数据能够较准确地推算出预产期。

如果超声推算的预产期和末次月经推算的预产期不一致，怎么办？

法国妇产科学会的指南里详细讲过超声和末次月经出现分歧时怎么选择，他们更倾向于用超声来推算。

按末次月经推算与妊娠早期超声提示的孕龄相差5天以上，倾向于按早期超声结果调整预产期。

按末次月经推算与妊娠中期超声提示的孕龄相差10天以上，倾向于按妊娠中期超声结果调整预产期。

同时有妊娠早期和妊娠中期的超声结果，按照妊娠最早期的超声结果来确定孕龄。

在国内，如果根据末次月经和早期的超声结果计算预产期相差在

7天以内的，有的医生会纠正预产期，有的医生不纠正，两者均没有原则性的错误。

第二，根据胚胎移植的时间计算预产期。

如果是做试管婴儿，胚胎移植时，为孕2周加移植的几天胚胎天数，预产期为移植日期加38周减移植的几天胚胎天数。比如你在2019年7月29日移植了一个5天的胚胎，那么这天你胚胎的周数是2周加5天，折算末次月经为2019年7月10日，再用减3加7的方法算，预产期是2020年4月17日。

第三，根据同房时间推算预产期。

如果你的月经确实是特别不规律，而且同房次数有限，尤其是异地的两个人，什么时候受精的，大概就能推算出来。比如你在2019年7月29日同房，大概2019年7月30日受精卵形成，折算末次月经为2019年7月16日，再用减3加7的方法算，预产期是2020年4月23日。

遇到预产期确认不一致的情况，多个大夫会协商讨论如何定预产期，因为一旦确立预产期，不要轻易变动，以免造成混乱和处理失误。

● 过了预产期还没生怎么办

并不是所有的宝宝都在预产期出生，大约只有5%的孕妇会在预产期当天分娩。因为预产期只是一种预测，它受到孕妇年龄、产次、月经情况、胎儿发育情况等因素的影响。所以，并不要求一定在预产期的当天生产，只要在怀孕满37周至42周期间生产都是属于正常的。

如果超过预产期还不生怎么办？

要加强产检的次数，每三天以内就要产检一次，有异常能及时发现。如果有特殊情况，如血糖控制不良，到预产期当日可能就要住院准备催产。如果没有异常，每天照旧要认真数胎动，必要时做胎心监护和超声检查，多活动，走路可以促进发动。如果超过41周还没有分娩的迹象，通常医生会做个判断，如果符合顺产条件的话，会要求你住院准备分娩。宫颈条件不好的话，就用药物或其他方法促进宫颈成熟；宫颈条件好的话，就会准备给你引产。一般情况下不建议拖到妊娠42周以后，因为超过42周发生不良后果的风险会增加。

♥ 胎儿生长发育过程是咋回事

扫二维码查看最新内容
内含吴医生讲解视频

不少孕妈对胎儿生长发育的过程非常感兴趣，今天来详细讲讲这个问题。

我们平时管肚子里的小家伙的名字叫得很乱，如胎儿、孩子、宝宝，但从我们医生角度，还是有很细致的区分：卵子受精后的2周内，称为受精卵；3～8周，称为胚胎；9周以后，称为胎儿；月份再大点，会叫宝宝……

• 孕5周

孕5周，胚胎的中枢神经系统开始发育，大脑和脊髓开始形成，逐渐有了自主心跳。肾脏、肝脏等主要器官继续发育，胚胎的头部开始形成。

• 孕8周左右

仅仅几周的时间，受精卵就从一个细胞长成一颗草莓那么大。做B超检查时，能听到胚胎的心跳，小家伙初具人形，面部已经发育，小鼻子、小眼睛清晰可见，小手、小脚也在慢慢发育，并能分辨出手指和脚趾。胎儿的大部分内脏器官，如心、脑、肝、肺和肾的发育已经初具规模。

- 孕12周

　　胎儿更像一个人的模样了，身长约9 cm，体重约14 g，手指和脚趾分开，毛发和指甲正在生长，生殖器官开始呈现出性别特征。

- 孕15周

　　胎儿的神经系统开始工作，胎儿在子宫这个私人空间里非常活跃，常常翻身、翻筋斗、乱踢一通。

- 孕20周

　　胎儿身长约17 cm，体重约320 g。这时胎儿有了吞咽和排尿的功能。注意，从现在开始，胎儿进入发育高峰期，此时是胎儿味觉、嗅觉、听觉、视觉和触觉发育的关键时期。

- 孕22周

　　胎儿身长约19 cm，体重约350 g。这个时候胎儿的小眼睛基本发育成形。

- 孕24周

　　胎儿体重约500 g，逐渐有了听觉，并对声音会做出一些反应。父母可以通过拍手来跟宝宝进行互动，他会有反应。双眼也已经完全成形，肺仍在发育成熟中，但已经学会了呼气、吸气。

• 孕28周

胎儿的脑组织长得非常快，脑的沟回正越来越多，神经细胞之间建立起联系。

• 孕30周

胎儿的生长速度会全面减慢，但体重仍继续增加。大脑的发育正在做最后的冲刺。

• 孕31周

胎儿处在发育高峰期，脑部是这个阶段的发育重点，大脑的神经元越来越多，连接在一起。眼睛可以睁开了，能感知到光源。孕妇可以有意识地培养胎儿对明和暗的感知能力。

• 孕32周

胎儿身长约40 cm，体重约1700 g。这个时候孕妇可以很明显地感觉到胎动，胎儿会有转动头部、伸展四肢等动作。

• 孕34周

中枢神经系统逐渐发育成熟，消化系统基本发育完毕。肺部发育成熟，是发育成熟最晚的重要器官。如果有小孩这时候早产，生出来了，会哇的一声哭出来，就说明肺部发育没问题。

- 孕37周之后

胎儿足月，整体发育成熟了，随时准备出生。胎儿在出生前2周活动会减少，睡眠增多。

对胎儿发育过程感兴趣的孕妈，还可以去网上找一些胎儿发育的视频来看，更全面地了解胎儿在每个阶段的发育。

- 如何简单快速地记住自己的孕周

上面我们了解了胎儿在各个孕周的生长发育情况，在实际产检时我们也会以孕周作为单位来安排孕妇的产检时间。但有些人在怀孕之后总是记不住自己现在怀孕几周了，而大夫眼里的"优秀孕妈"是应该可以记住几周零几天的。其实想记住很简单，教给你一个快速的方法：记住最后一次月经来的那天是星期几。月经不规律的，请医生给你核对预产期后，告诉你矫正的末次月经是哪天、星期几。此后每到对应的星期几，就满一周，这样就很容易计算出孕周+天数了。比如说，末次月经是星期二，每到星期二，满一周，如果已满8周，今天是星期五，那孕周就是8周零3天。

💜 建档是咋回事

扫二维码查看最新内容
内含吴医生讲解视频

• 确定怀孕

首先要来医院做怀孕的相关化验或检查，如血妊娠试验、尿妊娠试验或B超检查。

拿到确定怀孕的检查单后，带着夫妻双方的身份证、户口本（外地户口的需要带上暂住证）、结婚证、医院检查单以及生育登记服务单，到当地的社区卫生服务中心办理《母子健康档案》，有了《母子健康档案》再去医院建档。

差不多是这样一个过程，具体所需的材料、流程细节可以查询相关网站，按照具体的政策准备即可。一般医院的墙上也会张贴详细的建档流程。

• 什么时候可以建档

建档分预约建档和正式建档。先预约建档，简单理解就是预约上医院的床位了。

不同的医院对建档要求不一，分为三种：最简单的一种是，只要确定怀孕就能预约；要求稍高一点的是，必须有《母子健康档案》；要求最高的，不但要《母子健康档案》，还要看相关检查，如胎心胎芽。

时间上，大部分医院都是孕12周左右建档，但有的三甲医院因为太火爆，可能孕6周去就已经很难预约到了，所以要提前联系你想去的医院。

还有的医院是在孕6周左右，你第一次去医院检查的时候，就可以选择是否提前预约建档。尽量多打听多问问，别等到孕12周才去问建档的事。

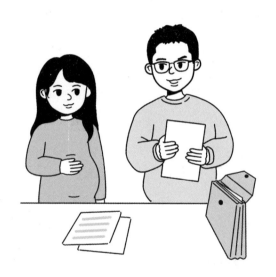

• 选择什么医院建档

选择一家合适的医院建档，是非常重要的。建档后，意味着整个孕期你都要去这家医院做产检，你的孕期健康由这里的医生来提供保障，不出意外的话，孩子也将在这里出生。因此选择建档医院时要格外谨慎。

选择建档医院，要综合考量距离、医疗水平、孕妇的具体健康情况。对大多数没有严重合并症的孕产妇来说，二级以上医院的技术水平就可以满足孕妈和宝宝的健康和安全所需，因此环境舒适、离家较近的医院就是最好的选择，不一定非要去知名的三甲医院排队。

选一个产检方便的医院能方便你很多，尤其是离家近或者离单位近、交通又方便的。因为整个孕期要去医院做十几次产检，其中孕晚期的产检更为频繁，孕妈挺着个大肚子，如果距离很远，乘坐公共交通时不方便，也徒增了不少安全隐患。

如何判断医院的医疗水平

通常有这么几种医院可选：三甲大型综合医院、三级综合医院、市（区）级妇幼保健院、私立医院等。

三甲大型综合医院医疗水平高是毋庸置疑的，而且综合医院的优势在于科室设置全面，涵盖了产科以外的科室，万一遇到妇产科以外的问题，可以在院内召集相关科室的医疗力量来共同应对，不必转诊其他医院。医疗水平高，那就意味着慕名来看病的患者多，因此看诊时总要排队。

三级综合医院通常指市（区）级的三级乙等综合医院，基本都有妇产科。但如果遇到妇产科以外的问题，如患者情况危重，可能就需要转诊，这类医院不一定能处理得了。

市（区）级妇幼保健院主要就是针对孕产妇和婴幼儿的保健医院，所以如果孕妇健康状况良好，可以选择这类妇幼保健院。

可能有些人觉得这类医院水平不行，其实不是。有些市（区）级妇幼保健院的水平不亚于三甲大型综合医院，它们专注于妇幼领域，很对口。有的妇幼保健院后期会直接发展为大型妇产医院，如北京妇产医院就是这样发展而来的。

当然，这类医院的短板也很明显，如果孕期遇到妇产科领域之外的问题，医院无法处理，就要转诊其他医院了。

私立医院虽然收费高，但服务也很好，非常注重患者的体验和反馈，可以提供一对一的服务，全方位地呵护患者，孕妇就诊时也不用排很久的队。这些都是私立医院的优势。现在越来越多的人也会选择这类优质的私立医院。

但如果遇到突发事故，在私立医院可能会无法及时采取措施，会需要请外援或将患者转诊。

有些私立医院存在挑选患者的情况，通常它们会拒绝患有它们处理不了的疾病的孕妇，毕竟这类孕妇很可能最后还得去三甲大型综合医院。

综上，能看得出来，公立医院和私立医院各有优势和不足，私立医院会提供更多个性化服务，设施环境会更好，整个孕期的产检、分娩，乃至产后，都由一个医生负责，就诊时间不受限制，可谓说是十分便利。但公立综合医院的优势在于医疗团队和设备齐全，水平高，遇到突发事件、危重患者，有更好的应对能力，而且公立医院的费用很多是可以走医保报销的。

根据孕妇个人具体健康情况进行选择

1.健康状况良好的

健康状况良好指血压、血糖、肝肾功能、甲状腺功能等均正常；没有基础疾病，如心血管疾病、内分泌系统疾病等；也没有传染性疾病，如艾滋病、梅毒、乙肝等；没有潜在的遗传性疾病及遗传风险等。健康状况良好的孕妇整个孕期检查都比较顺利，在选择建档医院时，以就近、就诊体验好、不排长队作为考虑因素，不用非得去三甲大医院，可以选择妇幼保健院、三级综合医院、私立医院。

2.有高危妊娠因素的

高危妊娠因素包括妊娠合并糖尿病、高血压、甲亢、自身免疫疾病、血液系统疾病、心脏病等。建议有高危妊娠因素的孕妇尽量选择三甲综合医院或者好的妇幼保健院。

其实，你如果在产检过程中发现存在妊娠期高血压、肝内胆汁淤积、前置胎盘、胎盘植入、先兆早产等情况，你建档的医院自认为处理不了的，有转诊机制可以帮你转到更有条件的医院。

3.有传染性疾病的

如果孕妇患有梅毒、艾滋病等合并传染病，通常建议选择传染病专科医院。

除此之外，还有些孕妈对分娩过程有要求，比如水中分娩、无痛分娩、导乐分娩，希望分娩时有亲人陪伴、生产后能母子同室，以及为新生儿提供洗澡、游泳、按摩抚触服务……建议事先询问医院的设施和相关规定，然后做出选择。

扫二维码查看最新内容
内含吴医生讲解视频

❤ 产检时医生可能会问的 "敏感问题"

产检时，除了基本的检查，医生还会进行问诊，问的问题大体可以分为两类：你的"过去"和你的"现在"。

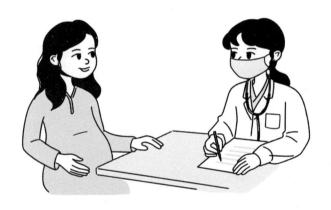

● 既往病史

既往病史通常包括曾经做过什么手术，月经初潮是几岁、周期如何，家族是否患有一些家族遗传病，对什么药物、食物过敏等。

比较重要的是婚育史，包括结婚时间、怀过几次孕、是否做过流产、末次月经的时间等。有的孕妈害怕向医生透露自己的堕胎、流产史，在医生询问时，选择隐瞒。但过往的生育史和流产史对本次怀孕是非常重要的信息，如果隐瞒，有可能使得医生忽略一些严重的健康隐患，从而威胁到孕妈和宝宝的健康。

如果相关问题，你觉得是个人隐私，可以选择坦诚告诉医生并叮嘱其不要告诉其他人，医生会尊重和保护你的隐私的。

• 现在的基本情况

关于现在的基本情况，通常会询问你的性生活状况、孕期用药史、孕早期有无身体上的不适等，其中让孕妈们害羞的事情主要是两方面：一是和性生活相关的问题，二是孕早期可能遇到的难以启齿的身体上的变化。

医生询问这些问题，不是在八卦，孕妈不要觉得不好意思，很多信息必须询问才能判断目前一切是否正常。

如，性生活时间和末次月经时间是推断预产期的重要依据，怀孕后孕妈阴道分泌物的颜色、质地与分泌量的变化关系到身体是否健康，如果因为害羞而隐瞒，可能会影响医生对某些疾病的判断。

如果遇到妇产科男医生，比如像我，如果你实在觉得别扭，心理上过不去某些坎，或因为其他原因而困扰，可以选择换医生。大胆提出你的要求，不要在乎我的感受，要在乎你的感受和你老公的感受。

无论是男大夫还是女大夫，只要医术好、医德好就是好大夫。

扫二维码查看最新内容
内含吴医生讲解视频

♥ 写给准爸爸的产检指南 ///

作为妇产科医生，我见过很多陪着孕妈一起来产检的准爸爸，他们跑前跑后拿检查单，生怕累着孕妈；也见过不少孕妈一个人来做产检，或由妈妈、婆婆陪着来，她们说准爸爸很忙没空来，然后无奈地笑笑……

都说怀胎十月，整个孕期是一个相对比较长的过程，孕妈会有各种身体上的不舒服和心理情绪的波动，对她而言，这是非常特殊又非常重要的人生阶段。孕妈可能在生活上、工作上是一个坚强的人，但当她面临孕育一个新生命时，她的心底是柔软的，这时候特别需要爱人的陪伴和支持。如果有可能，我建议准爸爸尽可能地多陪陪孕妈来做产检，尤其在一些比较重要的产检时，你的在场能够给予孕妈很大的心理支持和慰藉。

接下来我会简要地讲解整个孕期都有哪些检查，以及根据轻重缓急列出重要的产检，供你参考，让你提前了解和做准备。

● 孕早期

初次产检的常规检查包括血常规、尿常规、生化检查（包括肝功能、肾功能等）、乙肝五项检查、凝血功能、心电图等检查，提醒一下，需要空腹查血。

有的孕妈这时候已经有了恶心、孕吐等早孕反应，来医院产检，不管是乘坐公共交通，还是私家车，都会很难受。

有的人这时候还会出现阴道流血或腹痛，需要做超声检查，来判断胚胎的健康状况，这时候孕妈的心理压力是很大的。

初次产检的项目很多，孕妈要空腹排队采血，然后等检查报告出来去取报告，楼上楼下地跑，一个人会很不方便，而且在医院一待就是半天，孕妈心理紧张又疲惫。这时候如果你能陪着她一起做产检，虽然你只是帮忙排队，取一下报告，但对孕妈来说，这已经是莫大的依靠和支持。

● 孕中期

孕中期有几个比较重要的检查，分别是唐氏筛查、排畸B超检查、糖尿病筛查。

唐氏筛查：是针对唐氏综合征进行的一项检查，是孕期非常重要的一项检查，唐氏综合征是一种先天性染色体疾病。早唐一般在孕11～13周做，中唐在孕16周左右，晚唐安排在孕18～20周。

排畸B超检查：也被称作大畸形筛查，时间一般安排在孕20～24周，异常的概率在1%，拿到检查结果后，如果显示异常，医生需要跟孕妈沟通各种可能性，以及做进一步的检查，如侵入性的羊膜腔穿刺。这时孕妈会很紧张，心理压力大，短时间内不知道要如何做抉择，这时候准爸爸如果在场，他的陪伴和沟通能极大地安抚孕妈的紧张和焦虑。

糖尿病筛查：在孕24～28周的时候做，这项检查需要空腹状态下喝浓糖水，并且在1小时、2小时以后分别抽血，看血糖指数。不要以为喝糖水多轻松，这是浓糖水，很多孕妈都会犯恶心，甚至呕吐。

- 孕晚期

进入孕晚期即孕36周以后，每周都有产检，每次都要做胎心监护，一直到分娩。随着子宫的增大，孕妇的身体越来越重，肚子大得看不到脚下的路，产检时还要排队缴费、抽血、取单子，有的检查还要空腹，再伴有脚肿、尿频，时不时就要去一下厕所，喝水也不敢多喝……光想想就觉得非常累。

准爸爸尽量能陪着就陪着，走路的时候扶着点，尤其上下台阶时；做检查的时候，让孕妈找个地方坐着，准爸爸去排队缴费、取检查单子，轮到的时候，再让孕妈去检查就好。如果准爸爸实在忙得脱不开身，最好找个人陪孕妈去产检，这时候孕妇肚子大，行动有很多不便。

孕36～37周要做超声检查，评估宝宝的大小、胎位以及胎盘位置，并制订分娩计划。这个时候会讨论选择剖宫产还是顺产，准爸爸是否要陪伴分娩等。如果选择剖宫产，还要确定好手术日期，也就是你家宝宝出生的那天，这么重要的决定，准爸爸如果在场，能给孕妈很大的信心。

- 分娩

分娩就无须多言了，怀胎十月就等这一刻。不仅准爸爸最好在场，连长辈也最好在，年轻的新手爸妈没什么经验，长辈有经验，虽不一定能帮上什么大忙，但就好似那定海神针，让人安心。

至于要不要陪产，要看当地政策和准爸爸的承受能力。

如果因为疫情不能陪产，那可能准爸爸就进不了病房了。

有的准爸爸心理素质比较差，或者晕血，一进产房就晕了，那还是别进了，或者准爸爸认为看见老婆生孩子，可能会影响以后的夫妻生活，也可以选择不陪产。

如果不受疫情的影响，家人可以进入病房，在进产房之前的镇痛阶段，可以让准爸爸陪伴。这个时候准爸爸喊口号练习一下拉玛泽呼吸（在本书第五章会详细讲解），完全是可以的。

怀孕生子本就不是孕妈一个人的事，孩子是爱的结晶，是夫妻两个人共同创造的小天使。怀胎十月，孕妈为了迎接这个小天使要经历从未经历的痛，她不是超人，无法一瞬间变得伟大，她需要爱人在场，陪她一起度过最痛最脆弱的时刻，迎接小天使的降临，而且这在经年后回忆起来，都具有独特的意义。

产检流程与项目

扫二维码查看最新内容
内含吴医生讲解视频

💜 产检大概的流程

● 产检的准备

每家医院可能产检的具体流程不一，接下来讲的流程是一个大的方向，帮助孕妈提前熟悉，做好产检准备。

孕妈的第一次产检通常安排在孕6周～13^{+6}周，可以在网上挂号，

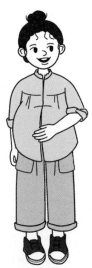

穿宽松的衣裤，
便于检查操作

也可以在手机APP或小程序上挂号，挂产科的号。

产检当天要穿着较为宽松的衣服，上衣的袖子容易卷起到肩膀、下摆能卷起到胸前，裤子不要穿紧身的，要便于穿脱。冬天还要注意保暖。

● 孕妈产检流程指南

有的产检项目需要空腹抽血，所以一般建议上午去。最好能有家人陪同，避免孕妇一个人排队劳累。

孕期的不同阶段，产检频率不一样，通常早期产检不会太频繁，越往后产检越频繁。孕早期即孕13周之前，总共做1～2次产检；孕13～35周，是每4周做一次产检（有的医院从孕28周之后，每2周安排一次产检，具体要看所在医院的安排）；孕36周开始，是每周做一次产检，如果是高危妊娠，还会酌情增加产检次数。

每次产检都查的项目有血压、体重、胎心率、宫高和腹围。

整个孕期一般要做4～5次B超，特殊情况的，还可能酌情增加。每个月要复查血常规、尿常规。从34周开始，需要做胎心监护，有妊娠糖尿病或妊娠期高血压等高危因素的孕妈，可能会酌情提前。医生还会根据你的具体情况，必要时增加一些检查项目。

● 都有哪些项目

检查项目总的来说分为三大部分。

1.常规检查，如血压、体重、血常规、尿常规等。医生开了检查单后，就去排队检查，该抽血抽血，该留尿留尿。有的医院可以提前开检查单，下次产检到医院后，可以直接先去排队做检查。有抽血检查的话，最好在上午10点之前检查完，有的检查结果上午就可以出。

2.医生检查项目，如听胎心，量宫高、腹围等，这些要在医生的诊室里检测。

3.其他项目，除了前面提到的每次产检几乎必查的项目，整个孕期在不同阶段还有些重要的检查项目，如NT、唐筛、排畸B超、糖尿病筛查等。

大体来说，产检就是这样一个流程安排。每次产检，根据医生的检查和分析，了解自己的身体状况和宝宝的发育情况，牢记医生叮嘱的日常生活中的注意事项，然后预约下次产检的时间，提前了解自己需要检查的项目，方便合理安排时间。

扫二维码查看最新内容
内含吴医生讲解视频

整个孕期有多少次产检

不同的医院要求不一样，每个孕妈的具体情况也不一样，所以产检流程存在个体化差异。接下来所说的孕期产检是大多数人都会经历的产检流程，我先放一张产检的方案流程表，这样你就对产检有一个大致的认知，然后我按照时间轴再做简要的补充。

产前检查的方案和内容[1]

检查次数	常规检查及保健	备查项目	健康教育
第1次检查（6~13^{+6}周）	1.建立孕期保健手册 2.确定孕周、推算预产期 3.评估孕期高危因素 4.血压、体重与体重指数、胎心率 5.血常规、尿常规、血型（ABO和Rh）、空腹血糖、肝功和肾功、乙型肝炎表面抗原、梅毒螺旋体、HIV筛查	1.HCV筛查 2.珠蛋白生成障碍性贫血筛查 3.血清TSH筛查 4.血清铁蛋白 5.宫颈细胞学检查 6.宫颈分泌物检测淋球菌和沙眼衣原体 7.细菌性阴道病的检测 8.早孕期非整倍体母体血清学筛查（10~13^{+6}周） 9.早孕期超声检查，妊娠11~13^{+6}周超声测量胎儿NT厚度 10.妊娠10~12周绒毛活检 11.心电图	1.营养和生活方式的指导 2.避免接触有毒有害物质和宠物 3.慎用药物 4.孕期疫苗的接种 5.改变不良生活方式；避免高强度的工作、高噪声环境和家庭暴力 6.继续补充叶酸0.4~0.8 mg/d至3个月，有条件者可继续服用含叶酸的复合维生素

1.引自《妇产科学》，杨慧霞、狄文主编，人民卫生出版社2016年2月出版，第10~11页。

检查次数	常规检查及保健	备查项目	健康教育
第2次检查 （14~19^{+6}周）	1.分析首次产前检查的结果 2.血压、体重、宫底高度、腹围、胎心率 3.中孕期非整倍体母体血清学筛查（15~20^{+0}周）	羊膜腔穿刺检查胎儿染色体（16~21周）	1.中孕期胎儿非整倍体筛查的意义 2.Hb＜105 g/L，补充元素铁60~100 mg/d 3.开始补充钙剂，600 mg/d
第3次检查 （20~23^{+6}周）	1.血压、体重、宫底高度、腹围、胎心率 2.胎儿系统超声筛查（18~24周） 3.血常规、尿常规	宫颈评估（超声测量宫颈长度，早产高危者）	1.早产的认识和预防 2.营养和生活方式的指导 3.胎儿系统超声筛查的意义
第4次检查 （24~27^{+6}周）	1.血压、体重、宫底高度、腹围、胎心率 2.75 g OGTT、尿常规	1.抗D滴度复查（Rh阴性者） 2.宫颈阴道分泌物fFN检测（早产高危者）	1.早产的认识和预防 2.营养和生活方式的指导 3.妊娠期糖尿病筛查的意义
第5次检查 （28~31^{+6}周）	1.血压、体重、宫底高度、腹围、胎心率、胎位 2.产科超声检查 3.血常规、尿常规	超声测量宫颈长度或宫颈阴道分泌物fFN检测	1.分娩方式指导 2.开始注意胎动 3.母乳喂养指导 4.新生儿护理指导
第6次检查 （32~36^{+6}周）	1.血压、体重、宫底高度、腹围、胎心率、胎位 2.尿常规	1.GBS筛查（35~37周） 2.肝功能、血清胆汁酸检测（32~34周，怀疑ICP孕妇） 3.NST检查（34孕周开始） 4.心电图复查（高危者）	1.分娩前生活方式的指导 2.分娩相关知识 3.新生儿疾病筛查 4.抑郁症的预防

续表

检查次数	常规检查及保健	备查项目	健康教育
第7~11次检查（37~41^{+6}周）	1.血压、体重、宫底高度、腹围、胎心率、胎位、宫颈检查（Bishop评分） 2.尿常规	1.产科超声检查 2.NST检查（每周1次）	1.新生儿免疫接种 2.产褥期指导 3.胎儿宫内情况的监护 4.超过41周，住院并引产

● 孕早期（13周之前）

第1次产检

有的人大概在孕6~8周的时候，会来医院做检查，确认是否怀孕，主要查超声，看是不是宫内孕，而且看看能不能看到胎心胎芽。如果确定是宫内活胎，有的医院就会抽血做全面检查，有的医院会在12周建档的时候再抽血做全面检查。注意要空腹抽血。

时间：6~13周。

具体产检内容：

1.常规检查，包括血常规、尿常规，血型检测（ABO和Rh），生化检查（空腹血糖、肝功能、肾功能等检查），乙肝五项检查，丙肝、梅毒、HIV筛查，凝血功能，甲状腺功能。

2.NT检查，这是孕期的第一次排畸检查。孕11~14周用B超测胎儿颈后透明层厚度，初步判断胎儿神经系统的发育水平。

3.宫颈筛查，检查是否有息肉等赘生物或肉眼可见的宫颈病变。如果孕妇在一年内没有做过TCT和HPV检查，应选择做这两项检查。

4.听胎心，孕11周以后就可以听到胎心了，很多医院在12周以后会听胎心。不少孕妇第一次听到胎心时特别激动。

5.填写产检表，涉及身高、孕前体重、既往病史、月经史、婚育史等一般情况。

TORCH病毒检查有的医院做，有的医院不做，其实这个检查主要是备孕的时候做的，但是很多医院孕早期也做。

在这次检查后可以建档，具体情况要向医生问清楚。

● 孕中期（13～28周）

孕中期大概每4周产检一次。

第2次产检

时间：孕16周左右。

产检重点：做唐氏筛查，需要空腹。

产检内容：

1.唐氏筛查：空腹抽血化验，假如结果有异常，需要尽快安排下一次的检查。唐筛的详细解读我在后面的小节单独列出来讲。

2.量血压：每次产检的必查项目，有助于及时发现妊娠期高血压疾病。

3.测体重：孕期要做好体重管理，前面咱们说过，孕中期每周体重增长不超过半斤（0.25 kg）。

4.听胎心：每次产检都会听胎心，正常的胎心率为110～160次/分。

5.量宫高、腹围：每次产检测得的数据都会记录在《产检手册》的生长曲线表格内，从而初步判断胎儿大小是否与孕龄相符。

第3次产检

时间：孕20周左右。

产检重点：做B超大排畸检查。

产检内容：

1.常规检查：量血压、测体重、量宫高腹围，查血常规、尿常规。

2.大排畸B超检查：一般在孕18～24周做，B超医生会仔细观察胎儿的面部、四肢以及各个器官是否存在异常，筛查唇腭裂或其他畸形。

第4次产检

时间：孕24～28周。

产检重点：做糖尿病筛查。

产检内容：

1.常规检查：量血压、测体重、量宫高腹围，查血常规、尿常规，听胎心。

2.空腹喝糖水，做糖耐测试。

检查当天早晨，先抽血检测空腹血糖，然后喝糖水，从喝第一口糖水开始计时，在1小时、2小时后分别抽血，检测血糖。注意，这2小时内不能进食，不能摄入任何糖分，测试的目的是筛查妊娠期糖尿病。

糖耐测试做完基本要一个上午，为避免孕妈饿得厉害，可以带点零食，这样最后一次抽血后可以立马吃点东西，补充能量。糖耐的具体操作我在后面的小节中会详细讲到。

第5次产检

时间：孕28～30周。

产检重点：做小排畸检查。有一些20周左右大排畸看不清楚的地方，随着胎儿长大，就能看清楚了。

产检内容：

1.常规检查：量血压、测体重，查血常规、尿常规，听胎心。

2.小排畸B超检查：做的过程类似于20周左右的大排畸B超检查。

- 孕晚期（28～41周）

第6～9次产检

时间：孕32～36周。

从孕30周开始，每2周就要产检一次。从孕32周开始，很多医院就开始做胎心监护的检查了。

产检内容：

1.常规检查：量血压、测体重；查尿常规。

2.做胎心监护：就是肚子上绑上监测胎心的探头和监测宫缩的探头，做20分钟以上，看看胎儿胎动的时候，胎心变化怎么样。具体胎心监护怎么分析，我会在后面的小节中详细讲解。

第10次产检

时间：孕37周左右。

这次是一次比较全面的评估，因为37周足月了，这个时候是可能随时发动分娩的，所以这次产检会全面评估一下，包括骨盆情况等。

产检内容：

1.常规检查：测宫高腹围，量血压，测体重；做各种抽血检查，包括生化检查（空腹血糖、肝功、肾功能检查），乙肝五项检查，丙肝、梅毒、HIV（艾滋病病毒）筛查，凝血功能；听胎心。

2.做超声检查，评估胎儿体重、胎位等。

3.做骨盆鉴定：查看骨盆情况，判断可不可以顺产；胎位是头位还是臀位，用不用做外倒转。

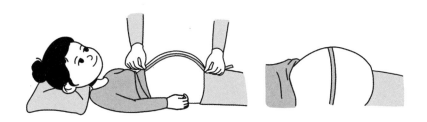

这个时候胎儿已经足月，可以安心等待生产。本次产检的主要目的是评估胎儿的大小以及孕妇的骨盆情况，综合考量确定孕妇是否可以顺产。

这次产检可能会有内诊，你要有个心理准备，内诊的主要目的是做宫颈评分，主要就是看一下宫颈的软硬程度。

第11次产检及之后

时间：孕38～40周。

这段时间，每周都要做一次产检。除了产检，在家最重要的事情就是密切关注胎动。如果出现胎动异常、宫缩频繁、阴道出血或阴道流液等情况，就需要及时来医院。

产检内容：

1.常规检查：量血压、测体重、查尿常规、听胎心。

2.核酸检测：疫情期间，住院生孩子一般都要求有核酸检测的结果。如果是阳性，会安排产妇到隔离产房生孩子，避免交叉感染。核酸结果的有效期各个地方的规定不同，如果是中高风险地区，可能每3天就要做一次，如果是普通地区，可能每7天或者两周做一次就行。

3.超声检查：孕晚期的超声检查大概两周一次，根据孕妈羊水的情况，如果羊水偏少，可能3～7天就要做一次超声。

如果怀孕已满40周，但还没有临产，需要每3天去医院做一次产检，做胎心监护以评估胎儿情况。如果超过预产期6天，还没有临产，不要着急，医院会打电话通知你入院，并对你的宫颈进行评估，为你选择合适的分娩方式。

以上基本上就是孕期产检的全部内容了，可能各个地方、不同医院的具体流程会有些差异。

● 孕期哪些检查不能少

前面已经了解到整个孕期差不多有10多次产检，有人问，其中有哪些检查一定不能少，我在下面列一下。

1.第1次产检，主要是为了确认是否怀孕，以及怀孕的孕周、孕囊的位置是否正常、是否有多胎妊娠、宫外孕等。

2.第2次产检，NT检查很重要。

3.孕16～18周的孕中期唐氏筛查，这是最后一次唐氏筛查，如果风险系数较高，医生会根据情况建议做羊水穿刺或者无创DNA来进一步确定风险性。

4.孕20～24周，做B超大排畸，通过超声把胎儿的全身都看一遍，看胎儿是否发育得正常，有没有严重畸形。

5.孕24～28周，做糖筛，用来筛查妊娠期糖尿病。

6.孕32～36周，通过胎心监测、B超测量胎儿各部位径线，来判断胎儿生长是否在正常值的范围内、有无生长发育受限、胎位是否正常、有无脐带绕颈、羊水量是否正常、胎儿有无缺氧等。

7.孕37周后做骨盆评估。以后1周1次产检，检查羊水、胎儿大小和胎头入盆情况。

接下来，我会详细解读产检的这些项目。

扫二维码查看最新内容
内含吴医生讲解视频

❤ 产检有哪些基础检查

虽说随着胎儿生长，每次产检的侧重点不同，但有一些基础检查是每次产检都要做的，说明这些检查非常重要。

产检时要做的基础体格检查有：测血压、体重，量宫底高度、腹围，听胎心率，到孕晚期还要检查胎位。

测量血压，是为了检查孕妈是否有妊娠期高血压或者高血压合并妊娠的情况。检查血压前，孕妈要平静休息一段时间，保持安静的状态，以免测量结果误差较大。

测量体重，是为了通过分析孕妈体重的增长情况，判断孕妈的营养补充是不足还是过多，使孕妈能够及时调整生活习惯。测量体重时，最好在早晨，而且固定一个时间，比如每次都在起床后就立马测。

量宫高和腹围，是测量子宫大小，能反映宝宝在子宫内的生长发育状况。宫底高度是指从下腹部耻骨联合上缘处开始，到子宫底的长度；腹围是指孕妈平卧时绕肚脐一圈的腰围。测量这两项之前都要求孕妈排空膀胱。

听胎心率是为了判断宝宝在子宫里是否有缺氧情况，正常胎心率为每分钟110～160次，如果异常，则提示宝宝有危险状况，需要再做进一步检查来辅助判断。测胎心率时，孕妈要穿宽松的衣服，保持放松的心情，避免引起测量误差。

到了孕晚期，还要检查胎位，从而判断孕妈是否适合顺产，胎位检查前也需要排空膀胱。

除此之外，还有血常规和尿常规检查是比较常见的检查。

血常规检查就是抽血化验，通过血常规检查，可以初步判断孕妈是否有贫血、感染或者其他血液疾病，特别提醒大家的是，血常规并不需要空腹检查，但如果要查肝功就需要空腹。

尿常规检查主要测量孕妈的晨尿，查尿常规中的白细胞、红细胞、蛋白、酮体、葡萄糖、尿胆原等项目，辅助判断孕妈有无肾炎或其他肾病，以及是否有尿路感染、子痫前期、妊娠期糖尿病等疾病。尿常规检查时，最好留取不少于10 mL的清洁中段尿液，以提高检查的准确性。

扫二维码查看最新内容
内含吴医生讲解视频

❤ 产检中什么项目要空腹或憋尿

● 空腹

很多孕妈会不太清楚，什么产检要空腹，什么产检要憋尿，下面我就来说说。空腹产检时，很多抽血的项目是需要空腹的。比如，第一次产检时，血糖、肝功能的筛查，需要空腹；唐氏筛查时，需要空腹；糖筛，俗称"喝糖水"的检查，也就是妊娠期糖尿病的检查，也是需要空腹的。

一般医生在开具下次产检的化验单时，会在单子上注明是否要空腹，如果没有注明，可以在医生开单子时问清楚。

空腹时间一般为8～12小时，前一天晚上10点之后不再进食，第二天检查时，尽量在上午10点之前抽血，如果抽血时间比较晚，可能会低血糖。

检查前一天，饮食清淡，不要吃太油或者太甜、太咸的食物，以免影响检查结果。空腹是要禁食禁水的，尤其是白水以外的饮料、茶等。如果非常口渴，可以喝点白水润润嗓子，但总量不要超过100 mL。

● 憋尿

需要憋尿的检查主要是腹部B超检查，子宫和卵巢在盆腔的内部，做腹部B超时，肠道蠕动、肠道内容物、肠道气体会干扰子宫及卵巢的影像，而憋尿后，充盈的膀胱能将肠管推向上方，这样就能清晰地看到子宫和卵巢的准确影像了。因此憋尿是腹部超声能够顺利检查的先决条件。等子宫大了以后，不用憋尿也可以检查了，因为增大的子宫已经把肠管顶上去了，就不影响超声检查了。

通常检查前半小时喝6～8杯水即可，憋尿的程度以有尿意就可以了，不用像很多人调侃的那样，快憋不住了、要尿裤子的程度才行，过度充盈的膀胱会压迫盆腔脏器，使其移位变形，又会掩盖掉一些细节，反而对诊断不利。

♥ 产检化验报告怎么看

扫二维码查看最新内容
内含吴医生讲解视频

产检后拿到化验报告单，上面的数字有的高有的低，旁边还有小箭头，只要看到提示异常，心里就开始扑通扑通地乱跳，拿起手机上网搜索，解读化验报告，可是网上有的解读并不靠谱，好嘛，这一搜不要紧，更吓坏了。

下面我就把大家常见的问题逐一解读，仅供参考，遇到具体情况和具体问题，还是以你的主治医生的意见为准，毕竟他更了解你的孕期情况。

● 血常规

血常规检查的目的主要是了解白细胞、红细胞、血小板这三项的情况。在血常规的报告中，经常会出现白细胞总数升高，有人担心会不会有感染。其实多数孕妇都会出现白细胞升高，一般为 $5 \times 10^9 \sim 12 \times 10^9/L$，有时可以达 $15 \times 10^9/L$。分娩时和产褥期，女性白细胞也会显著升高，一般为 $14 \times 10^9 \sim 16 \times 10^9/L$，有时可以高达 $25 \times 10^9/L$。

白细胞的这些改变主要为中性粒细胞增多，淋巴细胞增多不明显，单核细胞及嗜酸性粒细胞几乎没有改变。因此，只要没有感染的病史和相应的症状与体征的改变，根本不用担心，这是正常的变化。

在血常规中，最常见的异常变化是血色素的降低，同时出现下降的还有红细胞压积和平均红细胞体积等贫血相关指数。孕妇中贫血的发生率可以高达20%～30%，及时发现贫血并补铁很重要。

在血常规中，医生最看重的另外一个指标是血小板，如果血小板数量低于100×10^9/L，必须引起重视，并进行进一步的检查和处理，必要时还要请血液科医生会诊。

• 尿常规

怀孕以后每次产检都需要检查尿常规，在尿常规报告中经常会出现白细胞、红细胞、尿蛋白的"+"号。遇到这种情况不必担心，多数是送化验时留小便不规范，有污染所致。建议下次在去医院之前清洁外阴，在医院留小便时留取中间一段小便（清洁中段尿）。

如果出现尿路感染，除尿液中出现白细胞、红细胞、尿蛋白以外，还会有尿急、尿频、尿痛等临床症状，尿液细菌培养会呈阳性。如果并未出现尿路感染，但连续的清洁中段尿检查还是出现尿蛋白"+"，就要引起重视，需要排除肾脏疾病或子痫前期的可能。

尿常规中经常出现的尿糖"+"号，也不必担心。因为怀孕之后肾糖阈下降，即使血糖水平正常，尿液检查结果也会出现尿糖"+"号。究竟是不是妊娠期糖尿病，还是要看孕24～28周的糖尿病筛查结果。

• 肝肾功能

肝肾功能检查报告中有很多指标，临床上主要看谷丙转氨酶和肌酐两个指标。产检报告中最常见的异常改变是谷丙转氨酶升高，如果是轻度升高，没有超过正常上限数值的2倍以上，就不需要担心。

对于这种"妊娠期肝损"，一般随访就可以了，不必干预。如果超过正常上限数值的2倍，则建议到肝脏科进行进一步的检查与处理。

另外一个常见的改变是肌酐水平下降，这更不需要担心。肾脏功能受损会导致肌酐水平升高，肌酐水平下降是怀孕后的正常生理性改变，不是肾脏受损。

- 心电图

心电图检查结果反映心脏兴奋性的电活动过程，对心脏功能及病理的研究具有重要的参考价值。孕妇的血容量有所增加，心脏负担也有所增加，所以孕妇有必要做心电图检查，其目的就是确认孕妇有无心脏病变，能否承受住此次妊娠。

如果拿到报告，提示"ST段改变"和"心脏缺血"等，只要怀孕之前没有过心脏病，孕期心功能正常，就不必担心。如果有心脏不适的感觉，还是建议做24小时心电图检查，来排除异常。

- 甲状腺功能检查

甲状腺功能检查是必查项目，因为甲状腺功能亢进可能会导致流产、早产，还可能会导致胎儿甲状腺功能减退、甲状腺肿大。而甲状腺功能减退可能会影响孩子神经、智力发育，增加早产、流产、低体重儿、死胎、妊娠期高血压等的风险。所以，孕前一定要检查清楚自己有没有这方面的疾病，如果有，则需要积极配合医生进行规范治疗。

甲状腺功能三项是反映甲状腺生理功能的指标，包括脑垂体分泌的促甲状腺激素（TSH），甲状腺分泌的游离三碘甲状腺原氨酸（FT_3）、游离甲状腺素（FT_4）。疾病不同，每种激素水平的变化不同。有条件的可以直接查甲状腺功能八项（包括甲状腺抗体），它对治疗的指导价值更高。当然，你每年的体检项目中可能已经包含了甲状腺的B超检查。如果甲状腺有占位性病变，建议在怀孕前就到相关科室就诊，搞清楚治疗方案。

● 胎盘功能检查

胎盘功能检查的目的是了解胎盘的功能，再通过胎盘功能间接判断胎儿状态。这是一种对胎儿进行宫内监护的手段。主要检查项目如下：

尿雌三醇水平　超过15 mg/24 h为正常值，10～15 mg/24 h为警戒值，低于10 mg/24 h为危险值。孕晚期，若连续多次测得尿雌三醇低于10 mg/24 h，则提示胎盘功能低下。

血清游离雌三醇水平　足月时该值的下限为40 nmol/L。若该值低于40 nmol/L，则提示胎盘功能低下。

血清人胎盘催乳素（HPL）水平　若足月时该值低于4 mg/L，则提示胎盘功能低下。

血清催产素酶水平　催产素酶5 mg/（dL·h）为警戒值，低于2.5 mg/（dL·h）为危险值。若测得的数值急剧下降，降低了50%，则提示胎盘有急性功能障碍。

催产素激惹试验（OCT）　若无应激试验（NST）无反应（阴

性），可做催产素激惹试验。在催产素激惹试验中，若胎心率在正常范围内，无晚期减速或重度变异减速（阴性），则提示胎盘功能良好；若50%以上的宫缩后胎心出现晚期减速或重度变异减速（阳性），则提示胎盘功能减退。

阴道脱落细胞检查 若细胞涂片见舟状细胞成堆，无表层细胞，嗜伊红细胞指数（EI）低于10%，致密核少，则提示胎盘功能良好。

扫二维码查看最新内容
内含吴医生讲解视频

♥ NT检查怎么做

NT检查的全名是胎儿颈后透明层厚度检查，是通过B超测量胎儿颈项部皮下无回声透明层最厚的部位，来评估胎儿是否有可能患有唐氏综合征的一种方法。

• 什么是NT

NT是nuchal translucency的缩写，即颈后透明层，就是胎儿脖子后面的一个透明带。用超声波查看胎儿脖子后面这个透明带的厚度，就会得到一个NT值。NT是早孕期筛查胎儿遗传物质异常的一个非常重要的技术手段，尤其是多胎妊娠。具体怎么测量，下面有一个表，当然这个你不用掌握，你知道大夫是这样测量的就行了。从这个表里可以看出来，为什么有的人做NT的时候大夫会让她多走动一下，因为胎儿可能侧着身子，没有在正中矢状面。

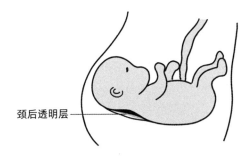

颈后透明层

NT测量标准（英国胎儿医学基金会）
1.NT应由通过考试获得NT测量资质的人进行
2.测量应于妊娠11~13^{+6}周（胎儿头臀长为45~84 mm）时进行
3.取正中矢状切面，胎颈不过度俯曲也不过度仰伸
4.胎儿图像需占超声荧屏的75%以上
5.在胎儿皮肤不贴在羊膜时测量
6.测量键放在胎儿颈项透明层皮肤与筋膜内侧缘，平行于胎儿长轴
7.连续测量3次取最大值

• NT值多少为异常

NT厚度≥2.5 mm可认为NT增厚，NT厚度超过3.0 mm则公认为NT增厚。你可能会迷糊为什么有两个标准，其实一个是严格的，一个是宽泛的。有些大夫在NT厚度≥2.5 mm的时候，会让孕妇做进一步检查，而有些大夫在NT厚度≥3.0 mm的时候，才会让孕妇进一步检查。

NT值越大，胎儿出现畸形的可能性越大。NT厚度为3 mm时，90%为正常胎儿，10%为异常胎儿；NT厚度＞6 mm时，90%为异常胎儿。

NT增厚的胎儿中有一小部分会出现染色体异常，其中最常见的就是唐氏儿。这些可以通过后续的羊水穿刺进一步确诊，根据羊水穿刺的结果判定是否为21-三体综合征。

此外，NT增厚的胎儿发生先天性心脏病的风险也会增加，后续的大排畸要重点观察一下胎儿心脏。

● NT 增厚说明一定是唐氏儿吗

不是的。

NT只是一个筛查手段，代表的是宝宝发生异常的风险会比一般人高。有一些NT增厚的宝宝只是虚惊一场，进一步检查并没有什么异常。所以，如果孕妈被告知NT增厚也不用过于担心，仔细听医生建议，进行下一步的检查。

NT检查是通过B超来完成的，测量时，医生需要变换孕妈的体位或者转换探头的位置，找到最合适的姿势，才能得到最准确的结果。所以，有时候肚子里的宝宝不太配合，取不到合适的姿势时，孕妈需要散散步，等宝宝换个姿势后再来做一次。如果好几次都不成功的话，可能需要预约第二次检查，因此，建议孕妈尽量在13周之前就进行NT检查，这样如果第一次没成功，还能再去做一次。

❤ TCT、HPV检查怎么做

扫二维码查看最新内容
内含吴医生讲解视频

TCT和HPV检查是宫颈癌的筛查方法，建议女性在没有怀孕的时候，就在体检时做这两个检查。

TCT，学名叫液基薄层细胞学检查，就是扫点宫颈的细胞下来，放到显微镜下看看有没有异常。HPV检查，也就是人乳头状瘤病毒检查，高危型的HPV病毒持续感染可能引发宫颈病变。

如果你备孕的时候做过这两个检查了，孕期可以不用做。如果你好几年都没有做过了，还是要做一下。这两项检查一般在孕12周进行，目的是排除宫颈病变，确保孕期不用担心宫颈的问题。

如果检查时发现宫颈病变，就要衡量宫颈病变的程度。

一般来讲，如果宫颈病变程度是宫颈上皮内瘤变（CIN）Ⅰ～Ⅱ级的话，可以考虑继续妊娠，等到产后再复查，并依据结果安排接下来的治疗。

但如果宫颈病变程度是CINⅢ级或发现孕妇患有宫颈癌，那么就需要考虑终止妊娠，具体情况要跟医生沟通，以医生给出的建议为准。

扫二维码查看最新内容
内含吴医生讲解视频

♥ 唐氏筛查怎么做

• 什么是唐筛

唐氏筛查简称唐筛，是针对唐氏综合征进行的一项检查。唐氏综合征很多人都听说过，患有此病的孩子智力低下，生活不能自理。

在孕早期或孕中期，通过化验孕妇的血液，判断胎儿发生染色体异常可能性的检查，可以用来预测胎儿患21-三体综合征、18-三体综合征以及开放性脊柱裂等的风险。

• 唐筛为什么分好几种

唐筛分为早期唐氏筛查（简称早唐）、中期唐氏筛查（简称中唐）和早中联合筛查。为什么分为这几种，看一下下面这个表就明白了。其实，唐筛就是通过超声和各种抽血的结果去推断一个概率值，看一下表格中右边一列的检测率就能看出来：联合的数据越多，推断出来的概率越准确。

唐氏综合征筛查方法及阳性筛查率

筛查方法	检测率
妊娠早期（10~13周筛查）	
·12~13周B超测胎儿颈项透明层厚度（NT）	64%~70%

续表

筛查方法	检测率
·联合筛查：NT、PAPP-A、游离β-hCG或总hCG	82%~87%
孕中期（15~17周）	
·三联筛查：α-AFP、总hCG、uE3	69%
·四联筛查：α-AFP、总hCG、uE3、lnh-A	81%
妊娠早期联合妊娠中期筛查	
·完全整合（fully integrated）：NT、PAPP-A及四联筛查	94%~96%
·血清学整合（serum integrated）：PAPP-A及四联筛查	85%~88%
·序贯法（stepwise sequential）：如果孕早期筛查阳性，行产前诊断；阴性行孕中期筛查	95%
资料来源：NEJM 2005；353：2001	

早唐

一般在11～13^{+6}周做，先用B超做一个NT检查，然后再抽血检查，结合血液中的妊娠相关血浆蛋白A（PAPP-A）、人绒毛膜促性腺激素（hCG）等数据，计算出一个检测概率。早唐的优势是早，早发现问题早解决。

如果孕龄超过14周，错过了做早唐的时间，那还是有必要做中唐。

中唐

中唐在14～20周做，通过抽血测甲胎蛋白（AFP）、hCG、游离雌激素，然后根据你的年龄、体重和孕周套入一个公式计算出一个概率。将这个数值和临界数值进行对比，以此判断胎儿是否为高危儿。

唐筛的结果是一个概率值，通过跟临界值对比——21-三体综合征的临界值通常为1：270（不同医院可能稍有区别）——如果概率达到或者高于1∶270，也就是说大于1∶270的概率患病的风险，在筛查结果一栏就会显示"高风险"；相反，如果风险值低于1∶270，则结果显示为"低风险"。孕妈根据报告单上的标准进行判断就行了。

如果测试的结果是1∶50或1∶40，那就必须得接着往下一步查，这是初级的唐氏筛查。

高风险也不代表一定患病。唐筛作为一种筛查手段，是无法明确诊断的。对检查结果为"高风险"的孕妈来说，还需要通过检查唐氏综合征的"金标准"——羊膜腔穿刺术，来获得更准确的结果。

项目名称	结果	参考值	单位
甲胎蛋白（AFP）	150.0		ng/mL
甲胎蛋白中位数倍数	1.92	[0.4-2.5]	
人绒毛膜促性腺激素（β-HCG）	20.3		IU/mL
HCG中位数倍数	1.08	[0.4-2.5]	
游离雌三醇（FE3）	1.45		ng/mL
游离雌三醇中位数倍数	0.93	[0.4-2.5]	

评估方法：基于【B超孕周】当天提示计算孕周
风险评估描述　　　　　　　　　　　　　　　　以下评估结果仅供参考，不作为临床诊断证明。

项目名称	年龄风险值	综合风险评估		参考值
21三体综合征风险（生化标志物风险）	1:1051	1:8215	低风险	低风险<1:1000;高风险≥1:250;临界风险1:1000-1:251
18三体综合征风险（生化标志物风险）	1:3595	1:99532	低风险	低风险<1:1000;高风险≥1:100;临界风险1:1000-1:101
神经管缺陷风险（NTD）		1:970	低风险	低风险<1:250;高风险≥1:250

（如该检测单所示，该孕妇的唐筛结果为低风险）

♥ 羊膜腔穿刺术怎么做

扫二维码查看最新内容
内含吴医生讲解视频

● 什么是羊膜腔穿刺术

羊膜腔穿刺术就是用一根很细很长的针，扎到宫腔里抽一些羊水出来做检查，一般都是在B超的引导下做，基本可以确保避开胎儿和胎盘，大大提高了安全性。抽取羊水后，不用前段2 mL的，因为穿过腹壁的时候有可能带着妈妈的细胞污染，留取后面20 mL左右的羊水，去做羊水培育，做产前的诊断。

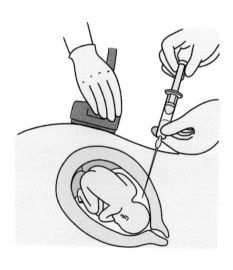

羊膜腔穿刺术是简单直接、方便快捷的一种检测方式，其检测结

果可以作为最终的诊断结果。羊水中的脱落细胞和组成胎儿的每一个细胞一样，都是由受精卵发育而来的，因此，和宝宝有着相同的染色体构成。羊膜腔穿刺就是通过抽取、培养羊水中的脱落细胞，检测这些细胞的染色体，来看胎儿是否患有染色体疾病。

做羊膜腔穿刺检查的最佳时间是妊娠16～21周，这时胎儿小，羊水多，穿刺安全，并且这时羊水中的细胞培养成活率高，诊断价值也大。做完后等报告，不是当时就能出结果，可能要3～4周才有结果。

不是所有的医院都能做羊膜腔穿刺术，基本每个省、市都有固定的医院做，需要预约挂号。做羊膜腔穿刺术之前也会看孕妈是否有适应证、禁忌证，比如手术前两天高热，那肯定做不了。如果还有明显的炎症，比如阴道炎或者其他禁忌证，也做不了。

● 哪些人群建议做羊膜腔穿刺术呢

第一，高危孕妇（尤其是年龄大于35岁）且唐筛结果为高风险。

第二，有过胎儿畸形。

第三，夫妻双方有一方有染色体疾病。

第四，家族里有明显的遗传家族史，尤其是有过患唐氏综合征的孩子。

第五，卵胞浆内单精子注射（三代试管婴儿）。

第六，唐筛结果为高风险，尤其是风险值为1/50以上。

● 羊膜腔穿刺术有风险吗

羊膜腔穿刺术是一个有创手术，很多孕妈一听针扎进去，还是有创操作，担心会不会扎伤宝宝，或者有流产的风险。当然有风险，但概率没那么高，在操作熟练的大医院做羊膜腔穿刺术的流产率控制在1/1000以内。

虽然羊膜腔穿刺术有风险，但其风险依然可控且能接受。无论唐筛和无创DNA检测的结果是高风险还是低风险，它们都只表明了胎儿发生染色体异常的可能性，只有羊膜腔穿刺术的结果是"金标准"。检出率：羊膜腔穿刺术＞无创DNA检测＞唐筛。

扫二维码查看最新内容
内含吴医生讲解视频

❤ 无创DNA检测怎么做

• 什么是无创DNA检测

无创DNA检测就是抽孕妈的血，从孕妈的血液里找胎儿的DNA碎片，看看有没有异常，这是近年来的一项产前检查新技术。因为孕妈的血液中含有微量宝宝的DNA片段，所以采集孕妈的血液后做高通量基因测序，就可以检测出胎儿有没有患染色体疾病的风险。

虽然无创DNA检测检出率达到99.9%，但算出来的也只是胎儿患染色体疾病的可能性，并不是最后的诊断。一般认为无创DNA的最佳检测时间是12～26周。

什么人可以做无创DNA检测呢？一些具有唐氏儿高危因素的孕妈，如高龄妊娠、多胎妊娠、试管婴儿等，以及不适合做羊水穿刺的孕妈，如有乙型肝炎、梅毒等病毒携带，或者孕妈是Rh阴性血、羊水过少、之前有过先兆流产等情况，这些孕妈可以选择采用这种新技术来筛查染色体疾病。

无创产前筛查是一项很新的技术，不是每家医院都有条件做这项检测，而且它的检测费用较高，达2000～3000元。如果做全染色体的检测，可能费用更高。当然，现在有的地方该检测的费用降低了不少。

● 什么情况下不推荐做无创DNA检测

1.如果之前的B超检查已经发现胎儿有异常或畸形，就不建议孕妇做无创产前筛查。

2.唐筛结果为高风险的孕妈不推荐做。这类孕妈应该踏踏实实地去做羊膜腔穿刺术。

3.孕妈年龄在38岁以上，且以前有过胎儿畸形的经历，或者夫妻确定携带某些染色体异常的基因，就不推荐做这个检测。

4.怀有三胞胎及以上的孕妈，也不推荐做。因为这种情况无法分清是哪个孩子的DNA，所以做了等于白做。

扫二维码查看最新内容
内含吴医生讲解视频

❤ 母儿ABO血型不合筛查

有不少粉丝询问："我是O型血,我老公不是O型血,那孩子肯定就不是O型血,听说容易产生抗体,孩子容易溶血,ABO溶血我要不要查?"先说答案,不常规推荐查。

● 什么是ABO溶血

ABO溶血很有针对性,一般找血型是O型血的孕妈,如果孕妈是O型血,而准爸爸不是O型血,那胎儿随爸爸的血型。而孕妈的血型是O型,血液内含有抗A和抗B两种抗体,而A型血胎儿和B型血胎儿血液内分别含有A抗原和B抗原,所以孕妈的抗A和抗B抗体可能通过胎盘进入胎儿体内,与胎儿的A抗原或B抗原发生冲突,破坏红细胞,从而导致ABO溶血的发生。

● 为什么不常规推荐查ABO溶血

第一,ABO溶血严重程度没那么高。即便抗体产生了,抗A或抗B的抗体进入胎儿体内,也不光是破坏红细胞,它会和胎儿全身各种不同的细胞结合,所以真正和胎儿红细胞结合的抗体数量比较少。另外,胎儿红细胞表面的A抗原和B抗原并没有完全发育成熟,所以可以和抗体结合的抗原位点比较少。所以它不像Rh溶血那么严重。

第二,就算查出来母亲血液中抗体水平很高,也不一定就会溶血，和新生儿ABO溶血之间并没有直接的关系。在母胎ABO血型不合中，只有20%的概率会发生ABO溶血病。

第三，最重要的是即使怀疑有发生溶血的可能，目前在循证医学上也没有证据证明药物治疗有效。所以很多人查出来，然后只能定期监测，就没有然后了。只剩下孕妈天天睡不着觉，特别焦虑，所以不常规推荐查。

目前对于不孕的、反复流产的人，这个ABO溶血是要查的。

当然，待医学进步，如果检测方法更简单经济，检测出来有问题能有效控制，可能会陆续地作为常规项目来检查。

• ABO溶血的后果

ABO溶血的后果通常是新生儿出生后，黄疸较重，在医院及时进行蓝光照射就能很快好转，不用太担心。ABO溶血导致胎儿在妈妈肚子里就发生溶血的情况，是非常少见的。

什么情况下要做ABO溶血检查呢？如果孕妈以前出现过不明原因的死胎、流产等，或者分娩过重度黄疸的新生儿，可以做一下检查，然后在医生指导下用药，让你心理上有个安慰。

ABO溶血检查结果只能大致预测胎儿出现ABO溶血的风险高低，并不能准确诊断。

扫二维码查看最新内容
内含吴医生讲解视频

♥ Rh溶血检查

前面提到了ABO溶血，大家听得较多，但对Rh溶血是不是了解就没那么多？我再讲讲Rh溶血。

我们的血型大概分成两套系统，一个是咱们很熟悉的ABO，另一个是Rh。咱们黄种人Rh血型99.6%都是阳性的，Rh如果是阴性，就是常说的熊猫血。

Rh阴性血的人群在汉族里占比不到1%，只在一些少数民族，如塔塔尔族、乌孜别克族中占比稍高，因此我国Rh溶血发生概率比较低。但Rh溶血造成的后果却比较严重，治疗不及时可能造成胎儿贫血、水肿、胎死宫内、新生儿核黄疸、新生儿死亡等。

• 什么是Rh溶血

如果孕妈是Rh阴性血，丈夫也是Rh阴性血，这种情况就不用担心，孩子也肯定是阴性的，不会发生Rh溶血。但如果孕妇是Rh阴性血，丈夫是Rh阳性血，那么孩子就有可能是阴性，也可能是阳性，如果孩子是阳性，就有可能发生Rh溶血。所以，在孕期要进行Rh溶血检查，密切关注胎儿情况。

• Rh溶血检查

给孕妇抽血检查，找胎儿的DNA序列，看看胎儿的Rh血型是不是阳性，如果是阳性的，孕妇体内的Rh抗体通过胎盘进入胎儿体内，从而导致胎儿发生Rh血型不合溶血症。如果孕妈是第一次怀孕，之前也没有流产过，那么新生儿溶血的症状相对来说还是比较轻的。

医生能做的就是肌注抗D免疫球蛋白，一般在孕28周的时候肌注一次，然后在胎儿出生之后72小时之内，看胎儿的血型，如果胎儿真的是Rh阳性，产妇还要再肌注一次，对孩子而言，就是监测他的生长发育，监测他的贫血程度，出生之后检测新生儿的血象，看有没有溶血。如果出现溶血，就要开启治疗，溶血特别严重的话，可能需要换血治疗，这是Rh溶血的治疗方法。

扫二维码查看最新内容
内含吴医生讲解视频

♥ 孕期B超检查怎么做

　　B超检查是一种诊断性产前检查，通过B超检查可以了解胎儿、孕妇子宫及骨盆等的情况。整个孕期要做多次B超检查，不同时间做的B超检查目的也不相同。

● 具体怎么做

孕早期（孕12周之前）

　　在孕早期，12周之前做B超主要看什么呢？

　　1.是否宫外孕。

　　如果孕囊没在子宫里，却在子宫两边输卵管里或者卵巢里，就是宫外孕了。

　　正常怀孕是子宫里有个孕囊。孕囊是什么？孕囊就是个小房间，有营养物质，里面有个小胎芽，这个胎芽最终会发育成你的宝宝。

　　2.确认孕周。

　　孕囊的检查结果是几cm×几cm×几cm，这样你能算出平均的直径，这个直径换算成mm，加30，就是怀孕天数。比如，你的孕囊显示2×2×2，直径就是2 cm，也就是20 mm，20加上30就是50，意味着怀孕50天了。胎芽也可以算出怀孕天数，把胎芽长度换算成mm，加40，就是怀孕天数。比如，胎芽1 cm，就是10 mm，10加40等于50

天。如果月经周期不准，可以用这个方法计算怀孕多少天。这是一个大概的算法。具体的早期超声分别对应多少天，我给你一个表，你可以自己对照。

早孕的超声测量值
妊娠囊、顶臀长测量估计孕周

妊娠龄		妊娠囊	顶臀长	妊娠龄		妊娠囊	顶臀长
天	周	/mm	/mm	天	周	/mm	/mm
30	4.3			52	7.4	22	12
31	4.4			53	7.6	23	13
32	4.6	3		54	7.7	24	14
33	4.7	4		55	7.9	25	15
34	4.9	5		56	8.0	26	16
35	5.0	5.5		57	8.1	26.5	17
36	5.1	6		58	8.3	27	18
37	5.3	7		59	8.4	28	19
38	5.4	8		60	8.6	29	20
39	5.6	9		61	8.7	30	21
40	5.7	10	2	62	8.9	31	22
41	5.9	11	3	63	9.0	32	23
42	6.0	12	3.5	64	9.1	33	24
43	6.1	13	4	65	9.3	34	25
44	6.3	14	5	66	9.4	35	26
45	6.4	15	6	67	9.6	36	28
46	6.6	16	7	68	9.7	37	29
47	6.7	17	8	69	9.9	38	30
48	6.9	18	9	70	10.0	39	31
49	7.0	19	9.5	71	10.1	40	32
50	7.1	20	10	72	10.3	41	34
51	7.3	21	11	73	10.4	42	35

妊娠龄		妊娠囊	顶臀长	妊娠龄		妊娠囊	顶臀长
天	周	/mm	/mm	天	周	/mm	/mm
74	10.6	43	37	80	11.4	49	46
75	10.7	44	38	81	11.6	50	48
76	10.9	45	40	82	11.7	51	50
77	11.0	46	41	83	11.9	52	52
78	11.1	47	42	84	12.0	53	54
79	11.3	48	44				

3. 是单胎，还是双胞胎或多胚胎。

如果是双胎和多胎，惊喜的同时也意味着更大的风险。接下来要判断绒毛膜性，即胚胎是住在一个"房间"里，还是住在不同的"房间"里。因为绒毛膜性和胎儿的不良预后有很大的关系，如果胚胎住在不同的"房间"里，将来两个宝宝不会相互缠绕，风险就小。

4. 查看胚胎是否正常发育。如果发育状况不佳，流产不一定就是坏事，多数是一种自然淘汰和自然选择的过程。

5. 查看卵巢和子宫是否有异常，是否能为孕育胎儿提供良好的"土壤"环境。

孕中期（孕13～27周）

孕中期的B超检查，其中需要关注的几个指标，我在下面展开了讲。

胎位 确定胎位是头位、臀位或横位。这个时期发现不是头位，不用担心或者着急外倒转胎位，因为宝宝会自己转过来。孕34周以后，如果还是胎位不正，就要酌情看要不要人为去纠正，还是直接选择剖宫产。这里我要普及一个概念，大家说的胎位和胎方位不是一回事。胎位，是孩子在妈妈肚子里是头位还是臀位，在大夫口中，其实叫"胎产式"（见下图）；胎方位，指的是生的时候，新生儿出生的一瞬间，脸是冲前还是冲后。

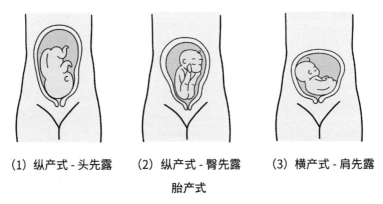

(1) 纵产式 - 头先露　　(2) 纵产式 - 臀先露　　(3) 横产式 - 肩先露

胎产式

羊水　羊水与胎儿的宫内状况密切相关，羊水过多或过少都可能有影响。

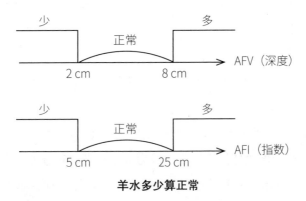

羊水多少算正常

胎盘成熟度　胎盘在孕9周左右出现，孕16周以后持续增厚，孕

36周以后又轻微变薄。检查的目的是了解胎盘情况

　　一般来说，28周的时候，胎盘级别多数是0～Ⅰ级，到36周左右胎盘级别可以是Ⅰ～Ⅱ级，到40周左右胎盘级别可以是Ⅱ～Ⅲ级。也就是说像宝宝成长一样，胎盘也在成长。如果胎盘达到Ⅲ级则表明胎盘已经成熟，再往后慢慢会趋于老化。

　　很多人听到老化这个词就吓得不行，认为是不是胎盘就没有功能了，宝宝会缺氧。

　　实际上，胎盘老化不是一个很科学的问题，所谓的"胎盘老化"和孩子的出生以及不良预后之间没有必然的联系。

　　因为胎盘和孩子一样，有一个发生、成长、发育、成熟这样的过程。

　　脐带　看有无脐带缠绕、脐先露、脐带肿瘤等异常情况，比如单脐动脉、脐带过细、脐带绕颈、脐带扭转。很多人担心脐带绕颈，其实脐带扭转比脐带绕颈危险。

　　脐带绕颈，很多情况下并不会影响脐带里的血流，但是脐带扭转就不一样了，如果扭转得厉害了，宝宝肚脐处的脐带可能就彻底扭死了，血流完全不通过，就可能发生胎死宫内。

　　胎盘位置　孕12周后，胎盘显示为轮廓清晰的半月形弥漫光点区，轮廓清楚，通常位于子宫前壁、后壁和侧壁。了解胎盘位置，有很大意义，如行羊膜穿刺术时可避免损伤胎盘和脐带，协助判断前置

胎盘和胎盘早剥等。

胎儿畸形情况　可以发现的畸形有：无脑、脑积水、小头畸形、脊柱裂等神经系统畸形；食管狭窄或闭锁、幽门梗阻或闭锁、十二指肠闭锁、无肛门等消化系统畸形；先天性房间隔与室间隔缺损、法洛四联症、单心房、单心室等心血管畸形；肾不发育、肾积水、多囊肾等泌尿系统畸形；肺部囊性病变等呼吸系统畸形或异常；软骨发育不良、成骨发育不全等骨骼系统畸形；等等。

孕晚期（28周之后）

孕晚期的B超检查，是为了了解胎儿的发育情况，进一步确认胎儿有无畸形；判断胎儿的大小以及羊水量的多少；进一步确定胎盘的位置，确定是不是前置胎盘；获得脐带以及胎儿体内重要脏器的血流信息，间接了解胎盘功能。一旦发现问题，可以及时处理。此外，B超检查结果还能用来判断胎位是否正常，还可以用来预测胎儿的体重，初步确定分娩方式。

• B超结果显示异常怎么办

第一个：侧脑室增宽。有人左侧，有人右侧，有人双侧，当看到检查结果显示"胎儿侧脑室增宽"，孕妈就慌了："哎呀，宝宝是不是脑积水呀？"不用太慌张。15 mm以上，为重度增宽，且越宽越严重，这种才会发展为脑积水；10 mm以内，单纯的侧脑室增宽，大部分是没问题的。

第二个：脉络丛囊肿。"哎呀，孩子脑子里是不是长了个瘤，怎么还有个囊肿啊？"别害怕，脉络丛产生脑脊液的地方，看着像有小囊肿一样的改变，但多数不是真正的囊肿，28周以后绝大部分会消失。单纯性的脉络丛囊肿，一般5 mm以内预后都会非常好。

第三个：心室强光点。"左心室强光点、右心室强光点，是不是孩子心脏有结石？"有孕妈吓得睡不着觉。不用太担心，很多情况下就是腱索，腱索那个地方增厚一点，就可能会显示强回声，大部分情况下只是因为这个，没有合并其他的心脏的异常，不用太担心。

第四个：肾盂分离。"哎呀，孩子会不会肾脏有问题？缺一个肾或者是万一出生后肾不好怎么办？"如果分离在10 mm以内，没有合并其他的异常（肾实质压迫得特别厉害、输尿管异常、膀胱异常），只是单纯的肾盂分离，就不用太担心，99%以上都是没问题的。

第五个：肠管强回声。"小孩的肠里边有个强回声，是不是长了个瘤啊？"很多情况下是宝宝肠道内的便便导致这种强回声。

第六个：单脐动脉。"我家孩子怎么比人家少一根血管，人家都是两根脐动脉，我家只有一根脐动脉……"如果只是单纯性的单脐动脉，没有合并其他心脏的异常，定期产检监测胎儿的发育正常，胎心监护也正常，没有缺氧的表现，那么单脐动脉是可以顺产的，不是一定就得剖宫产。

以上的这些叫超声软指标，不是硬指标，即异常不表明孩子就有问题。软指标就是没有明确的意义，只是如果检查结果异常，提示有可能合并染色体的异常。但是以上这些，大概率情况下是没有染色体的异常，所以孕妈们不用怕得天天睡不着觉。

● B超和彩超的区别

很多孕妈分不清楚B超和彩超的区别。

B超是黑白的，彩超是在黑白超声的基础上增加了彩色，但所谓的彩色只是用了红色和蓝色来显示人体心脏和较大血管的血流情况。

B超是运用超声波了解人体结构的一种观察仪器。原理很简单，就是B超机发射具有穿透能力的超声波，超声波和声音一样，遇到屏障就会回传，然后通过电脑收集这些回声，转化为相应的平面图像在屏幕上显示出来，通过这些图像，医生就可以观察内脏器官的形态和变化。

彩超与B超原理相似，但采用的是D型超声，是专门检测血液流动和器官活动的一种超声诊断方法，又称多普勒超声诊断法。

因此，看胎儿有没有畸形，比如是不是少了根手指，有没有唇腭裂，用的是普通B超；而检查心脏和脐带血管时，为了看血液流动情况，用的是彩超。

● 三维彩超和四维彩超有什么不同

在临床上，说做彩超时，指的是二维彩超，所看到的图像是平面图像。

三维彩超是在二维彩超的基础上增加了一个空间轴，形成静态的立体图像。四维彩超就是实时的三维彩超，在三维彩超的基础上增加了一个时间轴，立体图像是活动的。

三维和四维图像是将观察到的平面图像，通过超声设备中的软件，计算转换生成的。也就是说，三维彩超、四维彩超的图像是后期生成的,并不是观察到的图像就是三维、四维的。通俗来说,四维超声波检查就是三维立体动画。通过四维超声检查能够看到宝宝的每一个动作,如打呵欠、揉眼睛、翻身、踢腿等。

• 产检时,三维或四维彩超会更准确吗

三维、四维彩超并非胎儿检查必要项目,准妈妈不必盲目追新。对一般孕检项目来说,二维B超才是最关键、最基本的排畸检查,有经验的医生可通过二维切面初步判断胎儿是否存在畸形。如果存在可疑畸形,可以通过三维、四维彩超进一步追踪观察。一些三维彩超检查可以和二维B超检查配合使用,使胎儿体表发育畸形的检出率提高。

所以,目前来看,在进行胎儿大畸形筛查时,胎儿结构异常的检出率主要取决于医生的经验水平,而不取决于是否采用了三维技术或四维技术。科技在进步,后续三维和四维会越来越有用。

扫二维码查看最新内容
内含吴医生讲解视频

❤ 大排畸和小排畸怎么做

● 大排畸B超查什么

"大畸形筛查"是通俗的说法，规范的说法是"中孕期系统产前超声检查"。

大排畸一般在孕18～24周安排做（有的医院放宽到25周、26周）。在B超下，从头到尾各个系统去排查，比如脑袋怎么样，鼻子怎么样，嘴有没有唇腭裂，消化系统有没有畸形，心脏有没有畸形，肺有没有畸形，泌尿系统的肾、输尿管、膀胱有没有畸形，有没有一条腿特别短，等等。

这次B超的目的是了解胎儿是否存在大的结构缺陷，所以被称为"大畸形筛查"。

● 为什么这个时间点检查

这个时间段做B超，可以发现大多数的胎儿结构异常，做得太早胎儿比较小，相应的器官还没有很好地发育，无法发现结构异常。另外是为了终止妊娠的考虑，如果做得晚，发现了大的畸形，而胎儿已经进入了可以存活的阶段，终止妊娠会对母亲带来身体和心理的双重打击。

● 出现问题怎么办

首先，"大畸形筛查"发现有问题，不一定是大问题，没有发现问题也不代表没有问题。发现问题之后，最重要的是要听医生的分析和诊断，不要过分担忧。

与单发畸形相比较，有多发畸形的胎儿发生染色体异常的风险更高，需要进行进一步的检查。

对于胎儿中枢神经系统的异常，有条件的可以考虑行胎儿MRI（磁共振）检查，因为胎儿MRI可以提供更多的信息，有利于提高胎儿中枢神经系统异常的检出率。

对于大的、复杂的胎儿畸形，最好到有后续处理能力的产前诊断中心（胎儿医学中心）就诊。

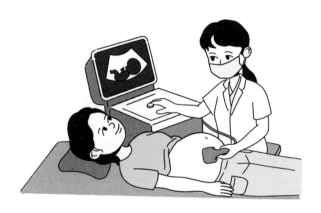

● 小排畸怎么做

小排畸一般是在孕30周做，有的地方是在孕32周左右做。

为什么做了大排畸还要做个小排畸？你想啊，22周到30周，其间宝宝又长了2个月，生长的过程中有可能有些异常前面没发现，这个时候可以被发现。比如，长着长着有一条胳膊不长了，所以大小排畸都要做。

- 没问题是不是就万事大吉

有人问，做完了大排畸、小排畸，结果没问题，是不是就意味着孩子完全没问题了？

不是的。大部分畸形能筛查出来，但有少部分畸形筛查不出来。

有的畸形是B超检查发现不了的，比如手指头是粘连的，检查的时候是看不出来的，生出来之后才发现手指之间无法分开。再比如六指畸形，如果只是多出来一点点的微小畸形，很多情况下看不出来。

扫二维码查看最新内容
内含吴医生讲解视频

♥OGTT糖耐测试怎么做

• 什么是OGTT

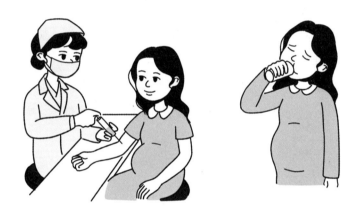

OGTT又叫"口服葡萄糖耐量试验",是一种观察葡萄糖耐受能力的试验,用来诊断是否得了妊娠期糖尿病。

• 做OGTT的步骤

第一步:检测当日早晨空腹,在喝糖水之前,到取血室采集空腹血糖,也就是第一次静脉血。

第二步:将75 g葡萄糖溶于300 mL水中,从喝第一口葡萄糖水开始计时,5分钟内喝完。

第三步：服糖后1小时到取血室采集第二次静脉血，服糖后2小时到取血室采集第三次静脉血。

● 做OGTT试验的注意事项

1.空腹血糖是指最后一次进餐之后的8～12小时之内，没有再吃任何东西的血糖水平，最好在晨起8点之前检测。

2.检查前三天，要正常饮食。有的孕妈担心血糖高了，就不吃主食，这是不对的哦，这项检查测的是正常饮食下的血糖，如果刻意不吃换来不准确的检测结果，这是对自己和胎儿的不负责。

3.喝糖水时，5分钟以内喝完就行了，不要喝得太快。有的人喝得太快，因为太甜了、太齁了，忍不住吐了，这就不准了，所以喝的时候要注意慢慢喝。

4.喝糖水1小时和2小时后，会各抽一次血，这期间尽量不要爬楼梯或者快走，运动状态会影响血糖，抽血验的就是相对安静状态下的血糖。

5.自己带点食物，等抽完血了，可以立即补充能量。

6.检查前一天，不能吃含类固醇成分的药，不能喝浓咖啡、茶，睡眠不好也会影响第二天的血糖。

● 正常孕妇的血糖标准

空腹血糖不超过5.1 mmol/L；

餐后1小时血糖不超过10.0 mmol/L；

餐后2小时血糖不超过8.5 mmol/L。

如果上述结果中有一项不正常，则认为患有妊娠期糖尿病。如果血糖出现异常，孕妇首先要做好血糖的监控工作，在家中备一台血糖仪，方便检测自己的血糖。随书附赠的小册子会有一个血糖检测记录表，你们可以直接去填写。

建议记录自己的饮食日记，根据血糖和饮食的记录，你慢慢就能摸索到自己该怎么吃。关于如何记录饮食日记，我也在小册子里有介绍，可以方便你记录。

同时，孕妇还要调整生活习惯，控制饮食，适量运动，少食多餐，均衡营养。饮食建议低盐、少油、低脂、低能量、高纤维，同时减少糖的摄入量。如果控制饮食及增加运动量后，状态还是欠佳，必要时可以考虑使用胰岛素。

患有妊娠期糖尿病的孕妇分娩之后，仍然需要复查。产后6～12周再做一次OGTT，再次确认血糖情况。

❤ 胎心监护怎么做

扫二维码查看最新内容
内含吴医生讲解视频

• 什么是胎心监护

胎心监护是运用多普勒胎心仪，一种超声设备，将胎心率曲线和宫缩压力波形记录下来，是正确评估胎儿宫内状况的主要检测手段。

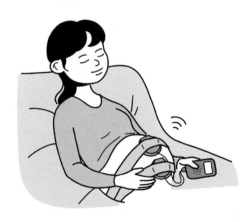

做胎心监护的时候，要在准妈妈的肚子上绑两个探头：一个探头是用来监测胎儿的胎心，要放在胎心的最强点，通常在肚子下方位置；另一个探头用来监测宫缩压，放在宫底。

如果监测胎心的探头听不到声音了，这是因为腹中的宝宝不是一直在一个地方不动，它会来回活动，探头就会对不准心脏了，这时候就要稍微活动一下探头，找找胎心的位置。

• 什么时候做胎心监护

正常情况下，孕妈会从孕32周开始增加胎心监护的产检项目，每周一次，每次20分钟左右。若孕妈有妊娠期间合并症或并发症，可以在医生建议下，提前至孕28～30周开始做。如果孕妈过了预产期还没有分娩，则需要每3天做一次胎心监护，直至宝宝出生。

• 做胎心监护的准备工作

不要空腹：空腹做胎心监护，很可能胎儿正处于饥饿状态，活动很少，这就会导致结果不准确。孕妇在吃了东西之后，胎儿通常会更加活跃一点，胎心监护的结果也会更加准确。

检查之前上厕所：做一次胎心监护的时间一般是20分钟，如果碰到宝宝正好在睡觉，还可能延长至40分钟，甚至更长，因此，在做胎心监护前上厕所还是需要的。

侧卧或者坐着做：尽量避免仰卧。

选择宝宝活跃的时间段：最好选择宝宝相对比较活跃的时间段，否则宝宝睡着了很有可能会影响胎心监护的结果，通常这时医生会安排准妈妈再做一次。

• 做胎心监护时的小技巧

1.在做胎心监护前30分钟至1个小时可以吃点东西，例如牛奶、面包之类的，防止肚子饿导致宝宝不爱动。但不要吃得太饱，因为这也会让宝宝不喜欢动的。

2.胎心监护的过程中，准妈妈选择一个能让自己舒服的姿势，避免平卧位。

3.无论是上午还是下午做检查，建议选择胎宝宝活跃的时候去检查。

4.如果在检查的时候，胎宝宝睡着了，可以试试轻轻拍拍肚子，也可以跟胎宝宝说说话，或者放一些轻松的音乐。

• 胎心监护怎么看

胎心率的正常值

大家都知道是110～160次/分属于正常。但是要强调一下，这是孕中晚期的正常值，因为在孕早期，170次/分也是正常的。比如你孕11周拿听筒听到胎心了，每分钟170～200次，在孕早期都属于正常。胎心总体的基调，到孕晚期才逐渐稳定到110～160次/分之间。

胎心曲线怎么看

你不用当大夫，胎心监护怎么看不用搞太清楚，你能知道一个大概就行，反正你要拿给大夫去评估正不正常。

胎心监护绝对不是只看一个瞬间的心率是多少，而是看一种趋势，即曲线变化的趋势。很多人一看胎心率180次/分了就吓得不行，一会儿到了180次/分，一会儿又回到了160次/分以下，这是正常的。

下面这张图是正常的胎心监护图，扫描本篇文章标题旁边的二维码，可以查看飞书文档中的视频，我会详细为你解读怎么看胎心监护。

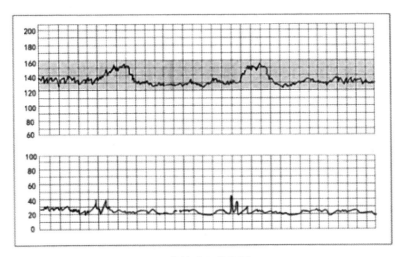

正常的胎心监护图

● 胎心异常的表现

如果胎心率持续高于160次/分或低于110次/分，所谓持续，是指10分钟以上，则称为心动过速或心动过缓，提示胎心率异常，应及时治疗。

导致胎心异常的原因有很多，主要原因就是胎儿在宫内缺氧，胎心异常的程度越严重，通常意味着胎儿缺氧也越严重。但并不是所有的胎心异常都是缺氧引起的，孕妈本身的情况也会影响胎心的变化，如果孕妈发热、贫血、甲亢，或者过度焦虑紧张等，自己的心率就很高，胎儿的心率也常常超过每分钟160次。

如果孕妈服用某些药物，也可能引起孕妈和宝宝心率增高。

除了这些，胎儿宫内感染、胎儿心脏畸形和传导异常，也会引起胎心异常。

● 哪些异常情况要及时看医生

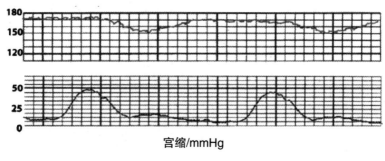

宫缩/mmHg

晚期减速（Ⅲ类）

晚期减速的胎心监护，这种提示胎儿可能缺氧。

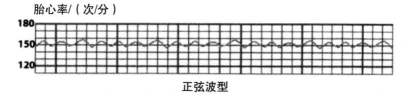

胎心率/（次/分）

正弦波型

出现这种类似于数学中的正弦波形，提示胎儿危险，需要尽快看大夫。

● 有没有必要买个家用胎心仪

很多妈妈担心胎心异常，除了在医院做胎心监护，还想自己买个家用胎心仪，那么有没有必要买呢？

胎心仪不是必需品，是否购买，看你个人经济条件。

当然，买了之后你就要好好学习怎么使用。同时，也要跟医生沟通胎心监护的图像，尤其是在自己拿不准的时候。

正规医疗器械的胎心仪会严格控制超声功率，不会对胎儿造成影响。在孕早期，胎儿处于器官分化阶段，我们一般不建议孕妈在孕15周前进行自我监护。要严格把握多普勒胎心仪的使用时间。孕15～28周，每天3次、每次1分钟的监护是安全的。孕28周以后，胎儿器官分化比较完全了，可以加长监护的时间和次数。

孕妈也许还听过"胎心率低于140（次/分）是男孩，高于140（次/分）是女孩"的说法，实际上，从胎心率看男女并不科学。有统计说，刚出生的时候，女宝宝的心率的确比男孩高，可这仅仅是在宝宝刚出生的时候。而胎儿时期的心率，男宝宝和女宝宝之间是没有任何差别的。孕妈不要为这个纠结。

扫二维码查看最新内容
内含吴医生讲解视频

❤ 哪些异常产检检查不出来

通过前面的内容，我们对孕期检查已经了解得非常详细了，但孕期有些异常还是无法通过产检被发现。

● 视力异常

胎儿在妈妈肚子里时基本上都闭着眼睛，所以我们无法了解胎儿眼睛的情况，只有等他出生才能做判断。失明、眼球缺失、眼眶畸形等问题也很难通过B超检查被发现。就算做MRI，也只能检查出一些明显的结构畸形，很难发现视力方面的问题。

因此在孕早期，孕妈要多注意饮食、环境以及自身方面的因素，以减少对胎儿的影响。因为孕早期是胎儿视觉神经发育的关键期。

● 听力异常

跟视力异常一样，听力异常也没办法在孕期检查中被发现。只能在孩子出生后，通过听力筛查及耳聋基因检测来判断其听力情况。

如果夫妻双方中有一方是耳聋患者，或有耳聋家族遗传史的话，那么我们建议做孕前耳聋基因检测。

● 皮肤异常

每位妈妈都希望自己的孩子长得漂亮，但比起孩子的脸部结构问题，孩子的皮肤问题是检测难以发现的，如肤色、胎记等问题。

有的孩子出生后，其半张脸上有明显的胎记。胎记分色素型和血管型两种，有的胎记会逐渐消失，有的胎记则会难以消除，甚至合并其他器官发育异常，必要的话需及时带孩子去医院就诊。

● 肢端畸形

类似多指（趾）、并指（趾）、指（趾）关节缺失或手脚外翻，还有一条腿长一条腿短等畸形，是不太容易通过B超检查看出来的，只有等孩子出生才能看清楚。

那有人会问了：不是做了那么多次B超吗，怎么会发现不了？要知道，B超检查无法做到细致入微地观察，这是由B超图像的清晰度决定的。就算是三维、四维彩超检查，也受限于超声检查本身的不足，再加上胎儿在腹内的形态和肢体的遮挡等因素，很难把细节观察清楚。

● 消化系统异常

消化系统方面的异常主要指肠道闭锁或阻塞，此外你可能还听说过肛门闭锁、食管闭锁、十二指肠闭锁等问题。新生儿体检时必须查的一个项目就是看肛门有没有开口，这些在产检B超时也很难被查出。

如果胎儿出现消化系统异常，其吞咽羊水的能力会受到影响，但在产检时我们最多只能看到羊水量有改变。当然，如果有可疑迹象，可以考虑去做MRI，进一步确认是否存在问题。

● 代谢及发育异常

相对隐匿的异常，尤其是代谢和发育方面的异常，很难在产检时被发现。比如智力发育问题，它在产检时确实查不出来。

这一节内容可能很多人不爱看，觉得不吉利，介绍这部分内容的初心也不是说要做什么心理准备，这种经历没法提前准备，只是一个事先了解，知道产检可以检查哪些，又检查不到哪些，从而心里有点底。

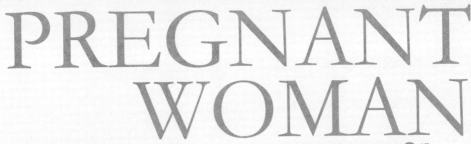

PREGNANT
WOMAN

吴医生陪你科学孕产

第四章

怀孕后的这些"需重视"

这一章的内容，很多孕妈可能不是很想看，觉得看了之后压力很大。我特别能理解，毕竟谁都想怀孕后一路顺顺利利，不想遇到什么意外。没关系，你就当科普知识提前了解，有用得着的地方，你多留意。

孕期出现的这些情况是需要重视的，比如出血，胚胎停育，妊娠期糖尿病、高血压，子宫肌瘤，卵巢囊肿，羊水多了或少了……别担心，遇到这些情况首先要跟你的医生密切沟通，遵医嘱，然后你也可以看看我的书，了解相关内容。

孕期特殊情况

孕期感冒了要重视

扫二维码查看最新内容
内含吴医生讲解视频

如果孕期感冒发烧了，不吃药的话，持续发热会不会把腹中的孩子烧坏？吃药的话，药物会不会影响孩子？咳嗽会不会震破胎膜引起早产？感冒不是什么很严重的病，本来是个小病，但孕期感冒就不是小事了。

确定是普通感冒还是流感

确定是普通感冒还是流感，这一步很关键。

孕妇的免疫力低，因此会比其他人更容易感冒。不过感冒了别急，首先要区分是流感还是普通感冒。

如果是流行性感冒，危害性会比普通感冒大一些，从症状上来讲，发热温度更高，容易有持续性的酸痛，浑身酸痛得厉害；如果是普通感冒，则可能不会高热，只是低热，但打喷嚏、流鼻涕较多。

这是二者症状的不同，最关键的对比就是做咽拭子，甲流、乙流显示阳性，就确定是流感。

	流感	普通感冒
致病原	流感病毒	鼻病毒
流感病原学检测	阳性	阴性
传染性	强	弱
发病的季节性	有明显季节性（我国北方为11月至次年3月多发）	季节性不明显
发热程度	多高热（39～40 ℃），可伴寒战	不发热或轻、中度热，无寒战
发热持续时间	3~5天	1~2天
全身症状	重。头痛、全身肌肉酸痛、乏力	轻或无
上呼吸道症状	相对较轻	鼻塞、流涕、喷嚏等明显
病程	5~10天	5~7天
并发症	可合并中耳炎、肺炎、心肌炎、脑膜炎或脑炎	少见

● 治疗上的不同

区分是普通感冒还是流感后，治疗上会有不同。

如果是流感，治疗上建议更积极，48小时以内推荐用抗病毒的药物，对孕妈和孩子都是有利的，因为流感病毒对孕妇和孩子的影响，大于药物可能产生的副作用。如果出现高热了，发热持续在39 ℃左右，且如果处在孕早期，就要尽快用对乙酰氨基酚药物来进行退热，不能听之任之。

如果只是普通感冒，会有自限性，即5～7天不用处理也能自愈。那接下来的重点就是缓解症状，下面我一个个地说。

先说咳嗽，有的人咳嗽伴有痰，但痰咳不出来，这时就要想办法把痰软化，使其咳出来。雾化是很好的方式。实在没有雾化，你用杯子接一杯烧开的水，冒着热气，你凑近后，用鼻子吸一吸，也可以让痰软化，就咳出来了。或者买祛痰的药，氨溴索类，相对是安全的。

鼻塞可以用海盐水通通鼻子，把鼻涕冲出来。嗓子疼也可以用盐水漱口，或喝点蜂蜜茶，改善症状。

有人问：能不能用点中成药啊？

用些感冒清热颗粒是相对安全的，具体可以咨询你的医生。切记，如果发热到38.5 ℃，甚至更高，就要做退热处理。高热对腹中宝宝的影响和对乙酰氨基酚对宝宝的潜在影响相比，前者大得多。

基本上普通感冒这样处理之后就没啥问题了。

不过，部分孕妈会有牵连，意思是在感冒的基础上又合并了细菌感染，如上呼吸道感染，这时抽血查白细胞，数据很高，这就不只是普通感冒了，要用抗生素，像阿奇霉素，或头孢类的药物，尽快把炎症压下去，不然会发展成肺炎，就更麻烦。

有人会问：用抗生素对腹中的孩子是不是会有影响？

听你医生的建议，在医生指导下用药，相对来说是安全的。对感冒的孕妈来讲，不必过于担心，有数据显示，所有的出生缺陷中，真正与化学品、药物、物理因素和发热相关的胎儿畸形只占了不到4%。

前面说的是孕早、中期的感冒，如果孕晚期感冒，就不用太担心了，该用药就用药，宝宝生出来，如果感冒了也得用药，是不是？

● 感冒了，能不能吃感冒药

常见的感冒药多数是复合制剂，含有多种成分，大都含抗组胺药，不属于孕期安全用药，所以建议孕妈最好不用这类复合类的，特别是早孕期。至于中药，成分也比较复杂，孕妈不要自行服用，除非医生给出明确的指导建议，才能服用。

如果得了感冒，先不要惊慌，可以先观察，如果只是咳嗽、打喷嚏、流清水样鼻涕等，没有高热，轻度感冒对胎儿不会有太大的影响，普通感冒一般5～7天就能自行痊愈，无须用药。

如果1周后感冒症状还没明显好转，并且体温超过38.5 ℃，建议选择对乙酰氨基酚或者合适的物理降温方法退烧。如果体温持续超过39 ℃，一定要尽快就医，并告诉医生自己怀孕了，在医生指导下用药。

如果出现发热、喉咙疼痛、疲劳、衰弱、呼吸急促等的流感症状，就一定要引起重视。孕妇患流感之后容易发展为重症，孕早期感染还可能会增加胎儿畸形的风险。如果判断是流感，一定要尽快来医院就医。不要盲目用药，耽误病情。

如果怀孕期间经常感冒，要多补充维生素，多吃富含维生素的食物，提高抵抗力。另外平时做好预防措施，室内通风，外出时做好保暖措施。远离感冒的人群，戴好口罩，这样才能降低感染的可能性。

💜 孕期阴道出血要重视

扫二维码查看最新内容
内含吴医生讲解视频

怀孕前，女性都盼着例假准时来，不来还惦记。但怀孕后，就绝对不希望出血。引发阴道出血的原因很多，有正常的生理现象，也有异常状况。

● 正常的生理现象

怀孕期间的出血，有些是找不到原因的，你可以做如下理解：

受精卵在着床时可能会出血，这是受精卵扎入内膜时的表现，这种少量出血，如果没有其他的症状，可以观察。另外在孕期，子宫在不断增大，但是宫颈没有同步增大，所以位于两者之间的内膜就会有少量的出血。这也是怀孕的正常现象，不要害怕，大概10天左右，出血的状况就会消失。

● 介于正常和非正常出血之间的叫绒毛膜下出血

绒毛膜下出血，又叫孕囊旁出血，看下面这张图你就知道什么是绒毛膜了，简单来说就是整个孕囊最外面那层膜。绒毛膜下出血，就相当于孕囊旁边有出血，如果孕囊旁出血多的话，会挤压孕囊，导致流产。有的地方也称这种情况为"胎膜后积血"。

孕囊旁出血，并不意味着就会发生流产，还要考虑这几个因素：孕囊变形、胎心搏动的强弱、孕囊旁出血的面积大小等。

269

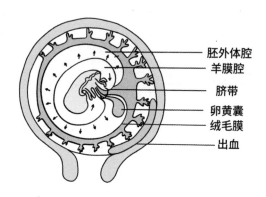

如果胎心搏动较弱或者变慢，孕囊有明显变形，那么，发生流产的可能性就会大一些。

如果你非想用一个简单的方式判断会不会发生流产的话，我告诉你一个还未被印证的，但是经常用的方法：根据孕囊旁出血面积的最大径线长度与胚芽长度的比值，来预测发生自然流产的风险，当（孕囊旁出血面积的最大径线长度）／（胚芽长度）＞2.5时，流产的风险明显增加。

孕囊旁出血的发生率4%～48%，尤其是试管婴儿的孕妈，孕早期出现孕囊旁出血的概率还是很大的，这可能和试管婴儿的操作有关系，但是多数结局都是好的，并没有发生流产。

当发生孕囊旁出血，不常规建议采用卧床休息和补充黄体酮等措施进行保胎，可以定期超声检查，随访孕囊的形状、胎心率和出血面积等情况。

• 异常出血

孕早中期异常出血

生化妊娠

把生化妊娠放在第一位，是因为这是发生率最高的情况。

生化妊娠就是，你抽血发现怀孕了，或者你验尿发现怀孕了，但是超声没有发现孕囊，就出血流出来了。这种情况之所以最多，是因为生化妊娠出血时间和你下次来月经的时间差不多，很多人以为只是来月经了，而没意识到是自己怀孕了。

生化妊娠多数就是优胜劣汰的表现，发生一两次生化妊娠都不用紧张，继续尝试怀孕就行。如果你发现自己有三次以上生化妊娠，就来医院检查一下原因，予以干预。

先兆流产

先兆流产是最常见的阴道出血。它可能是前面的孕囊旁出血发展而来，也可能是胎停育后发展而来，还可能是碰撞后发展而来。先兆流产的出血量和症状都跟月经差不多，伴有下腹阵痛，子宫通过收缩把胚胎排出来。先兆流产如果继续发展下去就是难免流产，也就是胚胎已经停止发育了，或者孕囊已经掉到子宫口了，不可避免地要流出来了。难免流产再发展下去就是流产。

当然，也有人孕囊掉出来的时候没有掉干净，就叫"不全流产"。也有人胚胎停育了，但就是不掉出来，就是"稽留流产"。

流产对很多孕妈来说很难接受，但正常女性的自然流产率就是15%左右，而且孕早期流产的原因多半是胚胎本身质量不好，胚胎存在染色体异常，继续发育下去，对胚胎也是不好的。

宫外孕

如果受精卵在输卵管、腹腔等位置着床，也就是异位妊娠，我们称之为宫外孕。

宫外孕一般会在停经6~8周时有异常阴道出血，这种出血颜色暗红，出血量少，一般不超过月经量。

为什么会出血呢？胚胎发育需要足够的空间，而发生宫外孕时，受精卵在狭窄的输卵管或卵巢里生长，孕囊破裂之前，表现为少量出血，伴有腹痛；如果没有引起重视，继续发展下去，孕囊破裂就会导致大出血，就有可能危及生命。

所以B超检查确定是宫外孕的话，要听从医生的指导建议，千万别轻视。

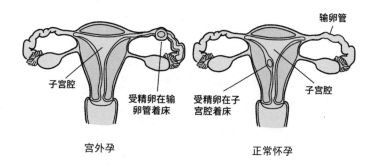

子宫腔　　受精卵在输卵管着床　　受精卵在子宫腔着床　　输卵管　　子宫腔

宫外孕　　　　　正常怀孕

葡萄胎

葡萄胎，字面意思就是胚胎像一串葡萄，子宫里有一串葡萄，怎么回事呢？怀孕后胎盘像树根一样扎在子宫的肌层里，小胎芽吸收营养后，慢慢长成一个孩子。但葡萄胎是树根吸收营养后，快速生长，长成一个个水泡（就是滋养细胞）。这种情况下可能连胎芽都没有，即使有胎芽，这种情况下也是不能留的。因为它有很大的危害，其侵蚀性相当于一个肿瘤，所以葡萄胎不能留。

如下图所示，有部分性葡萄胎和完全性葡萄胎。

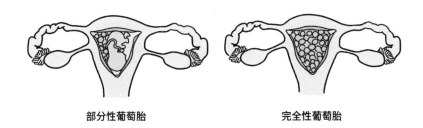

部分性葡萄胎　　　　　　　完全性葡萄胎

葡萄胎会引起阴道出血、腹痛，严重时会有大出血、感染、败血症等并发症。葡萄胎患者会在停经一段时间后发生出血，开始时量少，容易被误诊为先兆流产；之后，出血量逐渐增多，有时还会排出水泡样组织。除了出血症状，当葡萄胎生长迅速，子宫被撑大时，还会引起下腹胀痛。

如果B超检查诊断为葡萄胎，就应该立即终止妊娠，清宫处理，然后定期随访测定hCG水平。

这里再多唠叨几句。清理葡萄胎跟普通的清宫不一样，做两次的可能性比较大，因为它大——一串葡萄，一次把它清理干净比较难，通常一个星期之后要做第二次清宫。万一出现葡萄胎，孕妈的心里得有个数。做完清宫之后，需要B超监测，看看子宫里面有没有清干净。

抽血检查hCG，hCG值会下降，一个星期至少监测一次，每次下降10%以上。

如果残留或再次妊娠即可诊断为妊娠滋养细胞肿瘤：hCG测定4次高水平呈平台状态（±10%），并持续3周或更长时间；或者hCG测定3次上升（＞10%），并至少持续2周或更长时间。这时就要警惕是绒癌，或者侵蚀性葡萄胎，就可能需要后续的化疗了。

但是大家别慌，绒癌或者侵蚀性葡萄胎属于可以治愈的癌症，有的只需要化疗就可以治愈。这个疾病北京协和医院看得最好。

得过葡萄胎，下次怀孕还会得葡萄胎吗？

概率很低，下次得葡萄胎的概率是1%，正常人得葡萄胎的概率是0.1%。但如果两次都得葡萄胎，第三次的概率就会变成18%左右。

孕妈一定得记住以下几点：

第一，怀孕以后一定得做B超检查是不是葡萄胎；

第二，如果是葡萄胎，要按照医生安排的流程好好配合治疗；

第三，治疗完之后，需要做好监测。

最重要的是，要严格避孕，一年之内不能怀孕，一年以上再考虑怀孕。如果孕妈年纪比较大，着急要孩子，需要跟医生商量，至少要间隔半年。希望你们都不要得葡萄胎。

宫颈病变

有的孕妈是怀孕后出现不同程度出血，来医院做检查时发现是宫颈病变，这时候就要看医生的建议。大部分宫颈病变发展缓慢，不影响怀孕的话，就分娩后再处理。

所以建议大家在备孕期间去做个体检，查查宫颈的情况，发现问题先解决问题，然后再安心备孕。

前置胎盘

什么是前置胎盘，可以看一下下面这张图。

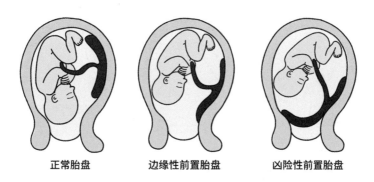

正常胎盘　　　　边缘性前置胎盘　　　　凶险性前置胎盘

正常胎盘附着于子宫体部的前壁、后壁或侧壁。如果孕28周后，胎盘仍附着于子宫下段，其下缘达到或覆盖宫颈内口，位置低于胎头，称为前置胎盘。

但是，很多孕早期或者孕中期的孕妈，看到超声提示胎盘低就断定自己是前置胎盘了，这是不对的，因为大部分孕早期和孕中期胎盘低的孕妈，等到28周以后，胎盘位置都会移上去了。

为什么这么神奇呢？我下面画个图解释一下。离子宫口近的一段肌肉，叫子宫峡部，这一段肌肉在没有怀孕的时候只有1 cm长，怀孕以后会慢慢长到10 cm长。

所以，如果你孕28周前发现胎盘位置低，还不能叫前置胎盘，大夫会告诉你是"胎盘前置状态"。

等子宫慢慢长大，子宫峡部也会慢慢拉长，胎盘会随着子宫长大和子宫下段拉长，越来越远离子宫口。

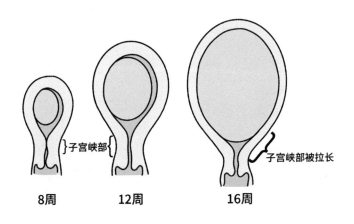

8周 　　12周 　　16周

前置胎盘为什么会出血

如果真的是前置胎盘，尤其是胎盘完全覆盖了宫颈口，但凡有点风吹草动，跨过宫颈口的那个地方，都很容易出血，而且一出血，就会顺着宫颈口、顺着阴道流出来。

前置胎盘出血之所以凶险，是因为宫颈口这个地方肌肉少，出血后不容易止血，可能会血流不止。

所以如果你是前置胎盘，要严密监控，限制活动，一旦出血量增多，要及时来医院就诊。

目前还没有手术或者其他手段能让胎盘挪到正常的位置。

如果你还没有怀孕，要避免发生前置胎盘，这些一定要记住：

1.能早怀孕就早怀孕，35岁以上的女性比30岁以下的女性更容易发生前置胎盘。

2.多次人流及刮宫手术操作史易导致前置胎盘。受精卵很聪明的，它着床的时候，做过人流手术的地方，子宫内膜有损伤，它就着不了床，只能继续往下走去着床，就发生了前置胎盘。

3.如果既往做过剖宫产手术，再怀孕时之前剖宫产的疤所在的位置能被拉长的长度就有限，会增加前置胎盘的概率。

4.如果怀双胎或多胎，因为胎盘会比较大，胎盘面积大了，会增加前置胎盘的可能性。

5.如果孕妇吸烟或吸毒，会增加出现一系列并发症的机会，包括前置胎盘。

6.亚洲和黑人女性患前置胎盘的风险相对大一些，这和体质有关系。

尿路感染

有的孕妈上完厕所，用纸后，发现纸上有血，吓坏了，来医院检查，发现是尿路感染，血是从尿道口流出的，不是孩子出意外。

尿路感染可轻可重。尿路感染的地方，不是尿道口，而是膀胱和肾，常见的就是膀胱炎和肾盂肾炎。

如果妊娠女性确诊尿路感染，应及时行抗生素充分治疗，具体用什么抗生素听大夫的就行。

除药物治疗外，日常生活中积极采取预防措施也很重要。

①加强外阴卫生，勤换内裤，勤洗外阴。

②多饮水，能起到冲刷膀胱、尿道中少量微生物的作用。

③减少妊娠期性生活，性生活后及时排尿。

④加强营养，提高自身免疫力。

孕晚期出血

见红

相信很多人都听说过"见红"这个词，医学上来说，见红主要是因为宫颈内口附近的胎膜与子宫壁剥离，导致一部分毛细血管破裂，从而引起少量出血。

大多数情况下，见红意味着孕妇会在接下来的24～48小时内分娩，但也有见红1周还不分娩的现象。

孕晚期少量出血时，孕妇不用过分紧张和焦虑，可以同时观察自己有没有宫缩，有没有羊水从阴道流出来。如果有，就要及时就诊，准备待产。

如果出血量很大，超过了平时的月经量，就需要特别注意，这是不正常的情况，一定马上来医院就诊。

前置胎盘

如果你是前置胎盘，在孕28周以后发生反复的、无疼痛性的阴道出血，就要警惕了。尤其是有宫缩的时候，子宫的下段会逐渐伸展，但附着在子宫下段的胎盘却不能相应地伸展，从而导致胎盘附着的地方分离、出血。当剥离面过大时，开放的血管会出血，一方面可能会导致孕妇大出血，另一方面可能会导致胎儿宫内缺血、缺氧，情况危急。

所以如果孕妈是胎盘前置，孕晚期要重视B超检查，观察胎盘位置的变化，警惕孕晚期出血，同时和大夫一起评估能不能顺产，还是直接剖宫产。

前置胎盘能不能顺产

前置胎盘终止妊娠方法的选择：剖宫产是目前处置前置胎盘的首选，完全性前置胎盘必须剖宫产，部分性、边缘性前置胎盘近年来也倾向于剖宫产。英国2005年指南指出，前置胎盘的终止妊娠方式需结合临床及影像学检查，如果胎盘边缘距离宫颈内口小于2 cm，尤其胎盘边缘厚（超过1 cm）或者胎盘位于子宫前壁下段，则需要剖宫产。

胎盘早剥

生孩子一般是孩子先出来，胎盘再出来，如果胎盘先剥离了，就是胎盘早剥。如果说得专业点，就是孕20周后，或分娩期，正常位置的胎盘在胎儿娩出之前，部分或者全部从子宫壁剥离称为胎盘早剥，其发病率国内报道是0.46%～2.1%。胎盘早剥的临床表现不一，常见症状为阴道出血、持续性下腹痛、子宫压痛、血性羊水、胎心率异常等，是妊娠晚期阴道出血的主要原因之一，也是引起围生期死亡率和发病率增高的重要原因。

虽然胎盘早剥的典型症状是阴道流血、腹痛、子宫收缩和子宫压痛，但疾病的严重程度可能与阴道出血量不相符，某些胎盘早剥的出血隐匿于剥离的胎盘和子宫之间，称为隐匿性出血。后壁胎盘的隐性剥离多表现为腰背部疼痛，子宫压痛可不明显。胎盘早剥起病急，发展快，是严重威胁孕产妇和胎儿生命的妊娠并发症，早诊断，及时治疗，选择适当的分娩方式，对母儿预后有着重要影响。

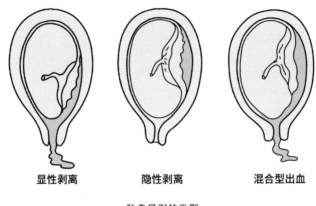

显性剥离　　　　　隐性剥离　　　　　混合型出血

胎盘早剥的类型

胎盘早剥之所以比较凶险，是因为：

第一，在胎儿出生之前胎盘就先剥离了，胎儿就缺氧了。

第二，子宫是靠肌肉收缩止血，如果胎盘和子宫之间有大血块，尤其是血块渗入子宫肌肉层里，会导致这部分肌肉受压迫而坏死，无法收缩止血，会导致大出血，在临床上这叫胎盘卒中。这种情况下不但胎儿有危险，大人也有危险，因为子宫大出血后，迫不得已有可能切除子宫。

第三，胎盘早剥可怕的地方，是可能会出现弥散性血管内凝血，意思是胎盘剥离后，大量的血积压在胎盘的后面，大脑会感知到这个地方破了，会"派"大量的凝血因子到这个地方止血，但是这个地方又止不住，因为我前面所说的，子宫是靠肌肉收缩止血。所以，源源不断来的大量的凝血因子被逐渐消耗殆尽，身体里逐渐没有凝血因子了，那么身体的其他的地方，比如眼睛、鼻子、内脏等地方就会出血。比如你平时打个喷嚏，不会出血，但是当弥散性血管内凝血的时候，就会哗哗出血，因为鼻子没有凝血因子止血了。发生弥散性血管内凝血的时候，全身很多地方都在渗血，人很快就会失血过多而死亡。

所以，产科发生胎盘早剥都是争分夺秒地抢救，除了输血，还有可能输入很多凝血因子。

如果想简单了解一下，那你看到这里就行了，如果你想知道胎盘早剥的分级和诊疗流程，可以扫描本篇文章旁边的二维码，查看更多内容。

这一节的内容相信不少孕妈都不想看，觉得很吓人，但这节内容又很重要。孕期出血，孕妈要及时到医院检查，无论是做彩超查看胚胎发育情况，还是测定hCG、孕酮，都应该在医生的指导下进行。如果孕妈需要补充黄体酮，要在医生的指导下补充。

总而言之，如果发生出血现象，不要自己判断轻重，很多时候出血量、颜色，看不出太大差别，只有来医院经过细致检查，才能发现问题的源头。

❤胚胎停育要重视

扫二维码查看最新内容
内含吴医生讲解视频

胚胎停育是个悲伤的话题，很折磨人。怀孕了大家都很开心，但没多久胎停了。孕早期发生胎停的还不少，10%～15%的妊娠都经历过胎停。

● 胚胎停育是什么

做B超看胚胎的生长情况，是判断胎停很重要的一个标准。正常情况下，孕囊一天长1 mm左右（当然，不推荐频繁地做B超），七天应该长到7 mm左右。如果孕囊长得不好，就说明可能这个胚胎发育得不好。如果胚胎终止发育，那就是胚胎停育，一般多发生在怀孕8～10周。胚胎停育最终是要流产的，属于自然流产。

胚胎停育一般是指孕早期，20周后如果出现胎儿停止发育一般叫死胎。

胚胎停育的主要原因，多是胚胎本身的染色体出现异常，所以不用自责，本身就是优胜劣汰的过程。

除此之外，胚胎停育还可见于——

全身性疾病：比如孕妈高血压控制得不好，贫血没好好控制，肾病控制不好，等等。

内分泌失调：如孕妈黄体功能不全等。

免疫因素：孕妈对胎儿的排斥过强，也会导致胚胎停育，如系统性红斑狼疮、抗磷脂综合征等。

子宫异常：孕妈子宫内膜太厚或者太薄、子宫过小、子宫畸形等。

还有生殖道感染、精子异常以及其他情况，都有可能导致胚胎停育。

● 胚胎停育有哪些症状

胚胎停育可能会出现一些症状，如阴道流血、下腹疼痛。有些孕妈早孕反应突然消失了，不再恶心呕吐，乳房发胀的感觉减弱，也可能是出现了胚胎停育。碰到这种情况，孕妈可以来医院做B超检查，评估胚胎的生长发育情况。必要的时候，可进行hCG和黄体酮的检查来确定。

还有一些胚胎停育的孕妈症状不明显或者没有任何症状，这就需要通过B超检查来发现。所以建议大家一般在孕7周左右、能看到胎心的时候，就应该去医院进行B超检查，观测胚胎的发育情况。

正常情况下，通过阴道超声检查，在停经大约5周会看到孕囊，大约5周半会看到直径在3～5 mm的卵黄囊，大约6周在卵黄囊附近会出现胚胎和心管搏动。如果在这几个时间点，没有看到应该出现的孕囊、卵黄囊、胚胎和心管搏动，就有可能是胚胎停育。

早孕的超声测量值（妊娠囊、顶臀长测量估计孕周）[1]

妊娠龄		妊娠囊	顶臀长	妊娠龄		妊娠囊	顶臀长
天	周	/mm	/mm	天	周	/mm	/mm
30	4.3			55	7.9	25	15
31	4.4			56	8.0	26	16
32	4.6	3		57	8.1	26.5	17
33	4.7	4		58	8.3	27	18
34	4.9	5		59	8.4	28	19
35	5.0	5.5		60	8.6	29	20
36	5.1	6		61	8.7	30	21
37	5.3	7		62	8.9	31	22
38	5.4	8		63	9.0	32	23
39	5.6	9		64	9.1	33	24
40	5.7	10	2	65	9.3	34	25
41	5.9	11	3	66	9.4	35	26
42	6.0	12	3.5	67	9.6	36	28
43	6.1	13	4	68	9.7	37	29
44	6.3	14	5	69	9.9	38	30
45	6.4	15	6	70	10.0	39	31
46	6.6	16	7	71	10.1	40	32
47	6.7	17	8	72	10.3	41	34
48	6.9	18	9	73	10.4	42	35
49	7.0	19	9.5	74	10.6	43	37
50	7.1	20	10	75	10.7	44	38
51	7.3	21	11	76	10.9	45	40
52	7.4	22	12	77	11.0	46	41
53	7.6	23	13	78	11.1	47	42
54	7.7	24	14	79	11.3	48	44

1.引自《产前超声诊断学》，严英榴、杨秀雄、沈理著，人民卫生出版社2003年出版，第47～48页。

妊娠龄		妊娠囊	顶臀长	妊娠龄		妊娠囊	顶臀长
天	周	/mm	/mm	天	周	/mm	/mm
80	11.4	49	46	83	11.9	52	52
81	11.6	50	48	84	12.0	53	54
82	11.7	51	50				

注：顶臀长就是胎芽长。

确认胚胎停育的指征

·CRL（顶臀长）长度≥7 mm时，没见胎心搏动。

·孕囊平均直径≥25 mm时，未见胚芽。

·有孕囊没有卵黄囊，2周以后复查，仍然未见胎心、胚芽。

·有孕囊有卵黄囊，11天以后复查，没有出现有心跳的胚胎。

有的个体会有一点点差异，这个标准仅供参考。

怀疑但不能确认胚胎停育的指征

·CRL长度<7 mm时，没有心跳。

·孕囊平均直径16～24 mm时，没有胚胎。

·有孕囊没有卵黄囊，7～13天以后复查，没有出现有心跳的胚胎。

·有孕囊有卵黄囊，7～10天以后复查，没有出现有心跳的胚胎。

·停经≥6周以后，没有胚胎出现。

·空的羊膜（在卵黄囊附近见到羊膜，没有胚胎）。

有的人月经不规律，排卵时间会延迟，所以当怀疑胚胎停育时，可以考虑在7~14天以后复查经阴道超声来确认。

● 确认胚胎停育应该怎么办

调整好自己的心情，大多数胚胎停育是自然"优胜劣汰"的结果。

在确诊胚胎停育后，可以选择等待自然流产、药物流产、刮宫手术等方式。这个听你大夫的处理就行了。

如果多次发生胚胎停育，就需要做身体检查了。与同一伴侣2次或2次以上出现胚胎停育情况的话，建议双方一起去医院进行全面检查。

● 多久可以再次尝试怀孕

不要灰心，再次怀孕的成功率还是很高的。如果第一次是自然流产，再次怀孕后可以成功分娩的概率是85%以上。

正常人群中，有大约1%~2%的人会发生多次自然流产，如果是连续2~3次流产，再次怀孕成功分娩的概率是75%。

有人会问：流产后多久可以再次尝试怀孕？我们通常会建议半年以后。如果你特别着急要孩子至少来过三次正常的月经。

为了下一次小生命的孕育，准妈妈的身体要恢复好，比如月经规律，身体健康，心情愉悦，这些都是基本的要求。有不少女性流产后情绪低落，内疚自责，如果久久走不出负面情绪，说明这时候还没做好准备，不适合再次尝试怀孕。

积极地对待胎停育，不要压力太大，积极应对最后结局都是好的。

扫二维码查看最新内容
内含吴医生讲解视频

❤ 如何应对宫外孕

广义的宫外孕是指只要胚胎没长在子宫里，都算宫外孕。人们通常意义上说的宫外孕，指的是输卵管妊娠，因为输卵管妊娠最为常见，占宫外孕所有类型的90%～95%。

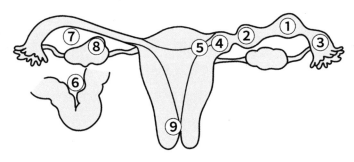

①输卵管壶腹部妊娠；②输卵管峡部妊娠；③输卵管伞部妊娠；
④输卵管间质部妊娠；⑤宫角妊娠；⑥腹腔妊娠；⑦阔韧带妊娠；
⑧卵巢妊娠；⑨宫颈妊娠

• 引发宫外孕的原因

盆腔炎导致输卵管受损是最常见的病因，其他高危因素包括：输卵管手术史、异位妊娠病史和辅助生殖技术治疗不孕。

上环后怀孕，也有可能是宫外孕，虽然概率很低。

其实，一半以上的宫外孕，并没有受到高危因素的影响，就是概率问题。不要一下子给自己扣上有盆腔炎的帽子，心理压力那么大。

• 宫外孕常见的五个症状

1.停经，月经周期延长。如果月经规律然后突然某个月月经不来了，要考虑是不是怀孕了。

2.阴道流血，可有少量阴道流血，易误认为"月经"。

3.腹痛：一侧下腹坠痛，有排便感，有时呈剧痛，伴有冷汗淋漓。破裂时患者突感一侧下腹撕裂样疼痛，常伴恶心、呕吐。

4.晕厥与休克：由于异位妊娠包块流产或破裂引起腹腔内急性出血，轻者常有晕厥，重者出现休克。

5.其他症状：可以有恶心、呕吐、尿频、腹泻等不适。

但是，大部分人往往没有这么典型的症状，可能只出现了其中一两个症状，或者没有征兆，就是做超声的时候发现宫外孕，这些是比较幸运的。当然你也不用硬往自己身上靠这些症状，一看觉得自己就是宫外孕了，宫外孕的诊断还是要看大夫的，不能自己给自己下诊断。

• 宫外孕怎么治疗

即便宫外孕了，也不要太紧张，在医生的严密监护下是可以治愈的。宫外孕的治疗大致包括期待治疗、保守治疗和手术治疗三种。

1.期待治疗

确诊宫外孕后，患者无明显不适，或仅有少量阴道流血，血hCG不高于2000 mIU/mL，可予停所有保胎药物，住院观察治疗，一定要卧床休息，隔日复查hCG，如下降超过20%，可继续观察，如下降不明显或反而升高，则须进入下一步治疗；

2.保守治疗

如期待治疗不明显，或患者有腹痛等不适，血hCG不高于2000 mIU/mL，可以药物治疗，但必须在医院有医生监护的情况下用药；

3.手术治疗

如药物保守治疗失败，或宫外孕包块破裂，则需手术治疗。目前一般采用微创手术治疗，即腹腔镜手术，创伤小，恢复快。可以切除患侧输卵管，亦可以采用保留输卵管、清除妊娠病灶的方法。

• 宫外孕变成宫内孕是真的吗

有网上说，通过吃药把宫外孕把变成宫内孕，这种是不是真的？

如果真是宫外孕，比如输卵管妊娠，是无法通过吃药吃回子宫里的。

为什么有人说可以通过吃药吃回去？是因为刚开始的时候就不是输卵管妊娠，超声发现输卵管那个地方有东西，可能只是个生理性囊肿，随着子宫里的胚胎长大，生理性囊肿又变没了，让你误以为吃药让胚胎回子宫里了。

另外，"宫角妊娠"这种特殊类型是有可能回子宫里的。这种情况要看一下孕囊有多靠角里，如果很靠角里，并且往角里长，就不能要，如果越来越回到子宫里，可以尝试要。这种要严格听你大夫的。因为如果真是宫角妊娠，破裂出血的情况还是比较可怕的。

关爱准妈妈

扫二维码查看最新内容
内含吴医生讲解视频

❤ 高龄妈妈要注意什么

随着女性社会地位的提高，因为追求事业，不少女性推迟了要孩子的计划，加之国家推行"三孩政策"，因此一些女性怀孕时，年纪已经不轻了，成了高龄孕妈。现在医疗水平提高了，高龄妊娠是没问题的，但孕期要重视孕妈的健康，规避风险。

● 高龄妊娠有哪些风险

关于高龄妊娠的定义，一般将分娩时孕妈年龄在35岁及以上的妊娠定义为高龄妊娠。

为什么要重视高龄妊娠呢？因为相对35岁以下的孕妇，高龄孕妈在孕期和分娩时的风险都要高一些。

像妊娠期高血压、妊娠期糖尿病等孕期并发症，以及流产、早产、难产、剖宫产、产后出血等情况发生的概率都更高。此外，高龄孕妈的宝宝发生染色体异常的概率也会更高，如孕期产检筛查出唐氏儿的案例，就多见于高龄孕妈。

但高龄孕妈也不必太担忧，现在医疗技术比以前高多了，整个孕期要定期产检，放松身心最重要。

• 高龄孕妈备孕和孕期要注意什么

1. 达到或超过35岁的女性准备怀孕的话，要做好孕前准备。

怀孕前夫妻二人要去医院做个全面检查，以排除潜在风险。检查的前几天最好禁止性生活。如果医生认为不适合怀孕的话，不要贸然备孕，先解决健康问题，再安心备孕。

规范补充叶酸或含叶酸的复合维生素；及时规范补充钙剂和铁剂，并根据情况可考虑适当增加剂量。

2. 高龄孕妈在孕期一定要坚持按时进行产检，产检项目中要重点关注的是NT检查、无创胎儿DNA检查（NIPT）或羊膜腔穿刺术，还有排畸B超。

高龄孕妇是产前筛查和产前诊断的重点人群。对于既往有遗传病家族史、畸形胎儿分娩史、夫妇之一有染色体异常的高龄妇女应进行妊娠前遗传咨询，并注意孕期重点产前筛查与诊断项目，包括：

（1）妊娠11～13^{+6}周应行早孕期超声筛查：胎儿NT、有无鼻骨缺如、NTD等。

（2）预产期年龄在35～39岁而且单纯年龄为高危因素，可以直接羊膜腔穿刺术，或者签署知情同意书可先行NIPT进行胎儿染色体非整倍体异常的筛查；预产期年龄≥40岁的孕妇，建议绒毛穿刺取样术或羊膜腔穿刺术，进行胎儿染色体核型分析，或染色体微阵列分析（CMA）。

（3）妊娠20～24周，行胎儿系统超声筛查和子宫颈长度测量。

（4）重视GDM筛查、妊娠期高血压疾病和胎儿生长受限的诊断。

孕18～24周做排畸B超，这项检查主要是检测宝宝的成长状况，是发现宝宝是否存在畸形的重要检查，不能掉以轻心。

3.除了医学检查，高龄孕妈要注意健康饮食，适当运动，规律作息。

4.孕妈要信任自己的医生，遇到问题，要听从医生的建议。

除此之外，和年轻妈妈相比高龄孕妈并没有特殊禁忌，所以高龄孕妈们大可以放松心情，不要太过紧张。所以总结起来，高龄孕妈如果想平稳度过孕期，要做好这四个方面：孕前体检、按时产检、信任医生、放松心情。

愿每位高龄孕妈都能顺顺利利生下健康的宝宝。

扫二维码查看最新内容
内含吴医生讲解视频

肥胖孕妈要注意什么

孕期体重管理是非常重要的一环，产检时，医生也会问起孕妈孕前的体重，那些体重肥胖的孕妈，会被视为高危妊娠，医生会更加关注她们的体重，以及孕期的各项检查指标。

• 肥胖的指标

衡量体重常用的指标是BMI，用体重千克数除以身高米数的平方。成人正常的BMI值应在18.5～23.9，如果<18.5为体重不足，如果≥24为超重，≥28为肥胖。

有研究数据显示，我国20%～40%的孕妇在孕前存在超重或者肥胖现象，这个数字还在逐年上升。BMI值超过正常范围，会使孕妈在孕期面临更多的风险。BMI数值越大，孕期一些疾病和危险发生的概率也就越大。

• 肥胖会给孕妈带来哪些风险

对孕妈来说，肥胖容易引起各种并发症，如妊娠期高血压、妊娠期糖尿病、睡眠呼吸暂停综合征等，剖宫产的概率也随之增加。

即便没有并发症，肥胖的孕妈想要安全顺产也不容易。除了胎儿可能体形过大，孕妈肥胖也会造成软产道肥厚，肥胖初产妇的宫颈松弛度也会降低，二者综合导致软产道相对狭窄，容易发生相对头盆不称，也就是胎儿的头不能正对着骨盆口，从而增加分娩难度。

另外腹部脂肪的堆积会导致分娩时出现腹压不足和宫缩无力的现象，而且肥胖引起的整体肌肉力量的不足还容易导致产程延长和产后出血。

孕妇肥胖还可能会形成脂肪肝，影响肝功能；孕晚期体重加重，会行动不便等。所以整个孕期都要更密切关注肝功和体重。

• 肥胖孕妈怎么办

虽然体重过重会给孕妈和宝宝带来不少危害，但肥胖的孕妈就不能生下健康的宝宝吗？不是的！孕妈可以通过自己的努力降低这些风险。

首先要控制体重的进一步增加。要规律性饮食，养成健康的生活方式。没有运动禁忌的孕妈可以做一些散步、游泳、瑜伽等低强度运动。也可以根据自己的身体状况、饮食习惯等制订有针对性的体重监控方案。

产检时，留意各项指标。要特别关注体重和血压的变化，密切观察有没有高血压、水肿、蛋白尿，以便及早发现妊娠期高血压隐患。

还要定期监测空腹血糖、糖化血红蛋白，做口服葡萄糖耐量试验来筛查妊娠期糖尿病。产前监护也要加强，及时了解胎儿、胎盘情况。一旦发现有异常，要及时进行干预。

肥胖的孕妈不管最后是否选择顺产，都要从一开始怀孕就自己重视"肥胖"这个问题，在孕期严格控制体重，做好检查和监测，对自己和宝宝负责。一般做到这些的孕妈都能迎来理想的结局。

扫二维码查看最新内容
内含吴医生讲解视频

♥ 怀了双胞胎要注意什么

相信很多孕妈都曾渴望怀双胞胎，两个宝宝长得一模一样多让人羡慕啊，走在路上都会让人忍不住多看几眼。但羡慕归羡慕，怀双胞胎的孕妈一边是双倍的喜悦，另一边可能也是双倍的风险。双胞胎妊娠是很辛苦的，在医学上多胎妊娠属于高危妊娠，对孕妈和宝宝都是一场考验。

● 双胞胎的形成

双胞胎又称双胎妊娠，是指做B超时发现宫腔内存在两个孕囊或两个胚胎。对于双胞胎的形成有这样两种方式：第一，女性在受精的时候，同时排出两个卵子，两个卵子与两个精子形成两个受精卵，这种情况称为异卵双胞胎。第二，在怀孕的时候，一个精子和一个卵子形成一个妊娠囊，在早期这个妊娠囊分裂为两个妊娠囊，这样就称为同卵双胞胎。

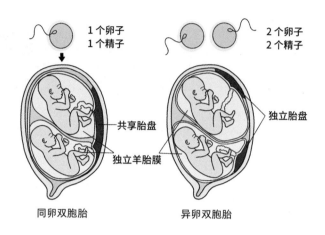

共享胎盘

独立羊胎膜

独立胎盘

同卵双胞胎   异卵双胞胎

1个卵子
1个精子

2个卵子
2个精子

自然受孕的情况下，怀双胞胎的概率是很小的。多数双胞胎是有遗传倾向的，也就是家族里有人怀过双胞胎，那么出现双胞胎的概率要更大。不过现在随着试管技术的发展和促排卵药物的使用，多胎妊娠的发生率也有升高趋势。

● 产检

绒毛膜性诊断

如果确定是双胎妊娠，应该在孕6～14周进行绒毛膜性的诊断。也就是说看两个小家伙是在一个房间里还是在两个房子里，这个很重要，如果在两个房子里，各自不怎么干扰，就好得多，如果在一个房子里，两个小家伙就可能"打架"。

绒毛膜性简单来说有三种情况：单绒单羊（一个胎盘、一个"房间"、两个胎儿）、单绒双羊（一个胎盘、两个"房间"、两个胎儿）和双绒双羊（两个胎盘、两个"房间"、两个胎儿）。

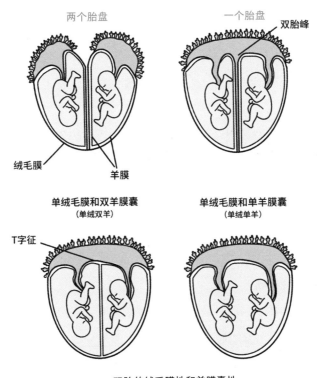

双绒毛膜和双羊膜囊
（双绒双羊）

两个胎盘　　　　　　　　　一个胎盘

双胎峰

绒毛膜

羊膜

单绒毛膜和双羊膜囊　　　　　单绒毛膜和单羊膜囊
（单绒双羊）　　　　　　　　（单绒单羊）

T字征

双胎的绒毛膜性和羊膜囊性

　　图中可以看出，共用一个胎盘的时候，两个小家伙的发育会相互干扰，可能会出现一个抢夺另一个营养的情况。

双胎是不是没法做唐筛

　　不建议单独通过母体血清学指标（如中唐）评估双胎的唐氏风险，但早孕期结合每个胎儿的超声标记（包括NT、三尖瓣返流等）再加上母体的血清学指标进行的早期唐氏筛查是有价值的，双胎NT加血清学筛查的检出率为75%～80%，假阳性率为5%左右。

目前产前无创DNA检测可以检测怀有双胞胎的孕妇。但只在指定的医院产前诊断科开展，且需要经过专门的双胎产前咨询后，确定是否适合采用无创基因检测的方法进行检测。

B超检查

怀了双胞胎的孕妇，孕期出现并发症的概率相对较高，所以需要适当增加产检次数。至少每个月要做一次B超检查，看看孩子们的发育情况以及脐带血流情况。避免出现俩胎儿体重相差大的情况。

由于单绒双羊的风险更高，因此建议单绒双羊孕妇在孕16周之后，至少每2周做一次超声检查。评估的内容包括双胎的生长发育、羊水分布和胎儿脐动脉血流等，并酌情对胎儿大脑中动脉血流和静脉导管血流进行检测。

建议在孕18～24周，最晚不要超过孕26周对双胎妊娠进行大结构筛查。双胎妊娠容易因胎儿体位的关系影响结构筛查的质量，筛查较为困难，有条件的医疗机构可根据孕周分次进行包括胎儿心脏在内的结构筛查。

除此之外，双胞胎孕妇还必须时刻关注血压和血糖，因为双胎妊娠对孕妇来说，无论如何都会带来更高的挑战，所以在血压和血糖方面也面临更高的风险。

● 孕期注意事项

首先，怀双胞胎的孕妈比怀单胎的孕妈，更容易发生妊娠期高血压。怀了多胞胎后，子宫需要更多的容纳空间，因此会变得更大，也更容易发生缺血，体内随之发生适应性血流动力学的改变，会引起血压升高及其他病理生理学异常，出现妊娠期高血压。而妊娠期高血压又会带来其他问题，如早产、产后出血等。

其次，宝宝多了，那么从孕妈体内摄取的营养物质就会增加，尤其是铁、叶酸等生产血细胞的原料，因此孕妈发生贫血的概率也会增加。对宝宝而言，在子宫内的生长也是一场营养和空间的争夺战。

如果将妈妈的子宫比作一个小房间，当只住一个宝宝时，房间会很宽松，而住两个宝宝时，房间就变得很挤，羊水和营养的分配也将捉襟见肘。如果营养得不到保障，会出现生长发育迟缓、体重低下，严重时可能出现发育异常和畸形。

但不要以为怀了双胞胎，孕妈就要一个人吃三人份，胡吃海塞。这个观念是不对的哦！关于双胞胎孕妇的体重，可以参见美国医学科学院（IOM）的增重建议（见下表）。其实，孕早期相对体重增长不快，主要是控制孕晚期体重过快增长。如果简单记，我一般和患者说，28周前每周体重增长尽量不超过一斤，28周后每周体重增长尽量不超过一斤半。

2009年美国医学研究院推荐双胎足月孕期 总增重及计算所得的每周平均增重		
体重指数/（kg/m²）	总增重/kg	每周平均增重/（kg/周）*
≥18.5~＜25	17~25	0.46~0.68
≥25~＜30	14~23	0.38~0.62
≥30	11~19	0.30~0.51

*每周平均增重（kg/周）=足月孕期总增重（kg）/37（周）

所以依然要做好体重管理。在医生的建议下，调整食谱，以摄入更多的营养来保证宝宝的生长发育，包括足够的碳水化合物、蛋白质、脂类、矿物质、维生素等。

在孕晚期，两个孩子的重量会大大增加孕妈的身体负担，孕妈会感觉腰酸背痛、行动不便，此外还会出现胸闷憋气、胀气坠痛、阴道出血等情况。你就想想，怀一个孩子的孕妈在孕晚期就有很多不便，而怀双胞胎的孕妈会有双倍的不便。这时要多注意休息，家人尽可能多陪伴，缓解孕妈的诸多不便。

● 双胎输血综合征

· 10%～15%的单绒双胎可并发双胎输血综合征（TTTS），这是因为胎盘间血管吻合支的血流不平衡所致，多在孕中期发生。

· 供血胎儿血容量减少、生长受限及羊水过少，受血胎儿血容量增加、心脏衰竭、羊水过多及胎儿水肿。

· 妊娠中期严重的TTTS胎儿死亡率为80%～100%。

TTTS的Quintero分期

· 1期：一胎羊水最大深度大于8 cm，另一胎羊水最大深度小于2 cm。

· 2期：观察60分钟，供血儿膀胱不显示。

· 3期：任何一个胎儿出现多普勒血流异常，如脐动脉血流舒张期缺失或倒置，静脉导管血流、大脑中动脉血流异常或脐静脉出现搏动。

· 4期：任何一胎出现水肿和体腔积液。

· 5期：一胎儿或两胎儿宫内死亡。

治疗

· 孕26周前可在胎儿镜下用激光凝固胎盘表面的异常血管吻合支，晚期羊水过多者可行羊水减量术。

● 顺产还是剖宫产

双胎妊娠的分娩方式应根据绒毛膜性、胎方位、孕产史、孕期合并症及并发症、宫颈成熟度及胎儿宫内情况等综合判断，制订不一样的方案。

现在双胎因为分娩过程较单胎复杂，胎儿又珍贵，所以很多人选择直接剖宫产，更省心一些。但不是说双胎不能顺产。

最终要权衡利弊后，跟家属共同商量决定合适的分娩方式，确保孩子和孕妇的健康安全。如果你真想顺产，我给你贴个表，看你成功的概率。

第一胎儿—第二胎儿	阴道分娩成功机会/%
头—头	38.8
头—臀	25.5
臀—头	13.1
臀—臀	9.2
头—横	8.0
臀—横	3.9
其他	1.5

怀双胞胎时如何选择合适的分娩方式？分三种情况。

单绒单羊：建议妊娠到32～34周。建议剖宫产。

双绒双羊：建议妊娠到38周，如无异常可以考虑阴道试产。如有异常，在孕38周前处理，可考虑剖宫产。

单绒双羊：建议妊娠到34～37周，如无异常可以考虑阴道试产。如有异常，在孕37周前处理，可考虑剖宫产。

孕晚期，要定期监测胎心、在家按时记录胎动，来确保宝宝在子宫内的安全。如果孕妈感到身体上不适，或发现宝宝有任何异常，都要及时就医，听从医生的专业建议。

可能看完这篇内容，原先想要一次怀两个孩子，以为一下生俩省事的"妈妈们"会重新客观看待怀双胞胎这件事了。

虽然孕期确实要比普通孕妈面临更多的问题和风险，但是，只要悉心照料，就能顺利分娩，让宝宝们健健康康来到你身边。

孕期常见疾病

♥ 妊娠期糖尿病怎么办

说到妊娠期糖尿病，有两个大观点需要先掌握。

第一，如果你孕24周之后，发现了妊娠期糖尿病，它的危害比孕早期要小。假如你孕早期血糖就不好，却没被你发现，那引发孩子畸形的概率较大。

第二，如果你被确认为妊娠期糖尿病，从这一刻起，就要高度重视它，科学地控制好血糖。很多人发现妊娠期糖尿病之后，改变了人生的健康观念，这辈子都注意饮食、注意运动，这也是个好事。

以上这两点要印在脑子里。

● 妊娠期糖尿病诊断标准

妊娠期糖尿病是糖尿病的一种特殊类型。妊娠期糖尿病的主要诊断手段是口服葡萄糖耐量试验（OGTT），俗称"喝糖水"，一般安排在孕24～28周做。"喝糖水"的具体操作前面我们已经讲过，这里就不重复。

妊娠期糖尿病的诊断标准：

空腹血糖≥5.1 mmol/L；

餐后1小时血糖≥10.0 mmol/L；

餐后2小时血糖≥8.5 mmol/L。

血糖值超出一点点，都会诊断为妊娠期糖尿病患者。

为什么要测空腹血糖，然后还要测喝糖水后的血糖呢？这是因为当内分泌功能失调等因素引起糖代谢失常时，喝了葡萄糖后，血糖浓度就会快速升高，短时间如果不能像正常人那样恢复到正常血糖水平，这种现象就叫糖耐量异常。OGTT检查就是针对糖耐的检查，这个过程能发现那些空腹或餐后血糖高于正常水平，又达不到诊断标准的轻型糖尿病患者，从而尽早采取治疗措施。

• 妊娠期糖尿病的高危因素

如果年龄在35岁以上、身材肥胖，有多卵巢综合征、糖耐异常史或糖尿病家族史，就属于妊娠期糖尿病高危人群。不明原因的死胎、死产、胎儿畸形这些不良妊娠分娩史，或者胎儿大于孕周应有大小、羊水过多、体重增长过快，也都是高危因素。

对高危孕妈来说，即使OGTT正常，必要时也需要在孕晚期复查，如果不属于高危人群并且结果正常，也不能掉以轻心，应继续保持合理饮食，适量锻炼。如果结果异常，也不要过于担心，听从医生安排，严格控制饮食，配合治疗，把血糖水平控制在合理范围。

• 为什么有的孕妈怀孕后得了糖尿病

怀孕期间的糖尿病分为两种情况：一种是孕妈在怀宝宝前就是糖尿病患者；另一种是在孕期才首次发生糖代谢异常，也就是说，孕妈在怀孕之前血糖并不高，怀了宝宝后才发现血糖高了，这种情况占了90%左右。

有的孕妈怀孕后之所以得糖尿病，跟怀孕后孕妈身体的一系列变化有关。一方面，孕中晚期孕妈的胰岛细胞功能会下降，导致分泌胰岛素的功能受损，降血糖的作用自然就减弱了。另一方面，胎盘会分泌许多激素，譬如胎盘生乳素、雌激素等，都有抵抗胰岛素的功能。胰岛素好不容易分泌出来，作用却被这些激素削弱了，血糖自然就升高了。

• 妊娠期糖尿病的危害和影响

高血糖有可能使胚胎发育异常，巨大儿、胎儿生长受限、早产、胎儿畸形等的发生率增高，严重的甚至会导致胚胎死亡。

"糖妈妈"发生妊娠高血压、羊水过多的概率增高，还易发生糖尿病酮症酸中毒和感染。糖尿病会使胎宝宝成为巨大儿概率明显增高，因此孕妈发生难产、产道损伤、产后出血的概率也会增高。

• 妊娠期糖尿病对孕妈和孩子还有远期的影响

妊娠期糖尿病孕妇在分娩后，绝大多数情况下血糖会恢复到正常水平，但如果不注意控制血糖，未来患2型糖尿病的概率会明显上升。研究数据显示，与没有妊娠期糖尿病的女性相比，有妊娠期糖尿病的女性未来患2型糖尿病的风险会升高5～10倍。

因此整个孕期建议孕妈都要做好饮食管理，控制血糖，减少胎儿和自己的健康风险，避免妊娠期糖尿病。有研究数据显示，有妊娠期糖尿病的孕妈，如果孕期整个血糖控制极其不好的话，孕期宫内的高糖环境会对孩子的糖代谢产生不良影响，这种影响会随孩子年龄的增加而越发明显，并且风险的增加与母亲妊娠晚期时的血糖水平呈正相关。也就是说血糖越高，胎儿血糖出现问题的可能性越大。

● 妊娠期糖尿病要做好哪些检查

有妊娠期糖尿病的孕妈，相比没有的孕妈，在产检时要多注意以下几方面。

第一个是血压，有糖尿病容易有高血压。

第二个是羊水，妊娠期糖尿病的孕妈容易羊水多，所以每2～4周（不要超过4周）要做一次B超，看看羊水情况。

第三个是有无感染，如果发现有这些症状，比如白细胞高了，老有瘙痒，分泌物发臭、异常增多，要及时治疗。

第四个是甲状腺功能的监测，血糖不好也容易影响到甲状腺。

第五个就是肾功能和眼底的检查。血糖会影响肾脏代谢和眼底血管。

做好以上这些，其他的就没有太大的区别，不用太担心。

• 如何改善孕期高血糖

饮食建议

妊娠期糖尿病怎么吃，有这样几个原则：

第一，少食，每顿饭别吃太饱，六七分饱即可。控制每天摄入的总能量，纠正"一个人吃两个人的量"的观念，不要胡吃海塞。

第二，多餐，为避免一次吃太多造成血糖快速上升，可以将一天的食物分成5～6餐。

第三，控制碳水化合物的摄入，增加优质蛋白质的摄入。少吃精致碳水化合物，比如甜食点心、含糖饮料，主食可以多吃粗粮（高膳食纤维的食物），搭配蛋、奶、鱼、豆制品等富含蛋白质的食物。

第四，蔬菜可以多吃，但水果不能多吃，要吃的话尽量吃含糖量少的水果，如苹果、猕猴桃、草莓等，并且每天的量不能超过半斤。此外，不要在饭后立刻吃水果，应该在饭后等一段时间再吃；吃新鲜水果，不要喝果汁。

很多人的妊娠期糖尿病属于轻型，可通过饮食来控制血糖。有条件的可咨询营养师来调节饮食。尝试1～2周的营养治疗，热量控制在1800～2500卡/天。

认识血糖生成指数（GI）

GI就是血糖生成指数，反映食物引起人体血糖升高程度的指标。GI值越高的食物，越容易使血糖快速上升，如葡萄糖的GI值＝100，以此为标准GI值>70的食物称为高GI食物，GI值<55的食物称为低GI食

物，GI值在40以下的食物，是妊娠期糖尿病孕妈可以放心吃的食物。

GI高的食物进入肠道后消化快、吸收好，葡萄糖能够迅速进入血液，所以很容易导致血糖升高。GI低的食物进入肠道后停留的时间长，释放缓慢，可以避免血糖的剧烈波动，既可以防止高血糖，也可以防止低血糖。

GI高的食物主要有蛋糕、饼干、甜点等精加工且含糖量高的零食。

GI低的食物主要有粗粮、豆类、乳类、含果酸较多的水果（苹果、樱桃、猕猴桃等）等。

现在超市里有些食品外包装上会注明GI指数，大家尽量选择GI值在40以下的低GI食物。

运动建议

用餐结束30分钟后，可以进行低等到中等强度的有氧运动，如步行这种常见又简单的运动方式。视身体情况，可以适当延长运动时间，增加运动次数。如果有心脏疾病及大血管或微血管的病变，运动需谨慎。

有以下情况的孕妇严禁运动：1型糖尿病合并妊娠、心脏病、视网膜病变、多胎、宫颈机能不全、先兆早产、先兆流产、胎儿生长受限、前置胎盘、妊娠期高血压疾病等。

每次运动时间控制在30~40分钟，运动后休息30分钟。血糖低于3.3 mmol/L或超过13.9 mmol/L时要停止运动，可以随身携带饼干或糖果，以便在出现低血糖征兆（头晕、乏力、恶心、四肢酸软无力、肌肉颤抖等）时可以及时食用。

控制体重

通过运动和饮食控制体重，要做到三个"达标"：血糖达标、自身体重增加达标、胎儿体重增加达标。在妊娠中晚期，不建议每周体重增加超过1斤，对于一些超重或肥胖的患有妊娠期糖尿病的孕妈，可能会要求每周体重增加不能超过半斤，孩子的出生体重最好能控制在6斤左右。

• 妊娠期糖尿病的自我管理[1]

1.应尽早对妊娠期糖尿病进行诊断，在确诊后，应尽早按糖尿病合并妊娠的诊疗常规进行管理，1～2周就诊1次。

2.妊娠期间的饮食控制标准：既能保证孕妇和胎儿的能量需要，又能维持血糖在正常范围，而且不发生饥饿性酮症。尽可能选择血糖生成指数低的碳水化合物。对使用胰岛素者，要根据胰岛素的剂型和剂量来选择碳水化合物的种类和数量。

3.鼓励尽量通过自我监测检查空腹、餐前血糖，餐后1～2小时血糖及尿酮体。有条件者每日测定空腹和餐后血糖3～6次。血糖控制的目标是空腹、餐前或睡前血糖3.3～5.3 mmol/L，餐后1小时血糖≤7.8 mmol/L；或餐后2小时血糖≤6.7 mmol/L；糖化血红蛋白尽可能控制在6.0%以下。

4.避免使用口服降糖药，通过饮食调节血糖不能控制时，使用胰岛素治疗。人胰岛素优于动物胰岛素。剂型、剂量、使用方法请遵医

1.参考《中国2型糖尿病防治指南（2017年版）》。

嘱，在开始注射胰岛素的时候，一定要严格监测血糖，以防发生低血糖。胰岛素不会透过胎盘屏障，妊娠期使用安全有效。

5.尿酮阳性时，应检查血糖（因孕妇肾糖阈下降，尿糖不能准确反映孕妇血糖水平），如血糖正常，考虑饥饿性酮症，及时增加食物摄入，必要时在监测血糖的情况下静脉输入适量葡萄糖。若出现酮症酸中毒，按酮症酸中毒治疗原则处理。

6.血压应该控制在130/80 mmHg以下。

7.每3个月进行一次肾功能、眼底和血脂检测。

8.加强胎儿发育情况的监护，常规超声检查了解胎儿发育情况。

9.分娩方式：糖尿病本身不是剖宫产指征，无特殊情况可经阴道分娩，但如合并其他的高危因素，应进行选择性剖宫产或放宽剖宫产指征。

10.分娩时和产后加强血糖监测，保持良好的血糖控制。

自我监测血糖和饮食日记

如果检测出高血糖、血糖控制不稳定以及妊娠期应用胰岛素治疗的孕妇，每天都应该监测7次血糖，包括三餐前30分钟、三餐后2小时和夜间的血糖。

血糖控制稳定和不需要胰岛素治疗的妊娠期糖尿病孕妇，每周至少应该检测几个最佳时间点的血糖，包括空腹和三餐后2小时的血糖。

除此之外，还要记饮食日记，记录每顿的饮食，然后每顿和每顿的饮食量对比，比如根据餐后2小时测的血糖，可知道这顿少吃半碗米饭，或者少吃几口肥肉，对血糖的影响有多大，然后据此来进行调整。饮食日记是非常好用的办法，可操作性强。

一定要记住孕期血糖控制的具体数据。

妊娠期糖尿病患者孕期血糖：

（1）餐前血糖应该≤5.3 mmol/L，餐后2小时血糖应该≤6.7 mmol/L，如果没有好好听医生的嘱咐而测了餐后1小时的血糖，那么血糖应该≤7.8 mmol/L。

（2）夜间血糖不应该<3.3 mmol/L。

（3）糖化血红蛋白应该控制在5.5%以内。

糖尿病合并妊娠患者孕期血糖：

（1）餐前、夜间血糖应该控制在3.3～5.6 mmol/L。

（2）餐后的峰值血糖应该控制在5.6～7.1 mmol/L。

（3）糖化血红蛋白应该小于6.0%。

• 妊娠期糖尿病孕妇的分娩

谈到妊娠期糖尿病孕妇的分娩，首先要了解妊娠期糖尿病的分级：

· A级为妊娠期间诊断的糖尿病。

· A1级是只需饮食控制，空腹血糖<5.8 mmol/L，餐后2小时血糖<6.7 mmol/L。

· A2级需要用胰岛素或口服降糖药维持正常血糖水平。

明确分级后，有助于评估妊娠期糖尿病患者的分娩方式。一般来说，控制良好的A1级妊娠期糖尿病，可按正常妊娠处理。孕晚期每天计数胎动，40周前不需要每周做胎心监护和羊水指数检查，40周后建议开始胎儿监测，足月后顺产为佳。

·≥A2级妊娠期糖尿病，32周开始胎儿监测。血糖控制良好的病人如果没有并发胎儿生长迟缓或子痫前期，不建议提前终止分娩。

·如果药物控制血糖效果欠佳，考虑在34～39周终止妊娠。

·如果孕妈怀的是巨大儿，预估胎重＞4500 g，可以考虑剖宫产。

● 产时注意什么

要注意血糖控制

·维持产时血糖水平在3.9～6.1 mmol/L（70～110 mg/dL），分娩中孕妇高血糖可能导致新生儿低血糖。

·产程潜伏期每2小时测血糖，活跃期每1小时测血糖。

·如有剖宫产指征，尽量安排上午手术。因病人需禁食，早上不要用胰岛素或口服降糖药。

● 产后应该注意什么

高血糖孕妇产后血糖控制目标，以及胰岛素的应用，都需要参照非妊娠期血糖控制的标准。

孕期应用胰岛素的女性，一旦产后恢复正常饮食，就应该及时监测血糖，根据血糖水平调整胰岛素剂量。适时减少胰岛素的用量，避免低血糖。孕期不需要应用胰岛素治疗的女性，产后可以恢复正常饮食，但应该避免食用高糖、高脂食物。

高血糖孕妇生的孩子容易发生低血糖，所以妇产科医生或儿科医生会在孩子出生后30分钟内检测孩子的血糖情况，并给孩子喂糖水或奶粉，以免孩子出现新生儿低血糖。

妊娠期糖尿病患者及其孩子都是糖尿病的高危人群，所以推荐所有妊娠期糖尿病患者于产后6～12周复诊，重新评估糖代谢情况，至少每3年做一次血糖筛查，高危病人每年做一次筛查。

患过妊娠期糖尿病的女性再次怀孕时，发生妊娠期糖尿病的可能性高达30%～50%。因此，这类女性再次怀孕时，可以在孕早期就做OGTT，即使这个时候血糖正常，也仍然需要在孕24～28周再做OGTT。

• 产后要不要测血糖

产后不需要常规血糖监测。如果有孕前糖尿病的可能，也就是高度怀疑你怀孕前就血糖不好的，应测量空腹和餐后血糖。

·真正的妊娠期糖尿病产后血糖自行恢复正常，不需要继续降糖治疗。

·分娩后6～12周进行75 g 2小时OGTT检查，至少每3年进行一次糖尿病筛查，高危病人每年一次筛查。及早发现及早干预。

以上就是妊娠期糖尿病的这部分内容，妊娠期糖尿病如果讲起来极其复杂，有很多具体的情况我可能还没有讲到，但有糖尿病的孕妈不要担心，按照大夫的建议来，就能健康安全地度过整个孕期。

♥ 妊娠期高血压怎么办

扫二维码查看最新内容
内含吴医生讲解视频

还记得我在第一章中讲过的那个八个月急诊剖宫产的孕妇的例子吗，当你孕期觉得头晕头疼，或者看东西模糊了，千万别觉得只是眼睛的问题，有可能是妊娠期高血压，一定要尽快来医院！

• 什么是妊娠期高血压

妊娠高血压疾病是最常见的妊娠合并症，大概分两类：一类是你怀孕前就有高血压，如果怀孕后加重了，就是慢性高血压并发子痫前期，如果没加重就是慢性高血压合并妊娠。另外一类是，你怀孕前没有高血压，怀孕20周以后才发现高血压，叫妊娠期高血压。妊娠期高血压又分为子痫前期和子痫。

有的人可能听了云里雾里，都是啥意思呢？首先明确一点，怀孕20周之后发现的高血压，才叫妊娠期高血压。

说到测血压，收缩压超过140 mmHg和舒张压超过90 mmHg，满足一个就是高血压了。为了确保测量的准确性，要至少测量三次，每两次测量的时间间隔4小时以上，如果每次结果都是高血压，才能确诊。

妊娠期高血压疾病的分类[1]

分类	临床特征及诊断标准
妊娠期高血压	·妊娠20周后首次出现高血压，无蛋白尿 ·产后12周内血压恢复正常，若产后12周仍有高血压，应诊断为慢性高血压
子痫前期	·妊娠期特有的高血压疾病，涉及孕妇的各个系统。新诊断标准见下页表格
子痫	·子痫前期患者发生抽搐，且不能用其他原因解释。抽搐前病人可有剧烈头痛和肌腱反射增高
慢性高血压并发子痫前期	慢性高血压孕妇在妊娠20周后出现下列情况： 1.血压突然升高；或血压以前控制良好，现在需要加大降压药物剂量控制血压 2.肝转氨酶突然不正常 3.血小板低于100×10^9/L 4.突然出现右上腹痛和剧烈头痛 5.肺水肿 6.肾功能不全，如肌酐高于106 μmol/L或在无明显肾脏疾病时肌酐升高一倍 7.尿蛋白突然明显地持续性加重
慢性高血压	·妊娠前或妊娠20周前发现血压升高，但妊娠期无明显加重；或妊娠20周后首次诊断高血压持续到产后12周以后

　　子痫前期是妊娠期高血压的特有分类，分为两个等级，一个是轻度子痫前期，一个是重度子痫前期。有什么区别呢？比如看血压，如果是低压超过90 mmHg，高压超过140 mmHg，就是轻度子痫；如果血压高压超过160 mmHg，低压超过110 mmHg，这就是重度子痫。除此之外，轻者无症状或轻度头晕，血压略有升高，伴轻度水肿或轻度蛋白尿；而出现头痛、眼花、恶心呕吐、水肿严重、血小板明显降低、

1.引自《妇产科手册》，郑勤田、刘慧姝主编，人民卫生出版社2015年版，第128页。

肝功能受损、肾功能受损、大脑异常……这些都是重度子痫前期。

如果你想了解更具体的，可以看这两个表格[1]。

子痫前期的诊断标准	
高血压	·以前血压正常的孕妇20周后出现收缩压≥140 mmHg和/或舒张压≥90 mmHg，两次测量间隔至少4小时 ·收缩压≥160 mmHg和/或舒张压≥110 mmHg称重度高血压。为便于及时降压治疗，短的测量间隔甚至几分钟就可明确高血压的诊断
并且	
蛋白尿	·24小时尿蛋白≥300 mg或 ·尿蛋白/肌酐比值≥0.3（二者单位均为 mL/dL）或 ·尿蛋白定性1+（无法进行定量时使用）
若无蛋白尿，高血压伴有以下指标之一：	
1.血小板减少：血小板计数<100×10⁹/L	
2.肾功能不全：血清肌酐>106 μmol/L或无明显肾脏疾病时肌酐升高一倍	
3.肝功能受损：血清转氨酶高于正常值的2倍	
4.肺水肿	
5.大脑或视觉失常	

重度子痫前期
1.卧床休息状态下收缩压≥160 mmHg和/或舒张压≥110 mmHg，两次测量间隔至少4小时（除非需要降压治疗）
2.血小板计数<100×10⁹/L
3.肝功能受损如血清转氨酶高于正常值的2倍；无其他原因的持续性右上腹或中上腹剧痛，药物无效
4.进行性肾功能不全（血清肌酐>106 μmol/L或无明显肾脏疾病肌酐升高一倍）
5.肺水肿
6.大脑或视觉失常

有人会问，如果怀孕20周之前血压就高了呢？那是慢性高血压，

1.引自《妇产科手册》，郑勤田、刘慧姝主编，人民卫生出版社2015年版，第129页。

就是说可能你没有怀孕的时候血压就高，这叫慢性高血压合并妊娠。

那如果怀孕20周之前就高，过了20周血压更高的情况叫什么？这叫慢性高血压并发子痫前期。

所以，每次产检都很有必要测量血压，有助于我们及时发现问题。

妊娠期高血压怎么预防呢？说实话没有特别好的办法。补充维生素C和E也无效，卧床休息或限制钠盐也不能降低子痫前期的风险。服用钙剂可能减轻缺钙人群子痫前期的病情，但对摄钙充足的人群没有作用。

你能做的就是控制好体重，不要超重或肥胖。

如果你有过以下两种病史，可在孕16周前，在医生指导下开始服用阿司匹林，每日60～80 mg。

1.早发子痫前期并导致小于34周的早产。

2.两次或两次以上的子痫前期。

小剂量的阿司匹林可以预防再次发生高血压。[1]当然，随着医疗技术的发展，未来也许会用其他的药物，总之听你医生的话。

● 妊娠期高血压疾病的原因

高危因素

妊娠期高血压的高危因素有：初产妇（3%～7%的发病率）、既往子痫前期病史、慢性高血压或肾脏疾病、易栓症、多胎妊娠、试管

1.引自《妇产科手册》，郑勤田、刘慧姝主编，人民卫生出版社2015年版，第127页。

婴儿、家族子痫前期病史、糖尿病、肥胖、系统性红斑狼疮、年龄大于40岁。

病因

妊娠期高血压多发生于妊娠后期，接近预产期，病因仍不明确。胎盘功能异常是主要原因，只有胎盘娩出后妊娠期高血压和子痫前期才能治愈。推测可能有这样几个原因：

第一，胎盘滋养细胞侵入子宫肌层小动脉，导致小动脉狭窄，不能很好地给胎盘供血、供氧，进而引起血压升高以及其他生理病理学异常。

第二，免疫异常。通常来说，妈妈的身体会意识到孕育的新生命是自己的，从而免疫系统不会去攻击它，而孩子也不会对母体释放毒素。但是如果妈妈的免疫耐受性异常时，没有识别出来，孩子就对母体释放了毒性物质，从而诱发了全身小血管的收缩，因此血压就高了。

第三，有研究表明，妊娠期高血压疾病有一定的家族遗传性，但其遗传模式尚不清晰。

第四，各种因素诱发的氧化应激反应，导致的血管内皮损伤，释放的如一氧化碳啊等等氧化中间产物，引起了血压升高。

此外还有一个很有意思的理论，通过调查发现，二婚的孕妈在初婚有过妊娠高血压，但换了一个老公后，就没有高血压，被认为是母体对父源性的胎盘和胎儿抗原的免疫耐受缺失或失调，也就是说跟男性的精液有关。

● 妊娠期高血压疾病的危害

妊娠期高血压疾病的基本病理变化是全身小动脉痉挛，因此妊娠期高血压疾病的危害主要有这些：

对大脑的影响

大脑里的小血管十分丰富，孕妇如果发生小动脉痉挛，会导致脑水肿、充血、血栓形成及出血等，症状表现有头痛、感觉迟钝、思维混乱等。

对肝脏、肾脏的影响

肝脏和肾脏的血供也很丰富，小动脉痉挛会导致肝功能异常、蛋白尿等，因此，妊娠期高血压患者每次产检都要抽血、验尿，不能大意。

对心血管系统的影响

打个比方，心脏就是一个大水泵，血管就是水管，如果水管过细、水压过高，水泵就需要更多的动力来完成工作，长期下去，心脏就容易出现问题，如心力衰竭。

对胎盘的影响

假如胎盘中的小动脉出现痉挛，不利于母体给胎儿提供营养和氧气，会使胎儿因为缺乏营养而生长受限，或因为缺氧发生胎儿宫内异常。如果孕妇血压出现较大波动，一定要加以重视，这有可能导致胎盘早剥，危及孕妇和胎儿的生命安全。

● 妊娠期高血压饮食和生活注意事项

第一，不能大鱼大肉，吃得很油腻，脂肪和碳水化合物要控制，优质蛋白可以多吃一些。

第二，要补钙，对，你没听错，补钙对缓解高血压有益，孕中晚期每天的钙量可以补到1200 mg。

第三，多吃蔬菜，不限制量，但水果要限制。

第四，炒菜口味清淡一点，盐不要放太多，一天5 g左右。

还有很重要的一点是，多运动，控制好体重。在孕28周之后，每星期体重增长不要超过八两，如果本身就肥胖，每星期体重增长不要超过半斤，把体重严格控制好。

平时注意自己监测血压，如果超过140/90 mmHg，就是控制不平稳；如果超过160/110 mmHg，那就是严重超出，若出现头疼、眼花、视物模糊、胎动减少等现象，要及时来医院。

• 妊娠高血压的评估和治疗方法

评估方法

通常确定你是妊娠期高血压，大夫会让你背一个24小时测血压的东西，叫24小时动态血压，就是你睡着觉的时候也绑着血压计24小时监测，看你白天夜间的血压分别是多少，血压最高能高到什么程度，最低是多少，对血压的波动范围有所了解。

检测随机尿蛋白，看有几个加号。或者测24小时尿蛋白，把你一天排的尿都放在一个桶里，然后提到化验室，看24小时尿蛋白有没有超过300 mg。

还可以查眼底的视网膜，看眼底的小动脉有没有痉挛得厉害。

胎儿检测就是看看孩子怎么样，胎盘功能怎么样，如果孩子生长受限，脐带血流异常，那就说明比较严重。

治疗方法

如果只是单纯的妊娠期高血压疾病，血压在140/90 mmHg以下，孕妇可以选择去医院或在家里监测血压。一旦出现蛋白尿，可能要让你住院，配合治疗。

第一，解痉。即使用药物让你的小动脉别再痉挛，让它安静下来。药物通过缓解小动脉痉挛来降压，减轻各个脏器的负担。

第二，降压。妊娠期降压最常用的药物就是拉贝洛尔，它有较好的降压效果，而且对胎儿没什么影响。如果血压很高，拉贝洛尔也压不住，那就要换别的降压药。具体听从你的医生来安排。不必过于担心，降压药不用一直吃。妊娠期高血压疾病是妊娠期特有的疾病，一般到产后12周，血压即可恢复正常。

第三，镇静休息。有时候你晚上睡不着，医生会给你用点安神药，让你好好睡个觉，只有得到充分的休息，才能控制好血压。

除此以外就是严密地监测孩子宫内安危，每天做胎心监护，看一下孩子有没有缺氧的表现；定期做B超，看看孩子生长发育如何，胎盘功能有没有受到影响等。

如果遇到异常，就要适时终止妊娠。也就是说，如果各种举措都控制不住孕妈的血压，或发现孩子出现宫内缺氧的任何证据，根据你的孕周和情况选择适时终止妊娠。

如果超过37周，那就不用考虑，可以尽快让孩子生出来。如果超过34周，还没到37周，就要跟医生沟通商量，根据每个人的病情，制订具体的方案。

● **妊娠期高血压患者的分娩方式**

这是孕妈非常关心的问题。妊娠期高血压疾病患者并不一定非得剖宫产。如果血压控制得较好、临产过程顺利，这类患者可以顺产。但是假如血压控制得不理想或临产过程中血压突然升高，为了患者和孩子的安全，还是建议剖宫产。

什么是子痫？子痫就是孕妇因为血压的原因抽搐了。你可能对癫痫比较熟悉，反正都有"痫"字，就是抽搐的意思。子痫就是因为"孩子""痫"了，因为怀孕孕妇抽搐了。

孕妇如果子痫了，大夫会紧急抢救的。因为子痫抽搐很危险，可能会脑出血等等各种并发症。

轻度子痫前期的分娩处理

首先是确保母儿安全，尽可能延长孕周。

什么情况下终止妊娠？

第一，妊娠37周以上。第二，胎盘早剥。第三，34～37周之间有如下情况：已经临产或胎膜破裂；严重FGR（胎儿生长受限，超声评估胎儿体重小于第5百分位数）；羊水过少，AFI（羊水指数）<5 cm或BPP≤6/10。

分娩处理：

第一，分娩时机，37周前期待治疗，37周后应终止妊娠。

第二，是否用药，轻度妊娠期高血压和无严重征象的子痫前期不需要使用硫酸镁防止子痫。

第三，分娩方式，取决于产科因素，可以顺产的就顺产。

第四，血压高于160/110 mmHg时应立即降压。

重度子痫前期的分娩处理

重度子痫前期可导致肺水肿、肾衰、凝血障碍、心肌梗死、脑血管意外和视网膜损伤，所以孕34周后应立即分娩，终止妊娠。孕34周前，若母儿情况稳定，可在医院观察治疗，延长孕期，并给予糖皮质激素促进胎肺成熟。

具体终止妊娠的指征如下表。

终止妊娠的指征	
孕妇因素	胎儿因素
·重度高血压难以控制	·大于34周
·反复性重度子痫前期症状	·严重FGR，超声显示＜第5个百位数
·进行性肾功能不全	·羊水过少，最大垂直深度小于2 cm
·持续性血小板减少或HELLP[1]	·BPP≤4，两次测量间隔至少6小时
·肺水肿	·脐动脉舒张期血流倒置
·子痫	·反复性的晚期减速
·弥散性血管内凝血（DIC）	·胎儿死亡
·胎盘早剥	
·病人临产或破膜	

1.溶血肝功能异常血小板减少综合征，一种严重威胁生命的妊娠周期并发症，主要表现为子痫、溶血、肝功能异常和血小板减少。

分娩处理

·重度子痫前期不一定都要剖宫产，分娩方式取决于胎先露部位、宫颈条件、孕周以及母儿状况。

·孕周越小剖宫产可能性越高。因为胎儿过小的话，头骨越软，头骨越软生的时候越会颅内出血。小于28周剖宫产率93%～97%，28～32周53%～65%，32～34周31%～38%。

·以下情况可考虑剖宫产，但不是剖宫产的绝对指征：臀先露、孕周小于28周、严重的胎儿生长受限、严重羊水过少、BPP≤4、32周以下出现脐动脉血流反向。

● 妊娠期高血压患者的产后处理

产后大夫会根据血压情况决定是否继续口服降压药。产后12周后血压应该就正常了，如果还不正常，说明你不是妊娠期高血压，以后就是高血压了。因为妊娠期高血压就是怀孕的期间血压高，怀孕完12周就该回到正常。如果回不到正常，说明你怀孕前并没有好好监测血压，可能你怀孕前血压就高，以后也按照高血压诊治。

另外还有几点要注意：

第一，2小时以内是产后出血的高发期，容易合并子宫收缩不良，还有凝血功能不好，就会导致出血多，会很危险，所以要注意自己的阴道出血情况，如果感觉到比较多，要及时告诉医生用药处理。

第二，产后也要降压、解痉治疗，保证血压平稳。这个听大夫的就行了。

第三，产后6周复查，如果血压降到正常水平，就可以不吃药了。

第四，在家要测血压，密切关注自己的血压情况。

妊娠高血压这部分很专业，科普来讲的话，你能听懂的可能不多，你要记住的就是多看大夫，把血压和各项指标控制好，包括宝宝的各项指标，如果没控制好，该住院就住院。

扫二维码查看最新内容
内含吴医生讲解视频

♥ 妊娠合并病毒性肝炎怎么办

有肝炎怀孕的人不少，我想说的第一句话是，不要自卑，不要觉得自己和别人不一样。

第二句话是孕期的生理变化和代谢，会对孕妇的肝脏产生影响，所以有肝炎的你怀孕的话，确实是要重视。

如果孕妇患有肝炎，在孕期病情容易出现波动。孕妇对营养物质的需求增加，使肝内糖原储备减少，同时雌激素和孕激素的水平升高，胎儿的代谢产物需要母体的肝脏完成解毒，以及分娩时会处在疲劳、缺氧、缺血的状态，这些都会增加肝脏的负担。

此外，妊娠期内分泌系统变化也可能导致乙肝病毒的再激活。因此，如果孕妇有妊娠合并肝炎一定要加以重视。怀孕后第一次产检时会进行肝功能检验和乙肝的筛查，必要的时候做丙肝筛查。

肝炎里，乙肝比例最大，所以接下来主要聊聊乙肝，以及孕妈要重点关注的事项。

• 乙型肝炎（HBV）

乙肝是一种感染性的肝脏疾病，通过血液和性接触传播，母婴传播占国内慢性乙肝的50%，乙肝病毒感染后有10%～15%成为无症状的慢性携带者，15%～30%的慢性携带者发展为持续性肝炎和肝硬化。如果孕妇有乙肝，很可能会感染到胎儿，怎么办呢？

乙肝孕妈可以生孩子吗

首先有乙肝能不能怀孕？是可以怀孕的，乙肝妈妈可以生孩子，但是要看肝功能是否受损。你想象一下，肝脏被病毒感染了，就会损伤肝脏，肝细胞被病毒破坏了。

产检时做乙肝五项检查，对照检查结果，如下表所示。如果检查发现是乙肝，需要进一步检测肝功能是否正常，检测转氨酶、病毒DNA定量，查看病毒是否为活跃期。

如果病毒处于相对静止期，说明虽然你感染过乙肝病毒，但现在变成了慢性携带者，即乙肝病毒DNA的复制比较低，它不活跃，而且肝功能也是平稳正常的，这种情况下是可以怀孕的。

如果病毒活跃，并且肝功能受损，就坚决不能怀孕，要在医生的指导下进行抗病毒治疗，治疗好了再考虑怀孕。

乙肝五项详细解读

临床意义	HBsAg	HBsAb	HBeAg	HBeAb	HBcAb
急性乙肝病毒感染的潜伏期后期	+	-	-	-	-
急性乙肝的早期 （传染性强）	+	-	+	-	-
急慢性乙肝 （传染性强，俗称大三阳）	+	-	+	-	+
急慢性乙肝	+	-	-	-	+
急慢性乙肝，有一定传染性	+	-	+	+	+
急慢性乙肝 （传染性弱，俗称小三阳）	+	-	-	+	+

临床意义	HBsAg	HBsAb	HBeAg	HBeAb	HBcAb
乙肝进入恢复期，开始产生免疫力	+	+	-	+	+
急性乙肝感染恢复期，或有既往感染史	-	-	-	+	+
乙肝恢复期，已有免疫力	-	+	-	+	+
接种乙肝疫苗后，或乙肝病毒感染康复，已有免疫力	-	+	-	-	-

注："+"表示阳性，"-"表示阴性。

乙肝的母婴传播

1.如果不打乙肝免疫球蛋白和疫苗，传染性强的乙肝孕妇的婴儿40%会感染乙肝。如果孕妇乙型肝炎病毒e抗原（HBeAg）阳性，85%～90%的婴儿可被感染。感染乙肝的婴儿85%～95%有持续性感染的风险。

2.新生儿接种乙肝免疫球蛋白和乙肝疫苗可减少95%母婴传播。

3.抗病毒治疗可进一步降低母婴传播。

4.乙肝孕妇也可以顺产，剖宫产仅用于具有产科指征的患者，不用于预防乙肝病毒传播。

5.乙肝孕妇也可以母乳喂养。乳头尽量别破。

孕期的协同管理

乙肝妈妈继续妊娠，医院将进行多学科协作，根据患者情况做个体化处理。

有的医院是产科和传染科，有的医院是消化内科，有的医院是消化外科，还有的地方是专门的传染病医院，总之需要共同协调管理。

注意预防重型肝炎，就是肝功能变化，危及孕妇或胎儿的生命，但这种发生率不高。

另外，孕妇怀孕后免疫力低下，有可能乙肝病毒复发，这时候应该赶紧用抗病毒的药，把病毒压下来。如果压下来了，肝功能很平稳，就继续怀孕；如果引起了肝功能异常，情况危急，该终止妊娠就终止妊娠，"留得青山在，不怕没柴烧"。

如何做好母婴阻断

如果孕妈是乙肝"大三阳"患者，且乙肝病毒载量（即HBV DNA水平）大于2×10^6 IU/mL，则被认为是高乙肝病毒，建议母亲进行母婴乙肝阻断治疗。

《感染乙型肝炎病毒的育龄女性临床管理共识》建议，乙肝母婴阻断治疗从母亲怀孕24～28周开始，通过口服妊娠期安全性为B级的抗病毒药物，来阻断HBV母婴传播。

此外，孕妈在孕28周、32周、36周要分别注射乙肝免疫球蛋白，阻止宫内传播乙肝病毒给胎儿，有的地方只注射两次，一次是孕28周，一次是分娩前。关于这一点学术界还存在争议。

在宝宝出生后，要立即注射第一针乙肝免疫球蛋白，并且在出生后24小时内接种乙肝疫苗，在4小时内接种最好。之后按"0、1、6"的免疫程序继续接种乙肝疫苗，即出生后打第1针乙肝疫苗，1个月后打第2针乙肝疫苗，6个月后打第3针乙肝疫苗。

宝宝在7个月～1周岁时，进一步复查乙肝表面抗原（S抗原）、乙肝表面抗体（S抗体）等。

如果孕妈是乙肝"小三阳"，病毒含量比较低，或者准爸爸是乙肝患者，则在孕期不需要口服药物，定期监测肝功能就可以。但宝宝出生后，也要遵循"0、1、6"方案进行乙肝疫苗接种。

通常情况下，如果孕妈和孩子都能按流程预防，阻断率能达到98%～100%，所以乙肝孕妈可以放心，听从医生的话，按部就班地进行抗病毒治疗，就可以让宝宝免受乙肝父母的垂直感染。

母婴阻断的误区

1.不想口服抗病毒药物进行治疗，选择剖宫产，以及产后非母乳喂养，是不是可以降低感染率？

不是的。分娩方式和喂养方式不是预防乙肝病毒传播的方法。而正规预防后，不管孕妇HBeAg阳性还是阴性，新生儿都可以母乳喂养，但喂奶时要注意，尽量减少皲裂和乳头破裂，不然会增加感染的风险。

2.只要HBeAg阳性，必须进行抗病毒治疗吗？

不是。这方面的权威研究比较少，但《感染乙型肝炎病毒的育龄女性临床管理共识》明确DNA病毒量如果大于2×10^6 IU/mL，是母婴传播的高危因素之一，需要进行抗病毒治疗。低于这个病毒量的，应结合临床检查，遵照医生的建议。

3.进口疫苗比国产疫苗更好吗？

研究表明，国产乙肝疫苗的保护率和抗体产生率，与国外同类型疫苗效果相当，所以你可以选择国内的，也可以选择国外的。

除了乙肝，甲肝和丙肝我也简单介绍下。

● 甲型肝炎（HAV）

甲肝通过粪口传播，多因卫生条件差所致。妊娠期间可以接种甲肝疫苗或使用免疫球蛋白。当抗甲型肝炎病毒抗体IgM出现阳性时，表示患者近期出现感染；当抗甲型肝炎病毒抗体IgG出现阳性时，表示以前感染过甲肝病毒，或原来接种过甲肝疫苗。甲肝是自限性的，没有特异的抗病毒药物。

● 丙型肝炎（HCV）

通过血液、体液接触或注射毒品、血制品传播，也可通过母婴传播，50%的丙肝会发展到慢性阶段。丙肝病毒抗体阳性确定诊断，抗病毒治疗根据RNA水平和基因分型而定。

产前护理

有丙肝的孕妇，如果肝功能正常，仅需要做常规产前检查，妊娠期间不常规行抗病毒治疗。

母婴传播

丙肝的母婴传播率约为2%～10%，低于乙型肝炎。但合并HIV感染者和丙肝RNA阳性者会增加婴儿感染率。

分娩时，与乙肝一样，不要因丙肝就选择剖宫产；但顺产时，避免人工破膜和胎儿头皮电极。如果没有合并HIV感染，可以母乳喂养。

扫二维码查看最新内容
内含吴医生讲解视频

♥ 孕妈有心脏病怎么办

妊娠期会加重心血管系统负担，分娩期间和产后3日心血管系统变化急剧，心脏病患者很容易出现心力衰竭。此外，患心脏病的孕妈有流产、早产及胎儿生长受限的风险。

妊娠合并心脏病的发病率约为0.5%～3%，有心脏病的孕妈要高度重视。

• 有心脏病的孕妈可以怀孕吗

有心脏病的孕妈平时会有什么症状与表现？病情轻者可能没什么症状；常见的症状包括心悸、胸闷，不能太大幅度运动；比较严重的症状有不能平卧、呼吸困难、端坐呼吸、晕厥等。常见躯体表现包括口唇紫色、杵状指、心率加快、血压升高、心脏病理性杂音及下肢水肿等。

一般说的妊娠期合并心脏病主要包括先天性、风湿性、妊娠高血压疾病性心脏病，还有围生期心脏病和心肌炎。

那么有心脏病的孕妈能不能怀孕？要听你大夫的详细评估。主要是看心功能，并且结合临床医学心脏病的分级，如果心功能没有问题，并且判断在孕期病情发作从而影响心功能、出现心功能不全的可能性比较小，那么是可以怀孕的。

临床医学将心脏病分为以下四级。

分级	临床表现
I	·体力活动不受限，日常活动不引起过度的乏力、呼吸困难或心悸
	·心功能代偿期
II	·体力活动轻度受限，休息时无症状，日常活动即可引起乏力、心悸、呼吸困难或心绞痛
	· I 度或轻度心衰
III	·体力活动明显受限，休息时无症状，轻于日常的活动即可引起上述症状
	· II 度或中度心衰
IV	·不能从事任何体力活动，休息时亦有充血性心衰或心绞痛症状，任何体力活动后加重
	· III 度或重度心衰

根据统计，心脏功能在 I 级的孕妇，心力衰竭的发生率为7%，II级为17%，III级可能高达49%，并且心脏功能III级的孕妇胎儿的死亡率为12%，心脏功能IV级的可高达31%。

严重的心脏病会导致心力衰竭、肺水肿，还会危及孕妈和胎儿的生命，流产、早产甚至死胎的概率都会增加。如果孕妈的心脏病属于多基因遗传病，宝宝患病或出现畸形的可能性还会比普通人高出5倍。

为了尽力保证孕妈和胎儿的健康，有心脏病的孕妈应该先经过医生检查和评估，确定能否继续妊娠。如果不能，尽量在孕12周前进行治疗性人工流产。

● 三个关键时期

如果心脏病情况不那么严重，能继续妊娠，孕期也不要掉以轻心，有三个关键时期要重视。

第一个关键期是32周左右

我们的心脏是什么？心脏是个泵，通过怦怦怦地跳动，把血泵到脑袋，泵到四肢，泵到各个器官里，从而保障我们器官的正常工作。但怀孕会加重心脏的负担，为什么呢？因为怀孕之后需要的血液、氧气更多，孕妈需要，孩子也需要，所以孕妈血管里的血容量就多了。而且随着孕周增加，血容量也会增加，从而加重心脏的负担。

举个例子，假如正常人血管里的血液总共是3000 mL，到孕中期之后有可能变成4000 mL，这是不是增加了心脏的负担？你是不是会累？所以怀孕以前心脏体现不出来的问题，怀孕之后有可能会加重。

从孕6周起，孕妈总血容量会持续增加，到孕32周左右达到高峰，总体增加30%～45%。血容量增加会引起心脏排血量增加；血液稀释，红细胞、血红蛋白浓度降低，运氧能力减弱，以致心率增快；心脏位置向上向左移动，右心室压力增大，大血管屈曲。

第二个关键期是分娩的时候

分娩时，准妈妈用力屏气使肺内压力升高，肺循环阻力增加，是心脏负担最重的时期。这个时候你的心脏相当于去跑个百米冲刺，你想想，它是不是就跳得厉害。

第三个关键期是产后3天之内

产后由于腹压骤降及子宫收缩，静脉血回流量可能突然增加，由于组织内潴留的多余水分进入血循环，使血容量再度增加。所有这些因素，会增加心脏负担。

以上三个时期容易出现心脏的问题，正常的孕产妇可以承受，但心脏病患者容易发生心力衰竭。不过你放心，你的医生会提醒你。

心衰的表现

轻微活动后就出现胸闷、心悸、气短；心跳加速，休息时每分钟超过110次；夜间胸闷、呼吸不畅，憋气；咳痰，痰里面还有血……这些可能是心衰的早期征象，一旦发现要立即就医，住院治疗。

心脏没劲了，泵不出血，肺里的血也到不了心脏，就会导致肺水肿，就会咳痰，然后喘不上来气，接下来下肢会肿得特别厉害。但凡你觉得憋气得厉害，就要尽早住院。

• 心脏病孕妈要注意什么

1.增加产检

有心脏病的孕妇一定要按时产检，20周之前，2～4周产检一次；20周之后，建议每1～2周就产检一次。32周之后，一周至少产检一次，有不舒服、异常情况，两三天就得来医院检查一次，千万不要等到出现心衰了再来。先天性心脏病及心功能较差的孕妈，应在预产期前住院待产。

2.注意休息

在怀孕3～4个月时，可以做些轻微的工作和家务活。若出现气急、心慌、胸闷等症状时，应立即休息，停止干活。在怀孕的中晚期，更应该注意休息。

3.合理营养

饮食宜高蛋白、含铁量丰富，孕4个月起应限制钠盐摄取量，每天4～5 g为宜。心脏病孕妇的菜肴宜清淡、易消化，太咸了会增加钠水的潴留，加重心脏负担。还需要补充铁剂来预防贫血，预防心力衰竭、呼吸道感染。

4. 产前检查

产前必须诊断准确，如怀疑有心脏病，要做超声心动图检查。妊娠期心脏病需要多学科会诊，心脏科医生、母胎医学专业医生、麻醉师、产检医生和助产士需充分沟通。

5. 产后护理

产后72小时内易诱发心衰，所以要加强监护，不要过早出院。产前、产时有心力衰竭的产妇，产后仍需要用强心药物。

● 有心脏病的孕妈有没有可能顺产

有心脏病的孕妈有没有可能顺产，主要和心脏病类型、患病程度、心脏功能有关。心脏功能不太差、胎儿不大、胎位正常、孕妈宫颈条件好的情况下，可以考虑在严密监控下尝试顺产。如果状态不好，就要听医生建议，选择剖宫产。分娩时避免用力屏气加腹压，必要时可以采用胎头吸引术或产钳术，帮助胎儿娩出，避免产程过长。

患有心脏病的孕妈要多休息，按时产检，配合医生治疗，依据自身情况选择合适的分娩方式。

扫二维码查看最新内容
内含吴医生讲解视频

孕期得了子宫肌瘤怎么办

女性最常见的妇科疾病就是子宫肌瘤,孕期妊娠合并子宫肌瘤也很常见,其发生率大约为2%~10%。

引起子宫肌瘤的原因现在还不清楚,肌瘤的增长虽与性激素有关,但避孕药及妊娠对肌瘤的影响很难预测,多数并无任何影响。

● 备孕时发现子宫肌瘤,能怀孕吗

主要看两个方面:第一是看肌瘤的大小,第二是看肌瘤长的位置。

大小而言,直径小于5 cm的肌瘤一般不考虑手术,大于5 cm的肌瘤如果长的位置特别靠外的话,也可以先不处理,先备孕。

位置而言,见下图,靠近宫腔里的黏膜下肌瘤就容易挤占胎儿的位置导致胎停,要提前手术剥除;靠近宫腔外的浆膜下肌瘤,不容易挤占胎儿位置,可以先不手术直接怀孕;中间位置的肌壁间肌瘤要看具体情况,由你的大夫详细评估。

也就是说,主要看肌瘤有没有挤占胎儿的位置。从肌瘤的大小和位置两方面评估,如果肌瘤大或者位置靠近宫腔,挤占了胎儿的发育空间,这种肌瘤是要拿掉的。

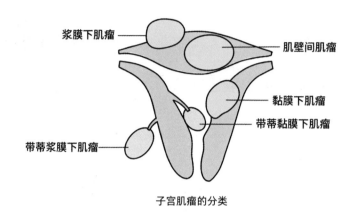

子宫肌瘤的分类

• 得了子宫肌瘤会有什么症状

70%的子宫肌瘤都没什么临床症状。但有些也可能会出现月经过多、痛经、自带增多、下腹坠胀和疼痛、尿频、排尿困难及不孕等症状。长期经血流失可导致贫血。大的肌瘤可压迫输尿管和直肠。黏膜下子宫肌瘤可引起重度子宫出血，蒂部较长的黏膜下肌瘤可从宫颈管脱出。

• 怀孕后发现子宫肌瘤怎么办

怀孕后才发现的子宫肌瘤一般都不大，因为大的话你都提前做手术了。因此在孕早期，如果肌瘤很小或没有其他症状，一般不做特殊处理。

如果子宫肌瘤在怀孕期间由特别硬变软了，甚至变成水样状，孕妈就会肚子疼、发高烧，这时候需要住院输液，用药让你的子宫别收缩，慢慢地把它稳定住，这样也没问题。

但是如果宫缩厉害，引发流产，才会在终止妊娠后摘除肌瘤。

在孕中后期，通常也不主张摘除肌瘤，而是采取保守治疗来防治早产，同时监测其他并发症的发生，保守治疗无效才会考虑进行手术。

● 有子宫肌瘤需要保胎吗

不常规保胎，主要还是看有没有症状。

有的研究发现，子宫肌瘤患者怀孕后发生自然流产的风险略有增加，主要是少数黏膜下子宫肌瘤可能会影响受精卵的着床和植入，导致流产的发生。

具体情况还是要看子宫肌瘤的大小、位置，以及孕期的生长等具体情况。

假如，虽然有子宫肌瘤，但并没有明显不舒服的症状，就没有必要"保胎"，尤其不主张长期卧床保胎。

● 需要经常做B超吗

不常规推荐。

怀孕以后，雌激素和孕激素水平快速上升，子宫的血供明显增加，按说子宫肌瘤也会不断增大。但实际情况是，有50%～60%的肌瘤大小没有明显改变，只有22%～32%的肌瘤体积会增大，另外还有8%～27%的肌瘤在孕期反而缩小。

肌瘤的增大多数发生在早孕期，大的子宫肌瘤（直径>5 cm）容易增大，小的子宫肌瘤通常不会有明显改变，子宫肌瘤在妊娠期体积平均增大约12%，增大得没有那么离谱。

所以，没必要频繁做B超，一是它不会增大很多，二是即便增大一些，没引起不适，医生也不会处理。除非出现了明显的腹痛，怀疑有子宫肌瘤变性，就要定期随访B超。

● 有子宫肌瘤，孕期肚子疼怎么办

如果你在孕期如果发生明显腹痛，就要怀疑是肌瘤变性，或是带蒂肌瘤的扭转。

肌瘤变性引起的疼痛一般会发生在妊娠中期，这是肌瘤生长速度最快的阶段，有时候会伴发白细胞升高、发热，甚至恶心和呕吐。

建议采用一般的支持疗法，咨询你的医生，主要就是住院止痛和抗炎治疗。

● 有子宫肌瘤，可以顺产吗

多数有子宫肌瘤的孕妇是可以顺产的。只要肌瘤不是长在子宫下方，长在子宫其他地方的，都不影响顺产。因为如果长在子宫下方，堵住了孩子娩出的宫口通道，这种情况下就要考虑剖宫产。

如果肌瘤比较大，且是多发，肌瘤会影响宫缩的强度和宫缩的协调性，这时也要考虑剖宫产。此外，要警惕胎盘早剥，当然这种概率比较小。

还有一种情况，如果你之前做过子宫肌瘤手术，这时能不能顺产，要看当初做手术时的肌瘤有多大，是不是整个都穿透了肌层。如

果肌瘤特别大，做了手术后，会产生大的疤痕组织，分娩的时候容易有子宫破裂的风险，导致出血。这种情况下孩子足月了就要考虑剖宫产。

如果肌层没有受到严重损伤，可以考虑阴道试产，同时进行连续胎心监护，做好紧急剖宫产的准备。

如果肌瘤剥除术是在腹腔镜下进行的，需要谨慎对待。一是在腹腔镜下剥除肌瘤以后，肌层的缝合一般不如经腹手术缝合的效果好；二是在腹腔镜下行肌瘤手术时常用电烫止血，被电烫过的肌层是坏死的，会留下一个无法愈合的缺陷。临床发现做过腹腔镜肌瘤剥除术的孕妇（特别是用过电烫止血的患者），在没有宫缩的情况下，于孕晚期甚至孕中期就发生了自发性的子宫破裂。

- ## 能否在剖宫产时，顺便把子宫肌瘤切了

原则上是不建议这样做的，除非是有带蒂的浆膜下子宫肌瘤。

不建议的主要原因有两点：一是很容易引起大出血，二是术后发生感染的风险增加。

在妊娠晚期，子宫的血供非常丰富，如果要行肌瘤剥除术的话，容易发生难以控制的快速出血。为了切个肌瘤出血甚至输血，得不偿失。

即便成功剥除了肌瘤的瘤核，但是在缝合瘤腔的时候，在瘤腔内仍常会有积血存在，在缝合瘤腔的时候，这会增加感染的风险。所以但凡评估不好做的子宫肌瘤，一般剖宫产过程中不动它。

扫二维码查看最新内容
内含吴医生讲解视频

♥ 孕期卵巢囊肿怎么办

怀孕本来是件很开心的事，但产检一查，在卵巢上发现了囊肿，一时之间变得害怕不已，还能不能继续妊娠，会不会影响胎儿发育，能不能顺产……心中千头万绪。

孕早期出现的卵巢囊肿多是由于妊娠期雌激素升高，排卵以后形成的黄体逐渐演变为囊肿。这是正常妊娠现象，这种卵巢囊肿通常会在妊娠14周内自然消失。

关于卵巢囊肿，接下来我详细讲讲。

● 如何判断妊娠期卵巢囊肿的性质

妊娠期卵巢囊肿大致分为生理性囊肿、卵巢良性肿瘤、恶性肿瘤。良性囊肿包括成熟性畸胎瘤、浆液性囊腺瘤、卵巢系膜囊肿、黏液性囊腺瘤、子宫内膜异位囊肿等。

卵巢肿块的性质可以大致分为三类：囊性、囊实性（肿块有液性的部分，也有实质性的部分）和实性（肿块完全是实质性的，没有液性的部分）。妊娠期最常见的卵巢肿块是液性的囊肿。

囊肿主要是判断良性还是恶性，恶性的很少。

卵巢良性肿瘤和恶性肿瘤的鉴别

鉴别内容	良性肿瘤	恶性肿瘤
病史	病程长，逐渐增大	病程短，迅速增大
体征	多为单侧，活动；囊性，表面光滑；常无腹腔积液	多为双侧，固定；实性或囊实性，表面不平，结节状；常有腹腔积液，多为血性，可查到癌细胞
一般情况	良好	恶病质
B型超声	为液性暗区，可有间隔光带，边缘清晰	液性暗区内有杂乱光团、光点，肿块边界不清

妊娠期超声发现的直径小于5 cm的单纯性卵巢囊肿，大多数是功能性卵巢囊肿，如卵泡囊肿、黄体囊肿等。没有实性的肿块部分，是良性的，不必进行处理。有数据表明，妊娠早期发现的卵巢囊肿中，约70%会在妊娠中期自行消失。

但是，如果是囊肿伴有实性的部分，就要提高警惕，囊实性和实性的卵巢肿块发生癌变的风险会增加，需要密切随访。

怀孕期间最怕的是囊肿扭转和破裂。通常情况下，如果囊肿的直径不超过6 cm，发生囊肿扭转和破裂的风险比较小。即使是囊肿直径超过6 cm，只要是不超过10 cm，发生囊肿扭转和破裂的风险虽然会增加，但依然是小概率事件。

● 妊娠合并卵巢囊肿要做手术吗

不是的。大多数情况下不需要手术，哪怕是直径7～8 cm的卵巢囊肿，也可以继续观察。

放在以前，如果发现直径超过5 cm的卵巢囊肿，就会建议进入孕中期的时候行手术切除囊肿。对于直径比较大的囊肿，手术的主要目的是防止囊肿的扭转和破裂。

但现在越来越倾向于保守观察的方法。因为单纯的卵巢囊性肿块大多数都是良性的，不会癌变。如果是怀孕以后才出现的，更大可能是黄体囊肿，通常直径不会太大，随着妊娠的继续，黄体囊肿会逐渐变小甚至消失。

即使卵巢囊肿的直径超过5 cm，发生囊肿扭转或破裂的概率还是比较小，总的概率不会超过1%～2%。

妊娠中期（孕14～16周）再次评估，若可疑恶性则考虑手术，若无恶性风险就继续观察随访，不用手术。

• 什么情况需要做手术

妊娠期卵巢囊肿出现以下情况时，需要考虑手术干预：

· 高度怀疑为恶性肿瘤；

· 伴发急腹症（如囊肿扭转、破裂）；

· 肿瘤直径＞10 cm并持续存在，考虑恶性可能；

· 出现严重的合并症（如肾积水）；

· 估计囊肿会引起产道梗阻。

孕中期是适宜的手术时机，可根据情况选择经腹手术或腹腔镜手术。

如孕24周以后发现卵巢囊肿，随着子宫的增大，手术导致不良结局的风险增加，如果没有卵巢恶性肿瘤征象或扭转、破裂、继发感染等急腹症，可以选择密切随诊。待剖宫产时（如果孕妇选择剖宫产）或阴道分娩6周后重新评估。

对于完全是液性的囊肿，建议选择腹腔镜手术，腹腔镜造成的创伤小、患者痛苦较小、手术视野好，但妊娠时腹腔镜手术的难度加大。

对于囊实性或实性的肿块，如果恶变的可能性比较高，不少医生还是会倾向于剖腹探查手术，必要的时候可以延长手术切口，扩大手术范围。

总之，妊娠期卵巢囊肿的发生率不高，其中恶性肿瘤的发生率更低。绝大部分怀孕后发现卵巢囊肿的孕妇，都可以继续妊娠，极少有影响宝宝发育的情况。

❤ 妊娠期皮肤瘙痒怎么办

我曾听过一个新闻报道，孕妇因为皮肤特别痒，痒得受不了来医院了，发现已经胎死宫内了，原因是肝内胆汁淤积症。

我说这个不是要吓唬大家，确实有的孕妇在孕期会有皮肤瘙痒的情况，如果不是小面积、短暂的瘙痒，而是大面积、持续的瘙痒，这时候就要引起重视了。

• 妊娠期肝内胆汁淤积症

为什么会发生胆汁淤积，其机制目前还不是特别清楚。妊娠期肝内胆汁淤积症（ICP）是孕晚期特有的并发症，可能跟妊娠期高血压的小血管痉挛有一定关系。风险因素包括既往ICP病史、多胎妊娠和慢性丙型肝炎。皮肤瘙痒和血清胆汁酸升高是ICP的特征。

ICP对胎儿的影响很大，容易引起胎儿宫内窘迫、低体重儿、早产、羊水粪染、死产或新生儿窒息。初次分娩痊愈后，再次妊娠时仍然可能会复发。

症状

1.最常见的症状是皮肤剧烈瘙痒，一般自手掌、脚掌开始，然后延及全身。白天还好一些，到晚上时瘙痒加剧，奇痒无比。有的人还会皮肤黄黄的，有黄疸、恶心、食欲下降、呕吐等症状。

2.尿色加深，抽血一查，血清胆汁酸升高，空腹胆汁酸≥10 μmol/

L即可诊断，胆汁酸水平可用于评估ICP的严重程度。有时还伴有转氨酶水平升高。

如何治疗

第一，降低胆汁酸，常规推荐的药物是熊去氧胆酸。

第二，缓解瘙痒。不同用药方式不同，可以问你的大夫。

第三，最重要的是严密监测胎儿的安危，避免胎儿宫内缺氧。监测方法除了数胎动就是用胎心监护。但凡出现胎儿宫内缺氧的情况，需要根据情况看是否需要让孩子出来。

不同医院的住院标准不一样，有的医院总胆汁酸在20 μmol/L以内就不用住院，每天来医院做胎心监护即可。这时候就要听医生的，如果医生让你住院，你就不要抵抗，踏踏实实住院。

分娩建议

产前监测和处理

·自数胎动。

·胎心监护，孕34周前每周一次，孕34周后每周两次。

·一般在孕37~38周计划分娩，不建议做羊膜腔穿刺术检查胎肺成熟度。

·孕34周之前需要分娩的患者，医生可能会进行肌内注射地塞米松6 mg，每12小时1次，共4次。

继续妊娠的指征

·血甘胆酸<43 μmol/L或总胆汁酸<30 μmol/L，肝酶水平正常或轻度升高，无黄疸，孕周<40周，可等待自然临产、顺产。

·孕周<34周时，尽可能延长孕周。

终止妊娠的指征

·孕周＞37周：血甘胆酸≥43 μmol/L或总胆汁酸＞30 μmol/L，伴有黄疸，总胆红素＞20 μmol/L。

·孕周34～37周：血甘胆酸≥64.5 μmol/L或总胆汁酸≥40 μmol/L，伴有黄疸，总胆红素＞20 μmol/L；或既往因ICP导致死胎，此次妊娠已达34周，又诊断为重度ICP。

·孕周32～34周：重度ICP，宫缩＞4次/时或强度＞30 mmHg，保胎药物治疗无效。

·重度ICP，孕周＞28周，高度怀疑胎儿宫内窘迫。

终止妊娠主要看胆汁酸水平、孕周数、胎儿宫内情况，如果过了37周，就尽快让孩子娩出。哪怕没到37周，超过34周了，如果出现胎儿缺氧，期待治疗不宜过久，适当提早让胎儿娩出。具体情况要听医生的判断，进行个体化处理。

在分娩前给孕妇补充维生素C、维生素K和维生素B$_6$，预防产时和产后出血。肝功能出现异常时，遵医嘱使用保肝药物。

ICP轻度，且孕周＜40周的孕妇可以选择顺产。

但如果有这些情况就要剖宫产了：重度ICP；既往死胎死产、新生儿窒息或死亡史；胎盘功能严重下降或高度怀疑胎儿窘迫；合并双胎或多胎、重度子痫前期等；存在其他阴道分娩禁忌证。

● 妊娠痒疹症

除了前面提到的ICP，孕期皮肤瘙痒还有另外一种情况——妊娠痒疹症。

妊娠痒疹症通常对称出现在四肢的局部，有明显的瘙痒症状。也是晚上瘙痒症状加重，孕妇会忍不住挠腿和手，皮肤被抓破之后，伤口处会有色素沉着。

瘙痒症状对胎儿没什么影响，但是会严重影响孕妇的生活。

针对妊娠痒疹症，一般会推荐用炉甘石洗剂，或者氧化锌软膏，这些药物都可以起到止痒的效果，但只能缓解症状。如果不想用药物，也可以选择使用保湿产品。通常情况下，在分娩后，瘙痒症状在数周之内就会自行消失。

♥ 孕期急性脂肪肝怎么办

● 急性脂肪肝的症状

今天聊一下妊娠急性脂肪肝（AFLP），这是妊娠期一个特有的疾病，并且它很致命，跟肝炎是不一样的。

临床上，我还没有遇到过，因为这个病发病率低，我师姐当年在外地工作的时候遇到过一例，她遇到的那个孕妇最后死亡了。我同事也遇到过，我把这个病例跟大家讲讲。

这个孕妇在孕晚期30周左右来医院就诊，此时她有两个很明显的症状：第一个症状是突然呕吐——大多数人都是孕早期有孕吐，后来就不吐了，但这个孕妈到孕30周了，突然呕吐；第二个症状是皮肤发黄，但皮肤不痒，不像胆汁淤积，伴有抽搐。

然后医生就安排孕妇抽血检查，检查结果显示肝功能不好了，肝酶升高，胆红素升高、血氨及肌酐升高、凝血功能异常，还有低血糖。

再照B超一看，肝特别亮，高度可疑脂肪肝。孕期急性脂肪肝病死率比较高，这个病发病率比较低，但是发病之后比较凶险。

如果不让孩子及时出来，大人孩子可能都保不住。

急诊做了剖宫产，孩子活了，产妇陷入昏迷。产妇肝功能急剧下降，医生立马进行人工肝代替治疗，如果这项治疗效果不佳就要进行肝移植，否则产妇会很危险。

幸运的是，这个产妇肝功能奇迹般地好转了。最后她在ICU住了小一个月的时间后，平安出来了。

所以，妊娠期急性脂肪肝是一种罕见但又致命的妊娠并发症，以不同程度的肝功能损害为主要临床表现，并伴随多器官功能受累，最终演变为严重的急性肝功能衰竭，危及生命。

而且，这个病发病很急，并不会有几个月的逐渐进展。所以，如果你在孕中晚期出现持续性的恶心、呕吐、乏力、厌油，以及上腹痛或者头痛，并出现皮肤变黄、眼睛巩膜发黄，或者伴有高血压、蛋白尿和水肿等症状，就该引起注意并及时就医了。

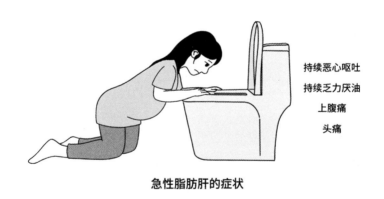

持续恶心呕吐
持续乏力厌油
上腹痛
头痛

急性脂肪肝的症状

● 急性脂肪肝的危害

妊娠期急性脂肪肝会导致早产、死产、死胎，以及产后出血。如果孕妈患病之后没有进行分娩，病情会进一步发展，出现凝血功能障碍、意识障碍等精神症状，带来肝性脑病、肾功能衰竭，严重的时候就会导致急性死亡。不及时就诊死亡率是很高的。

所以，一旦诊断妊娠合并急性脂肪肝，无论病情轻重早晚，都应该尽快取出宝宝，结束妊娠。

这个时候是要考虑大人多点的，即使孕周很小孩子出来活不了，也要让他出来，因为这个病太致命了。

• 急性脂肪肝的产后处理

结束妊娠后，还需要积极采取其他一些治疗手段。

1.卧床休息，采取低脂肪、低蛋白、高碳水化合物饮食。

2.使用保肝药物，进行保肝治疗。

3.进行血浆置换、成分输血。

4.短期使用肾上腺皮质激素，保护肾脏的肾小管上皮。

除了这些，可能还需要用胃药，防止应激性胃溃疡。万一出现肾功能衰竭，利尿剂使用无效，可能还需要进行透析治疗。

目前关于妊娠期急性脂肪肝的病因还不是非常明确，可能跟怀孕引起的激素变化有关，使脂肪酸代谢发生障碍，导致游离的脂肪酸堆积在肝细胞和肾、胰、脑等其他脏器，造成多个脏器的损害。也有人认为与先天遗传性疾病、病毒感染、妊娠期高血压疾病的因素有关。

反正你们能知道的是，出现上述症状及时看大夫，如果大夫告诉你你是妊娠合并急性脂肪肝，要积极配合大夫治疗，这个病很要命。

孕期有泌尿系统疾病怎么办

扫二维码查看最新内容
内含吴医生讲解视频

在第一章我讲过，因为女性生理结构的原因，加上孕期子宫对膀胱的压迫等因素综合影响，孕妈比之前更容易有泌尿系统方面的疾病，接下来逐一给大家讲讲怎么应对。这部分内容都是干货，可能有点枯燥。

• 急性膀胱炎

急性膀胱炎表现为尿频、尿急、尿痛、溢尿和血尿，医生检查时按压膀胱区，有疼痛感。尿试纸测试为白细胞酯酶阳性或亚硝酸盐阳性。妊娠期膀胱炎几乎都有脓尿，如无脓尿，应考虑其他疾病。

应对急性膀胱炎，要遵医嘱用药治疗，一般用3～7天的治疗方案，根据药敏结果选择抗生素。

服完抗生素一周后，再进行尿培养，可能30%的患者仍有菌尿存在，可根据药敏结果再服药治疗。如果妊娠期间有2次或以上膀胱炎发作或有顽固的菌尿症，整个妊娠期就都要用抑菌性抗生素治疗，防止尿路感染。

• 肾盂肾炎

肾盂肾炎70%～80%位于右侧，因为子宫大了以后会右旋，压迫右边的输尿管，让右边的尿从肾脏出来得不顺畅。主要症状是尿急、尿频、尿痛、腰痛、发热和畏寒。有肾盂肾炎不可大意，它会引发宫缩或早产。

如果症状轻，无严重恶心呕吐，体温<39.8 ℃，心率<110次／分，无败血症、早产迹象或其他合并症，可以口服药物治疗。

如果出现发热症状，要住院治疗，采用静脉输液，以维持足够尿量。检查血常规、生化常规，做尿培养。根据孕周决定是否需胎儿电子监护。同时进行抗生素药物治疗。密切观察体温，以及有无呼吸困难或气促。

肾盂肾炎治愈后，整个妊娠期都需要抑菌治疗，以防再次感染。每日口服抗生素，定期复查尿培养。

● 肾小球肾炎

如下图所示，肾盂是肾类似于漏斗的地方，肾小球是周围搜集尿的地方。

急性肾小球肾炎在妊娠期比较少见，表现为蛋白尿、血尿、水肿和高血压，症状与子痫前期比较像。如果出现发热、体重减轻、尿中可见大量红细胞，则可以判断为肾炎。

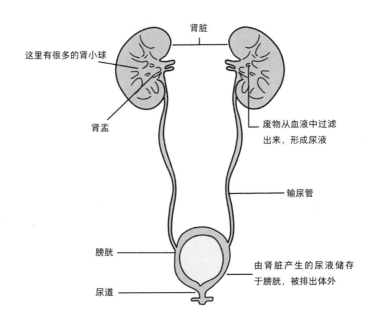

若血压正常、肾功能正常或轻度异常，属于慢性肾炎，可以继续妊娠；若有高血压、肾功能严重异常，则要根据医生的判断考虑是否继续妊娠。这两个情况都要专业的肾内科诊治，治疗方法也各异，根据你的情况而定。

● 尿路结石

我在第一章讲过，孕期如果出现持续性腰酸背痛，而且按摩处理后没有得到缓解，要考虑是不是有肾结石、输尿管结石等。尿路结石的症状之一就是急性剧烈的腰腹部疼痛，再有就是尿的颜色变红。

尿路结石发展下去会变成肾盂肾炎，所以要尽快来医院做检查。

医生一般会安排做尿液分析、尿培养，查血常规。或者通过B超检查，但直径小于4 mm的结石，超声看不到。

大部分结石可自排。妊娠期不能用碎石术，还是保守治疗为主，镇痛、补液和对症治疗，必要时用上抗生素预防感染。

以上孕期出现的泌尿系统的情况，你们知道要重视起来，然后治疗上听大夫的就行了。

扫二维码查看最新内容
内含吴医生讲解视频

孕期得了阑尾炎怎么办

怀孕之后得了阑尾炎可不是小事。

哪些人尤其要警惕？ 以前有过阑尾炎，但当时选择保守治疗没有切掉阑尾的人。这种情况的孕妈孕期要留心腹部疼痛。早期症状不明显，但如果伴有恶心、呕吐、厌食和低热，肚子越来越疼，可就不是简单的宫缩了，可能是阑尾炎。

有人说，不是阑尾部位的疼痛啊。这是因为怀孕后，子宫变大，阑尾的位置会有一点偏移。

如果肚子越来越疼，就要来医院做B超检查。

孕期得了阑尾炎怎么办？一般应对原则是倾向于动手术，尤其在孕中期，如果不处理，阑尾炎容易扩散，演变成腹膜炎，有可能使细菌进入血液，引发更严重的菌血症。同时如果炎症扩散，会刺激子宫收缩，从而导致早产或流产。

有人问，做手术会不会导致孩子流产呀？

有这种可能，但是不手术相对来说，危害更大，所以孕期的阑尾炎还是倾向积极应对。我和普外科一起做过几个妊娠合并阑尾炎的手术，最后都没有流产，结局都很好。

孕28周之后的孕妈做手术时，还要做好胎儿电子监测，必要时用宫缩抑制剂。其他更具体的治疗方案，听医生的就对了。

扫二维码查看最新内容
内含吴医生讲解视频

♥ 孕期得了阴道炎怎么办

什么情况考虑得了阴道炎

孕期阴道炎很常见。如果外阴瘙痒，分泌物增多，尤其是大量豆腐渣样白带，要考虑有阴道炎。

但10%～20%的阴道炎可以无症状。有症状者主要表现为黄色阴道分泌物、分泌物异味、外阴烧灼感或刺痛、性交痛等，查体可见阴道黏膜红肿、溃疡或一定程度的阴道黏膜萎缩等表现。有症状者症状持续时间长、间歇性加重，且治疗后易复发。

如何诊断阴道炎呢？诊断标准有两个：

（1）有临床症状和（或）体征，比如上面说的这些症状；

（2）化验白带，化验结果显示有各种类型的炎症。

• 为什么孕期容易得阴道炎

通常情况下，阴道环境和菌群互相制约，是一种平衡、稳定的状态。

但妊娠期间，阴道内乳酸杆菌（正常菌群）相对不足，有利于加特纳菌及一些厌氧菌生长，内环境的变化有助于病原体的黏附，破坏了阴道内生态环境的平衡。加上孕期阴道黏膜充血、水肿情况，阴道黏膜较孕前更加脆弱，因此孕期易发生阴道炎。

而且妊娠期间，孕妈雌激素水平较高，阴道分泌物增加，加上妊娠本身的免疫抑制作用，有助于念珠菌生长，增加感染风险。

• 常见的感染类型及治疗

孕期阴道炎常见的有：外阴阴道假丝酵母菌病（又称念珠菌性阴道炎）、细菌性阴道病、滴虫性阴道炎，或者上述两种或几种的混合感染。

	外阴阴道假丝酵母菌病	细菌性阴道病	滴虫性阴道炎
症状	重度瘙痒、灼痛感	无或轻度瘙痒	轻度瘙痒
分泌物	白色、豆渣样	白色、均质、鱼腥臭味	偏黄、脓性、泡沫性
阴道黏膜	水肿、红斑	正常	充血、草莓样宫颈
阴道pH	<4.5	>4.5	>4.5
胺试验	阴性	阳性	可为阳性
显微镜	芽生孢子及假菌丝（+）少量白细胞	线索细胞（+）极少白细胞	阴道毛滴虫（+）多量白细胞

孕妇确诊阴道炎后，一定要在医生指导下慎重用药，尽量选择对胎儿无害或是影响比较小的药物，切不可随意使用药物。更不要滥用抗生素或激素类药物，以防因滥用药物导致胎儿畸形。用药治疗时一定要彻底，绝不能因症状减轻就自行停药。

针对不同的阴道炎，下面给出不同的治疗处理。

外阴阴道假丝酵母菌病

孕期外阴阴道假丝酵母菌病很常见，豆腐渣样的白带很多人都遇到过，因为外阴阴道假丝酵母菌病就是孕妇免疫力低下的时候容易犯的。

一般来说,孕早期的3个月不需治疗。如果情况严重,医生会在孕3个月后酌情用药治疗,不会对胎儿造成感染。

治疗外阴阴道假丝酵母菌病,选择正确的药物和用药方法很重要。口服药物对胎儿有致畸风险,所以临床上一般采用局部用药,阴道内放置制霉菌素栓剂治疗。若外阴瘙痒严重,不要搔抓或者用烫水擦洗,可局部湿敷3%的硼酸液。必要时,丈夫也需要到医院做相应的检查,如果感染也应进行治疗。

细菌性阴道病

细菌性阴道病与一些妊娠并发症有相关性,如胎膜早破、早产、宫内感染和子宫内膜炎等;

无症状的细菌性阴道病是否治疗,现在存在争议,国内的指南更倾向于治疗。

首选方案:甲硝唑400 mg口服,每日2次,连服7日;替换方案:克林霉素300 mg口服,每日2次,连服7日。此外,尚需要随访治疗效果。

需指出的是妊娠期间是否推荐甲硝唑治疗一直存在争议,国内厂家说明书均标注为妊娠期禁用,但其在FDA[1]的妊娠安全性分级中为B级,因此临床上会根据利弊、知情选择的情况下决定是否使用该药物治疗。也有很多大夫在治疗的时候,多把口服药换成阴道局部用药。

1.美国食品和药物管理局(Food and Drug Administration)的简称。

滴虫性阴道炎

滴虫性阴道炎与一些妊娠并发症有相关性，如胎膜早破、早产、低体重儿等，一般来讲，有症状的孕妇应予及时治疗。

硝基咪唑类是目前可有效治疗滴虫感染的药物。

中华医学会给出的治疗方案为：甲硝唑2 g，单次顿服；或替硝唑2 g，单次顿服；替代方案：甲硝唑400 mg，口服，每日2次，连服7日。

此外，滴虫性阴道炎不是免疫力低下导致的，多是性传播而来，所以，应同时治疗性伴侣，治愈前禁止性生活。具体治疗方案听从你的大夫即可。

● 如何预防

孕期阴道炎重在预防，所以平时要多注意以下事项：

1.尽量不要使用公共浴池、浴盆、游泳池、坐厕及衣物等，减少间接传染。

2.丈夫有生殖器炎症者，尽早彻底治愈再同房。

3.保持良好的个人卫生习惯。大小便都应将卫生纸由前往后擦拭，以免肛门细菌传给阴道和尿道。每天清洗外阴，保持外阴清洁、干燥。

4.孕期女性应勤换内衣，少吃辛辣刺激的食物，以免助湿生热，诱发各类炎症。

5.穿真丝或纯棉质地、柔和较宽松、透气性高的衣裤，让阴部呼吸新鲜空气。

6.尽量避免久坐，减少使阴部潮湿闷热机会。

7.养成卫生消毒习惯，内衣裤及被褥应在日光紫外线下暴晒2小时以上。治疗期间内裤和毛巾，煮沸5～10分钟，以消灭病原菌，防止重复感染。

8.健康的心态配合医生的治疗，患有外阴阴道假丝酵母菌病及滴虫性阴道炎孕妇的丈夫需配合治疗。

9.阴道用药应在医生指导下正规应用，不要自己盲目使用阴道栓剂，或用消毒药水灌洗阴道以免引起阴道正常菌群失调。

另外，妊娠期糖尿病患者要更注意，尿糖含量增加，糖原含量就会更高，对于霉菌的抵抗力也就越弱。所以，还要控制饮食，加强锻炼，控制好血糖。

孕期阴道炎如果发现，就要尽早就医，切莫自己随意用药，根据白带检查结果，针对病原体进行相应的治疗。

扫二维码查看最新内容
内含吴医生讲解视频

孕期得了肺炎怎么办

孕期肺炎是比较少见的，发病率大概是1/1000，相对较少，但对孕妇来说，妊娠期肺炎并发症比较严重，甚至会发展成重症。

我自己就经历过一个病例，一开始患者咳嗽不太在意，觉得只是普通咳嗽，结果咳得越来越厉害，甚至呼吸困难，感觉憋气，喘不上来气，脸都紫了，这一看就是肺炎很严重了，于是赶紧将她送到ICU，用体外人工肺，最后才把命保住了。

因此在流感高发的季节，孕妈要格外留意，如果有咳嗽、咳痰、发热、畏寒，伴有胸痛、头痛、乏力，甚至恶心呕吐、呼吸急促，就要怀疑是否得了肺炎，要积极就医。

肺炎初期的症状很容易被忽视，一旦拖到病情严重，就会对妈妈和宝宝造成更大危害，孕妈一定要重视起来。

来医院后，医生会让拍个胸部X光片，通常根据胸片就可以确诊，如果胸片不能明确诊断但高度怀疑肺炎，可以再做个CT检查。孕期很多人说不能做胸片和CT，其实是可以的，尤其是孕晚期28周后，对宝宝的影响微乎其微，反而是该做胸片和CT诊断病情你没做，容易延误病情。

孕期肺炎的处理方法是静脉注射抗生素，等患者病情稳定后，可改为口服抗生素。抗生素治疗至少持续5天。

妊娠期肺炎可能会引起呼吸衰竭,所以治疗时,也要注意改善孕妈的呼吸功能,包括减轻气道反应、肺部理疗和氧疗等。此外,因为病毒也可能影响到宝宝的健康,我们也需要监测胎儿的健康状况,做出评估。

怎么预防妊娠期肺炎呢?

第一,勤洗手,勤通风,冬天也要注意通风,别老关着门窗。

第二,避免到人员密集的地方长期待着,肺炎的感染方式之一是病毒通过空气中的飞沫传播。导致肺炎的病原菌很多,像流感嗜血杆菌、肺炎支原体、金黄色葡萄球菌、肺炎衣原体等。

第三,加强孕期营养和保健,提高免疫力。

第四,可以在怀孕前接种流感灭活疫苗,提前预防。你没有听错,怀孕是可以接种流感疫苗的,尤其是之前就有在流感季节接种流感疫苗的习惯的孕妈。

如果发现自己咳嗽并伴有呼吸困难,要尽早来医院哦!别拖!

♥ 怀孕期间哮喘怎么办

扫二维码查看最新内容
内含吴医生讲解视频

支气管哮喘听起来好像很少见，但实际上发病率有8%左右。哮喘严重的孕妇会出现妊娠并发症，如先兆子痫、早产及低体重儿。但是孕期哮喘能控制好的话，和正常孕妇没有太大差别。

哮喘的常见症状是呼吸困难、胸闷和咳嗽。引发哮喘的原因，其实是呼吸道遇到一个变应原，比如花粉或其他，然后就喘不上来气，憋得慌。

如果孕妈怀孕前就有哮喘，那么哮喘的药物孕期要随时带在身边，出现哮喘的情况及时吸一口。

如果孕妈在怀孕后，首次发现呼吸困难，怀疑是哮喘怎么办？开窗，深呼吸调整，能有所缓解。如果调整之后，还不能缓解，或者哮喘发生得比较频繁，那么一定要来医院，到呼吸科看一下，是不是确诊哮喘。医生一般会给开抗过敏的药物，放心，这些药物是孕期可以使用的。

除此之外，在生活当中也要多加留意，远离变应原。如果你对花粉、动物的毛发过敏，那就一定要远离。有的人对香烟过敏，那么要避免二手烟。如果家人抽烟，让他们去你闻不到的地方抽，不要在客厅、厕所等你也会去的地方，最好是让家人去户外抽。

当下，其实哮喘很常见，哮喘经过评估不是急性期，也是可以怀孕的，孕期多注意上面我说的这些，能保证随时到医院就诊就行了。

扫二维码查看最新内容
内含吴医生讲解视频

♥ 高度近视怎么办

我常常会收到这样的私信：听说高度近视的人只能剖宫产，因为顺产会导致视网膜脱落，这是真的吗？

下面我就来讲讲孕期高度近视的问题。

近视多少度，算高度近视呢？600度以上。高度近视容易合并很多眼部并发症，因此孕期高度近视患者要特别注意用眼卫生，定期做眼科检查，如眼底检查，这一点对合并有高血压或糖尿病的患者来说，非常重要。

对于高度近视的孕妇，在孕晚期住院待产时，医生都会安排先做个眼底检查，判断一下是否有眼底病变，再做决定。

高度近视的人，在剧烈运动、撞击，甚至打喷嚏时，有可能导致视网膜脱落。在分娩的过程中，孕妇需要使腹压增加，会有视网膜脱落的风险。这是因为高度近视患者的视网膜与脉络膜之间可能会有缝隙，在很用力的时候，就会出现视网膜脱离的现象。因此，对于近视度数在800度以上的孕妇，应该相应放宽剖宫产指征。

也就是说，妊娠可能会引发视网膜脱离，但临床上由分娩造成视网膜脱离的病例可以说是很少，只能说有这种可能存在。

如果眼底检查表明可以进行顺产，那么就不必太担心。此外，做过眼睛近视矫正术及其他眼部手术的孕妇，在分娩时则要注意，顺产时不可过度增大腹压，以免造成伤口破裂。具体应视临产情况而定，必要时还应选择剖宫产。

当然也不要因为高度近视这件事影响分娩，即使发生视网膜脱离，也可以通过手术恢复。

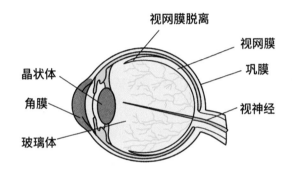

说到眼睛，不得不再提一下患有妊娠期高血压的孕妇，要注意定期做眼底检查，防止视网膜出血、水肿和渗出，避免引发视网膜脱离。如果出现眼部并发症，一定要积极接受治疗，平复视网膜，以恢复视力。

对高度近视的孕妈来说，孕期要合理用眼，避免熬夜，保护眼睛在任何时期都很重要。

放松心情别焦虑，听大夫的好好评估，该生生，该剖剖。生的时候好好看看我视频里讲的呼吸方法，别往脸上憋气。

扫二维码查看最新内容
内含吴医生讲解视频

♥ 孕期甲亢怎么办[1]

甲亢分两种：一种是你怀孕前就有甲亢，然后发现怀孕了；另一种是你怀孕前没有甲亢，怀孕后再发现甲亢。现实中第一种情况多。很多人是本身有甲亢的，自己知道自己有甲亢，然后怀孕后严密检测甲状腺功能，看要不要调整治疗。

妊娠期的甲亢的病因中，最常见原因是Graves病（毒性弥漫性甲状腺肿），约占85%。Graves病的显著特征是眼病和皮肤病，包括眼睑滞后、眼睑退缩、局限性或胫前黏液水肿。

这里我说的是真正的甲亢，实际就诊中很多人抽血查甲功五项发现有异常，但是不是真正的甲亢，而是因为孕吐吐得很厉害，反过来影响了抽血的结果。所以，在确定是不是甲亢的时候，可能会给你多次抽血检查，这里你听产科大夫的，或者内分泌大夫的就行了。

Graves病可在孕早期因人绒毛膜促性腺激素升高而加重，孕晚期缓解，产褥期再次加重。妊娠早期甲亢症状可被妊娠剧吐掩盖，若有甲状腺肿大和双手震颤，则提示甲亢可能，其他甲状腺功能亢进症的表现还包括情绪紧张、心动过速、大便频繁、多汗、热不耐受、失

1.本篇部分内容参考《妊娠和产后甲状腺疾病诊治指南》（第2版），《中华内分泌代谢杂志》2019年8月第35卷第8期。

眠、心悸和高血压等。

　　尽管甲亢不是妊娠的绝对禁忌证，但妊娠甲亢本身和不恰当的治疗过程都会对母体和胎儿双方造成负面影响。如果孕期甲亢控制不佳，会增加妊娠妇女重度子痫、心脏衰竭等疾病的发生风险；同时会显著增加胎儿早产、胎儿宫内发育迟缓、低出生体重、流产或胎死宫内等不良结果的风险。

　　如果甲亢控制不良，过高的母体甲状腺激素可通过胎盘进入胎儿体内，导致胎儿甲亢、新生儿生后一过性中枢性甲减。

	妊娠期合并Graves病未治疗或治疗不足的甲亢症状
母亲	增加充血性心衰、重度子痫和甲亢危象的风险
妊娠过程	显著增加流产、胎盘早剥、早产、低出生体重的风险
胎儿	胎儿Graves病： 胎儿甲亢的两个重要体征是胎儿心动过速与胎儿甲状腺肿。同时可有：心力衰竭伴非免疫性积液、宫内生长迟缓、早产，骨骼过早成熟和颅缝早闭等
新生儿	短暂性甲亢、短暂性中央性甲减、短暂性原发性甲减和短暂性孤立性高促甲状腺素血症等
婴儿/儿童	垂体/甲状腺轴紊乱，由于甲状腺素分泌异常，而导致认知发育影响的风险

　　但是你不用过于担心，这里说的是甲亢症状得不到有效控制的情况。如果甲亢能得到有效控制，无论是对于你，还是对于你肚子里的胎儿，都几乎没有什么影响。不要给自己太大的压力。

- ## 甲亢患者发现怀孕时的处理

对于甲亢患者，一般在妊娠前的备孕阶段，医生都会选择丙硫氧嘧啶（PTU）进行甲亢治疗，并且建议病情平稳、甲状腺功能正常后再备孕。

甲亢患者如果发现怀孕了，建议先停药，然后检测甲功、TRAb（促甲状腺激素受体抗体）。医生会根据临床表现和甲状腺功能水平再决定是否用药。

一般建议尽量在胎儿致畸关键期（孕6～10周）之前都停药，但也需根据临床表现和甲功水平再决定。

注意碘营养

世界卫生组织提出尿碘浓度小于150 μg/L作为碘缺乏标准，碘摄入量为250 μg/d。

我国营养学会推荐妊娠期碘摄入量为230 μg/d，哺乳期碘摄入量240 μg/d。如每天吃含碘盐，妊娠期不用额外补充碘剂。否则，妊娠期每天需额外补碘150 μg。

对于甲亢，要不要控制碘的摄入，其实是有争议的。有的学者建议低碘饮食，但很多学者认为，怀孕期间，即使是真的甲亢，也不提倡低碘饮食，怀孕期间本身对碘的需求量就高，妊娠期甲亢和普通甲亢患者不一样，因此，像正常人一样摄入碘就行。

- ## 进行甲亢治疗

药物治疗

一般来讲，治疗甲亢的药有两个，一个叫PTU（丙硫氧嘧啶），一个叫MMI（甲巯咪唑）。

PTU对胎儿的影响相对小，但对大人肝脏功能影响相对大；MMI对胎儿影响相对大，但对大人肝脏功能影响相对小；所以，一般早期胎儿器官发育关键时期，选PTU，等胎儿13周以后，改为MMI。但是这个也不是绝对的，需要根据你具体的情况而定。

手术治疗

这部分就不展开讲了，太专业了，具体要不要手术不是看一个科普就能做决定的。如果真是药物控制不了的情况，确实是需要手术的，孕中期是最佳时间。

值得注意的是，放射性^{131}I（同位素碘-131）治疗是妊娠期的禁忌！

● 进行甲亢指标检测

你可能被要求反复抽血，就是在监测你的甲功七项，这里面有七个甲状腺的指标，大夫会根据你指标的情况，调整用药。

监测血清FT_4/TT_4

妊娠期监测甲亢的控制指标首选血清FT_4/TT_4（游离甲状腺素/血清总甲状腺素）。控制的目标是应用最小有效剂量的PTU或者MMI，使血清FT_4/TT_4接近或者轻度高于参考范围上限。

检测甲状腺自身抗体

由于TRAb可以通过胎盘，且孕22～26周高滴度的TRAb是胎儿及新生儿甲亢的危险因素，因此对现患Graves病，或孕前因Graves病接受同位素碘治疗的孕妇，应在孕22周前检测甲状腺自身抗体。若TRAb超过正常值上限3倍，则胎儿甲亢发生风险会升高，大夫可能会进行干预。

• 注意产后随访和评估

母亲产后需要随访甲状腺功能，因为怀孕的过程会影响甲状腺功能，生产后大部分人会恢复到怀孕前的状态，所以生产后，吃的药还是要调整的。

• 哺乳期注意婴儿甲功筛查

很多人担心服用抗甲状腺药物的同时，母乳喂养会不会影响孩子，尤其是怕影响孩子的智力。

首先，MMI和PTU均会转移到母乳中，但量比较少，如果母亲服用低等剂量MMI对新生儿甲状腺功能、婴儿的功能语言和IQ值基本没有影响。

但是，仍建议服用抗甲状腺药物的母亲，对婴儿筛查甲状腺功能。

关于甲亢的具体用药要听大夫的，如果低等剂量药物无法控制病情需要增加药量，那么还是建议停止母乳喂养的。

妊娠期甲亢越来越常见且危害不容忽视，临床上需要明确具体病因，并采用不同的治疗策略。我也不可能一一在这里讲清楚，没办法，医学其实是很复杂也很枯燥的，也充满了很多无奈，往往也没有统一的标准答案，不管怎样，甲亢的女性只要从孕期的备孕到产后哺乳做到全面、全程的管理，就能不再为妊娠期甲亢烦恼，做到轻松好孕。

妊娠期甲状腺功能减退症怎么办

扫二维码查看最新内容
内含吴医生讲解视频

妊娠期甲减很常见，很多人查甲功五项的时候，促甲状腺激素都会升高，提示可能有妊娠期甲减，但是到底是不是妊娠期甲减，要不要吃优甲乐，还要具体分析。

由于妊娠期细胞外液和血流量的增加，妊娠晚期甲状腺体积可增加10%～30%，所以甲状腺疾病也是孕龄妇女常见疾病之一。大多数患者甲减时没有明显的症状，多是在检查时发现。在中国，妊娠前半期筛查临床甲减、亚临床甲减、甲状腺过氧化物酶抗体（TPOAb）阳性检出率较高。

• 如何知道自己是否发生甲减

甲减的患者部分可出现全身疲乏、困倦、食欲减退、便秘、行动迟缓、表情呆滞、皮肤干燥等症状。

当甲减的母亲怀孕时，胎儿在子宫内缺少甲状腺激素，胎儿的生长发育会受到很大的影响，可能出现宫内发育停滞、流产、畸形。新生儿则表现为痴呆、聋哑、神经运动功能障碍。

考虑到甲减对妊娠结局和子代神经智力发育存在不同程度的影响，我国支持有条件的医院和妇幼保健部门对妊娠早期妇女开展甲状腺疾病筛查。筛查指标选择血清TSH（促甲状腺激素）、FT$_4$、TPOAb。

若TSH在参考值下限～2.5 mIU/L之间：甲状腺功能检查正常，可直接备孕。

若TSH在2.5 mIU/L～参考值上限之间：

TPOAb阴性时，若甲状腺功能检查正常，无辅助生殖和流产史，可直接备孕；有辅助生殖和流产史，则需检测甲功；

TPOAb阳性时，无论甲状腺功能检查是否正常，有无辅助生殖和流产史，应检测甲功，有甲减则需转入内分泌专科治疗。

具体你的甲功是哪种异常，你可以根据下面的表，做个初步判断。

甲状腺疾病功能检测：

产妇状态	FSH	FT$_4$
甲亢	减少	增加
亚临床甲亢	减少	无变化
甲减	增加	减少
亚临床甲减	增加	无变化

通过检查，如果是在怀孕之前就有甲减的情况，建议先治疗，将甲功恢复正常再怀孕。

如果是怀孕之后查出甲减，应在医生的指导下进行干预治疗，一般来说预后都比较好，不用焦虑。

● 妊娠期甲减的治疗

推荐妊娠期甲减的治疗药物，主要为左甲状腺素（L-T$_4$），也就是人们常说的优甲乐。在甲状腺切除或放射性碘治疗后所致的甲减，可能需要更高的药物剂量；因妊娠期母体和胎儿对甲状腺激素需求量增加，所以正在治疗甲减的女性，妊娠后剂量需增加约25%。也就是说，比如你没有怀孕的时候就有甲减，一天吃一片，怀孕后一般是一天吃一又四分之一片。

具体根据TSH水平调整用药剂量，使目标TSH水平在参考范围下限和2.5 mU/L之间。通常每4～6周评估一次，同时调整药物。一般情况下，妊娠前半期（1～20周）每2～4周检测一次包括血清TSH在内的甲状腺功能，在TSH稳定后改为4～6周，且每4周一次的检测频率比6周能发现更多的异常值。

那到底怎么调整剂量呢？下面我们简单聊聊。

怀孕前治疗

诊断了甲减的女性也可以妊娠，但是需要调整L-T$_4$剂量，将TSH控制在0.1～2.5 mU/L。

TSH≥参考范围上限（或4.0 mU/L），不管FT$_4$水平如何，用L-T$_4$治疗；

2.5 mU/L≤TSH≤参考范围上限（或4.0 mU/L），若考虑辅助生殖或有流产史等，用L-T$_4$治疗，若没有这些高危因素，可以不吃L-T$_4$；

根据血清TSH治疗目标及时调整L-T$_4$剂量：50%～70%患者孕期

要增加药物剂量，总增加剂量为30%～50%。

妊娠期治疗

治疗目标

将TSH控制在妊娠期特异性参考范围的下1/2。如无法获得妊娠期特异性参考范围，则可控制血清TSH在2.5 mU/L以下。一旦确诊妊娠期临床甲减，应立即开始治疗，用最小的剂量控制住病情就行，能不多吃药就不多吃，尽早达到上述治疗目标。

L-T$_4$的用药

妊娠期临床甲减L-T$_4$的用药完全替代剂量可以达到2.0～2.4 μg/（kg·d）；

L-T$_4$起始剂量50～100 μg/d，根据患者的耐受程度增加剂量，尽快达标，达标后定期检测，及时调整剂量；

合并心脏疾病者可缓慢增加剂量；

对于严重临床甲减的患者，在开始治疗的数天内给予2倍替代剂量，使甲状腺外的T$_4$值尽快恢复正常。

监测甲状腺功能

妊娠期前半期（1～20周）每2～4周检测1次甲状腺功能，血清TSH稳定后可以每4～6周检测1次；

临床甲减高风险的女性，妊娠中期之前每4周检测1次TSH，妊娠近30周时至少检测1次；

妊娠26～32周应当检测1次甲状腺功能。

及时发现指标异常并调整药物用量，孕期就是要用最小的药量，将病情控制好就行。

产后治疗

患有临床甲减的妊娠女性产后L-T$_4$剂量应调整至妊娠前水平，并需要在产后6周复查甲状腺功能，指导调整L-T$_4$剂量。很多妊娠期甲减的情况，产后甲功自己能恢复正常，就可以逐渐停止用药了。

甲状腺功能减退虽然会对妊娠产生影响，甚至影响妊娠结局，但大家也不必太过紧张。只要做到孕前干预，孕中治疗，早发现早治疗，严格遵医嘱，定期检查，一般结局还是相对较好的。

关注孕期胎儿情况

扫二维码查看最新内容
内含吴医生讲解视频

♥ 羊水量过少怎么办

• 什么是羊水

说到羊水，孕妈都不陌生，宝宝是在羊水里茁壮成长的，但你知道羊水是怎么来的吗？它是由什么组成的呢？

孕期的不同阶段，羊水的来源或成分也有所不同。孕早期，羊水主要来源于孕妇的血清；孕中期，羊水主要的来源是宝宝的尿液；孕晚期，羊水的成分除了胎儿的尿液，还包括肺泡的分泌液，羊膜、脐带以及胎儿皮肤的渗出液，但其主要成分还是尿液。

宝宝每天都排尿变成羊水，那羊水岂不是越来越多，要撑破子宫啦？不会的。

首先每天宝宝会吞咽大量的羊水。啊！宝宝在肚子里喝自己的尿，尿了喝，喝了尿？别吃惊，"童子尿"其实是很干净的！

近足月胎儿每天大概产生1000～1500 mL尿液及150～170 mL肺泡分泌液。胎儿每天吞咽500～700 mL羊水，胎盘、脐带和皮肤表面组织吸收大约420 mL羊水。孕33周左右羊水量最多，然后逐渐减少，足月时羊水量大约700～800 mL，过期妊娠羊水量会越来越少。

其次，羊水会通过胎膜吸收到胎盘血管内，孕20周前，胎儿皮肤可以吸收部分羊水，也有少量羊水会转移至母体血浆。

● 羊水有什么功能

羊水可不是普通的水，它对宝宝的生长发育有很重要的作用：

1.羊膜腔内是恒温的，使宝宝的各种代谢活动在相对稳定的环境下进行。

2.羊水为胎儿提供了一个保护隔离带，适量的羊水可缓冲、平衡外界压力，减少外力冲击对胎儿的影响；而在临产时，羊水的缓冲作用可以使宫缩压力分布均匀，避免胎儿局部压力过大。

3.羊水为宝宝活动提供了充足的空间，防止胎儿肢体粘连，还能避免子宫壁或胎儿压迫脐带导致的胎儿缺氧，有利于胎儿的发育。

4.宝宝吞咽或吸入羊水还可以促进消化道和肺的发育。

羊水除了保护宝宝，还能保护孕妇。对孕妇而言，适量的羊水能够减少胎动引起的不适感；分娩时，羊膜囊可以起到扩张宫颈口及阴道的作用；破水后，羊水会从阴道里流出来，起到冲洗阴道的作用，这样可以减少感染的风险。

羊水的多少，关系到准妈妈以及胎儿的健康和安全，那么羊水怎么量呢？羊水多好还是少好呢？

● 羊水过少

评估羊水量的方法通常有以下两种：

1.最大羊水池垂直羊水深度（AFV），即不包含脐带及胎儿部分的最大羊水池的垂直深度。

2.羊水指数（AFI）：将孕妇子宫分为4个区，4个区的最大垂直羊水池深度之和。

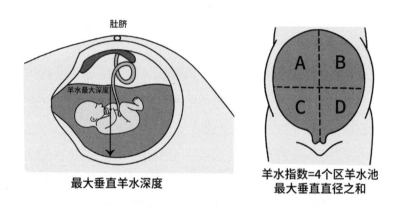

最大垂直羊水深度　　羊水指数=4个区羊水池最大垂直直径之和

到了孕中后期，会通过B超来测量羊水深度或羊水指数，来衡量羊水的量。

如果AFI≤5 cm（正常羊水指数是5～25 cm）或AFV<2 cm（正常羊水深度是2～8 cm），则诊断为羊水过少，AFI5～8 cm常称为临界性羊水过少，需要引起重视。

• 羊水为什么会过少呢

第一，羊水破了，水流出来了它就少了。如何判断是不是羊水破了？取分泌物检测，看是不是破水了。

第二，胎儿有畸形，尤其是泌尿系统的畸形。羊水主要来源于孩子的尿液，所以羊水少了，说明孩子排尿少了。

第三，胎盘功能减退，比如胎盘老化严重、胎盘有异常畸形。胎盘也是羊水产生的一个来源。

再有就是看看孕妈有没有其他的合并症，比如血糖不好、血压不好、甲状腺功能不好，这些并发症都有可能会影响到羊水量。

• 羊水少了怎么办

有的人是特发性的，找不到原因，检查之后发现指数都正常，胎儿健康，胎盘功能正常，就是羊水少，那怎么办？多喝水。每天喝2000 mL以上。有的孕妈喝白水喝不下去，可以稍微撒点盐，大量喝水，看能不能补上来。

孕妈有时产检要抽血，大早上不吃不喝就到医院排队，然后做B超检查发现羊水少了。这时候，医生会让多喝点水再复查，这一复查，果然有的人就没事了。所以做B超检查时，如果空腹项目做完了，记得一定要提前喝水再检查。

如果补水了还不管用，就要考虑是不是由胎儿畸形或者母体因素引起的羊水过少，以孕周数来具体干预，比如检测孩子有没有缺氧，做胎心监护，数胎动。

如果孕37周以后羊水还持续地减少，那就不能再等了，得让孩子尽快娩出。

医生会通过静脉滴注催产素，模拟宫缩的环境，评估胎儿对宫缩的耐受能力，这就是所谓催产素激惹试验。假如试验结果为阴性，说明胎儿可以耐受；反之，或许孕妇只能选择剖宫产了。

扫二维码查看最新内容
内含吴医生讲解视频

❤ 羊水量过多怎么办

说完羊水过少，再讲讲羊水过多。AFI≥25 cm或者AFV>8 cm，就可以诊断为羊水过多，看下面这张检查单，羊水深度就超过了8 cm。

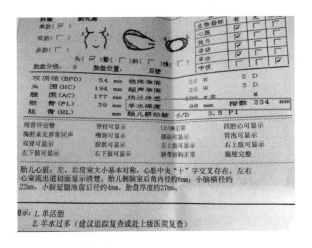

● 羊水过多的原因

跟羊水过少一样，羊水过多的原因首先也是要排查胎儿有没有畸形，如食道的畸形、消化道的畸形、泌尿系统的畸形等，有的医院可能还会让你做羊水穿刺。

然后要判断有无胎盘病变、脐带病变，还有是不是双胞胎——两个人一起排尿，可不就羊水过多了吗。

再有要看看孕妇有没有妊娠期糖尿病、妊娠期高血压等，也有一些人找不到病因，被称为特发性羊水过多。

• 羊水过多对孕妇和胎儿有什么影响

羊水过多，会导致子宫张力增大，从而提高妊娠期高血压、胎膜早破、早产的发生率。胎膜突然破裂的时候，宫腔内压力急剧变化，会导致胎盘剥离和脐带脱垂，对胎儿的生命造成威胁。此外，羊水过多还会导致产后子宫收缩乏力，从而引起产后出血。

• 羊水过多怎么办

第一，轻度羊水过多可采用期待治疗。

期待治疗就是不治疗，先让你踏踏实实待着，别到处乱走，别折腾，别忽然"噗"的一下破水了，早产了，还是尽量到孕37周之后再把孩子生出来。

第二，如果羊水持续过多，也可以考虑做羊水穿刺，把羊水往外放一些，不过做这种操作的少，很多人都用不着这么做。

因为羊水过多也分轻、中、重。羊水深度8~12 cm为轻度过多；12~15 cm为中度过多；大于15 cm为重度过多，孕妈会喘不上来气，心功能、肺功能都受到影响，有明显的压迫症状，这时候要考虑放羊水。或者看孕周数，超过39周就可以住院待产了。

有人问，羊水过多，可不可以减少喝水的量，每天不喝水可不可以？不行，还是要正常喝水。

羊水过多或者羊水过少，对孩子来说都不太好，要根据具体情况用合适的方式应对。孕妈在孕期要控制好体重，还有血糖和血压。

❤ 胎位不正怎么办

扫二维码查看最新内容
内含吴医生讲解视频

很多孕妈都会好奇，宝宝在自己肚子里通常都是保持什么样的姿势。令人吃惊的是，大部分宝宝都是倒立的姿势。但也有一小部分宝宝会有些顽皮，用不太合适的姿势待在妈妈的子宫内，这些被称为"胎位不正"。

• 什么是胎位不正

胎位不正是指妊娠30周以后，子宫体内胎儿的位置异常。

为什么我跟你们说30周后，因为30周前，胎儿小，他是什么体位都行，可以自由地在子宫里转，不用太在意胎位。30周后，尤其是32周后，大部分会自己变成头位就是图1的样子。而横位（图2）、臀位（图3）都算"不正常"，注意哟，我这里的不正常是加引号的。

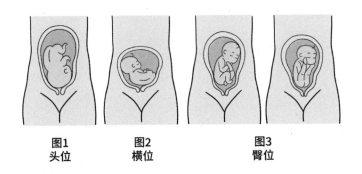

图1
头位

图2
横位

图3
臀位

孕晚期，由于胎儿的胎头比胎体重，所以头会朝下、臀朝上，这样的胎位称为头位。

头位包含枕前位（就是枕骨在前面）、枕后位（就是枕骨在后面），其中顺产的最佳胎位是枕前位，枕前位是仰着脸出来，枕后位是窝着脖子出来，你可以想象一下哪个更容易出来。

产道不是直的，是弯的，小腹最下面的地方有个硬硬的骨头是耻骨，耻骨那里就挡着，孩子出来的时候要绕开耻骨，而且以耻骨为支点做一个仰脸的动作。如果是枕后位就会以额头为支点，做一个窝脖子的动作，窝脖子不好窝。

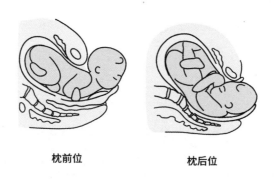

枕前位　　　　　　　　　枕后位

• 胎位不正的危害有哪些

不同胎位分娩时的危害可见下面的表格。简单来说，胎位不正会增加孕妇的分娩难度，造成产后出血、子宫破裂、围产儿死亡等，严重危害母婴健康。所以孕期需要高度重视，及时纠正胎位不正。

类型			危害
胎头位置异常	持续性枕后位	胎头枕骨持续不能转向前方，直至分娩后期仍然位于母体骨盆的后方或侧方	胎头下降受阻，宫颈扩张延缓或停滞，产程延长，母婴损伤、产后出血及感染的危险显著增加
	持续性枕横位		
	额先露	胎头仰伸	
	面先露	额先露后胎头继续仰伸	
臀位		胎儿头部与臀部颠倒	分娩时后出头未经变形或者因过度仰伸使得娩出困难，胎膜早破、脐带脱垂也多见，使围产儿死亡率明显提高
横位		胎体横卧于骨盆入口以上	横位最不利于分娩，如不及时处理很容易造成子宫破裂，危及母婴生命

表格整理根据《母婴保健与助产》，常青、林晓宁、李力主编，人民军医出版社2012年出版。

● 胎位不正怎么办

纠正胎位主要是纠正臀位和横位，头位的枕后位等。纠正胎位的方法下面我大概说一下。

胎位操

胎位操以前是推荐的，现在不怎么推荐了，主要是怕你们自己在家做不好。多听大夫的建议，自己不要盲目乱操作。

外转胎位术

这个是大夫来操作的。经孕妇腹壁将胎儿从臀位转为头位，目的是避免剖宫产。妊娠37周后进行外转胎位术的成功率大约为50%～60%，在临床上实施外倒转术要掌握指征，以下情况避免行外倒转：

有明显不适合顺产的禁忌证，如前置胎盘。

其他禁忌证，如胎盘早剥、胎心监测异常、羊水过少、胎膜破裂、脐带绕颈、明显胎儿畸形、子宫异常、多胎妊娠以及胎头过度仰伸、曾行剖宫产术或子宫肌瘤剔除术、骨盆狭窄、妊娠期高血压。

外倒转术操作方法

用四部触诊手法触摸了解胎儿在宫内的位置、姿势，医生顺胎儿腹部即胎儿的肢体侧右手向上推胎儿臀部，同时左手向下推胎头，B超确诊转至头位则为成功。

外倒转各个地方实施的时间不一样，有的大夫擅长32～37周做，有的擅长37周以后做。现在多是37周以后做。因为：第一，做这个有宫缩发动的风险，37周后做真宫缩发动了生了也就生了，反正37周足月了；第二，做完外倒转还是有转回去的风险，胎儿越小越容易做完他自己又转回去了，37周以后做转回去的概率小。但是37周以后做，胎儿大了，转的困难也大，这是权衡的一个过程，听你大夫的就行了。

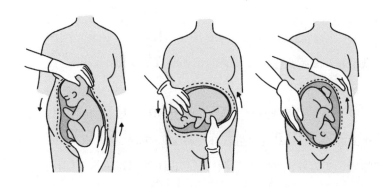

• 胎位不正一定要剖宫产吗

如果临产时胎位还是不正，并且存在别的威胁孕妇、胎儿生命安全的情况，医生还是会建议孕妇选择剖宫产。下面大概聊聊两种胎位不正的情况吧。

第一，臀位。

臀位不一定就是要剖，臀位也有生的，我曾在值夜班时接诊过一个孕妇，她来的时候胎儿脚丫子已经出来了，很急，孕妇为二胎，孩子体重也不大，就顺产了。

但是臀位如果没有像这么急的，胎儿又不是那么小，生还是有风险的。主要就是怕身子出来了头出不来会憋着孩子。

因为头位生孩子的时候，头是比身子大的，胎儿的特点就是头比身子大，头出来了，产道被头撑开过，身子自然顺势就出来了。如果反过来，腿先出来，产道还是很紧，头比腿比身子大，不好出来，时间长了就憋着胎儿了。

所以，虽然臀位有生的可能，但是现在大夫们都倾向于剖。

第二，枕后位。

这个牵扯到转胎位。枕骨在后面靠近你的尾巴骨，这个是开宫口以后内检才能摸出来的。不是你还没发动宫缩的时候就确定的，因为37周后，胎儿虽然不能翻跟头一样在肚子里转，但能像陀螺一样转，枕后位是能转成枕前位的，或者医生把手伸到阴道里帮着他转成枕前位，这也是有一定成功率的。

其实，无论是何种胎位不正或何种分娩方式，孕妈妈能够顺利度过妊娠、分娩，保证母婴平安的前提是进行正规、完善的产前检查。只有这样，孕妈妈才能及时发现异常情况，尽早干预。

在大夫的指导下，你采取科学的胎位纠正方法，选择最有利的分娩方式，无论是生还是剖，结局好就行。

💜 胎儿偏小怎么办

孕晚期28周之后，产检会经常监测胎儿的大小，频繁点就是1～2周就要做个B超，看看孩子在宫内长得怎么样。

胎儿在不同孕周会有对应的标准体重范围，绝大部分胎儿都是在这个范围里的，也有的胎儿体重会轻一些，或体重更重一些，但偏轻和偏重也是有一个范围的。如果胎儿体重小一点可以接受，但过小，就属于胎儿生长受限。下面这个表格可以参考下，数值类似于正态分布，你就看50百分位数就行了。小于第5百分位数，才认为是胎儿生长受限。

美国妊娠中晚期胎儿的出生体重

孕周	第5百分位数/g	50百分位数/g	95百分位数/g	孕周	第5百分位数/g	50百分位数/g	95百分位数/g
20	249	412	912	29	772	1394	2553
21	280	433	957	30	910	1637	2874
22	330	496	1023	31	1088	1918	3108
23	385	582	1107	32	1294	2203	3338
24	435	674	1223	33	1513	2458	3536
25	480	779	1397	34	1735	2667	3697
26	529	899	1640	35	1950	2831	3812
27	591	1035	1927	36	2156	2974	3888
28	670	1196	2237	37	2357	3117	3956

孕周	第5百分位数/g	50百分位数/g	95百分位数/g	孕周	第5百分位数/g	50百分位数/g	95百分位数/g
38	2543	3263	4027	41	2777	3527	4217
39	2685	3400	4107	42	2764	3522	4217
40	2761	3495	4185	43	2741	3505	4178

US national reference for fetal growth. Obstet Gynecol 1996; 87:163

胎儿偏小，我们也称为小于实际孕周数，如果再严重点的，叫胎儿生长受限、胎儿生长迟滞、胎儿宫内发育迟缓。胎儿足月时出生体重不足2500 g，属于低出生体重儿。

• 胎儿偏小的原因

一、孕妈自身的原因，比如孕妈患有高血压、妊娠糖尿病、肾功能不良、自身免疫疾病（如红斑狼疮）、紫绀型先天性心脏病以及抗磷脂综合征等，孕妇营养缺乏目前已不是胎儿偏小的主要因素。

二、孕妈吸烟或喝酒，比如每天抽烟11支以上，会提高胎儿生长受限的概率。

三、遗传因素，比如你姥姥生你妈的时候，你妈的体重就偏小，你可能也会有这种遗传。

四、胎儿存在先天性畸形，这种情况比较少，但也得通过检查来排除。

五、胎盘或脐带异常，比如胎盘太小，导致胎盘吸收营养受限；或者脐带太细了，使得脐带输送营养受阻。

六、宫内感染，如疟疾、巨细胞病毒、弓形虫等，如果有这些感染，也会导致胎儿偏小。

七、怀有多胎，这种情况也会影响胎儿大小。

• 胎儿偏小怎么办

第一，越早发现，越早干预，越早治疗，效果就会越好。其实就是营养跟上，别人一星期体重长八两，那你可以长一斤，观察胎儿体重能不能长上来。平时多注意休息。

第二，吸氧，间断地吸氧可以改善胎儿生长受限。

第三，输液，如氨基酸、阿司匹林、肝素等。当然这对不同人的作用不一样，有的人效果不明显，但有的人有效果。如果医生建议你用，你就听医生的先用着。

其他最关键的就是要监测胎儿的发育情况，初步诊断胎儿生长受限后，应在1～2周后复查，不可以凭一次的测量数值就确诊。假如通过干预后，胎儿体重的增长比较理想，那就很好。但如果超过3周，胎儿生长还是不太好，胎动也明显减少，这时就要综合评估，看要不要提前终止妊娠，让胎儿尽早出来。

• 什么时候让胎儿出来

至于什么情况下要终止妊娠，个体差异比较大，跟孕龄和胎儿生长受限的病因，还有胎儿宫内情况有关。

处理原则，主要基于孕龄和胎儿生长受限的病因。无并发症的单胎胎儿生长受限在孕38～39周计划分娩。胎儿监测提示胎儿存在生命危险时可以直接终止妊娠。单纯胎儿生长受限不是剖宫产的指征，可以阴道试产。

34~37孕周

胎儿生长受限合并以下指征时要考虑终止妊娠：羊水过少，脐动脉血流动力学异常、母体危险因素或并发症。

<34孕周

用类固醇皮质激素促进胎肺成熟，32周前分娩，可考虑使用硫酸镁保护胎儿神经系统。

胎儿监测：脐动脉多普勒血流监测每1～2周1次，BPP或改良BPP评分每周1～2次，B超观察生长发育每3～4周1次。

具体要怎么操作，要听医生的综合评估，其实这个决断要判断是在肚子里待着获益更高还是出来获益更高。你能做的就是定期检测超声看胎儿长得怎么样，另外就是做好胎儿监测，数胎动，确保胎儿的安危。

扫二维码查看最新内容
内含吴医生讲解视频

♥ 胎儿偏大怎么办

讲过了胎儿偏小，那如果胎儿偏大呢，情况会好一些吗？

胎儿多大算偏大呢？达到或者超过4000 g的胎儿叫巨大儿，随着大家生活水平的提高，营养过剩导致胎儿偏大呈逐渐增多的趋势。但身为妇产科医生，想说不要以生个胖娃娃为荣。

生之前如何评估孩子大小？大夫一般会结合B超检查的数据、孕妈的宫高、腹围，综合给一个参考值。如果孕妈怀孕时体重增加较快、肚子很大，在怀孕后期出现呼吸困难、腹部沉重以及两肋部胀痛等症状，就表示可能有怀了巨大儿的风险。

● 哪些人容易胎儿偏大

具有以下高危因素的孕妈要格外小心：

1.孕妈体形偏胖、患有妊娠期糖尿病。

2.曾经生产过巨大儿。

3.达到或者超过42周还未分娩。

如果孕妈超重或者肥胖，或者有妊娠期糖尿病，那么在孕期就要密切注意自己的血糖。确诊为糖尿病的，要积极治疗。

● 胎儿偏大的危害

胎儿偏大，会增加生产难度，导致剖宫产率上升。

选择顺产的话，可能会发生肩难产，胎儿越重，肩难产的发生率越高。

如果肩难产处理不当，可能会造成胎儿臂丛神经损伤，严重的甚至会让孩子的胳膊终身残疾；还可能导致产妇严重的阴道损伤和会阴裂伤，甚至导致产妇子宫破裂。

怀着巨大儿的产妇子宫过度扩张，可能会发生子宫收缩乏力、生产时间延长，增加产后出血的可能性，也会延长产后恢复时间。

此外，胎儿偏大也会对宝宝产生影响。偏大的宝宝在生产时需要助产，可能会引起颅内出血、锁骨骨折，还有上面提到的臂丛神经损伤等产伤。另外，巨大儿在新生儿期时患有新生儿低血糖、高胆红素血症、低镁血症的概率更高，儿童期易发生肥胖症等疾病，成年后发生心血管疾病及代谢综合征的风险也都更大。

以上都不是危言耸听，每次我抢救完大出血的时候，抢救完肩难产的时候，我都很生气为什么这些孕妇孕期没有好好听医生的建议去控制体重。

● 胎儿偏大怎么办

第一，看看是不是孕周搞错了。如果你孕周记错了要告诉大夫来调整孕周。

第二，如果孕周是对的，确实是胎儿偏大，就要看有没有胎儿畸形、胎儿水肿等，如果这些你都没有，那就是吃太多了，要管住嘴迈开腿。这里就不再赘述了，前面讲饮食和运动的时候讲了很多。

• 胎儿偏大能顺产吗

如果怀有巨大儿，孕妈最关心的问题就是，能不能顺产。这需要结合具体的情况来评估，通常包括以下四点：

第一个，胎儿的大小。所谓胎儿偏大，不是看着大，而是通过B超检查预估真的在4000 g及以上，甚至接近5000 g，这就真的是胎儿偏大，超过4500 g是有剖宫产指征的，大夫多会建议你剖宫产，如果4000～4500 g，你可以要求剖宫产，大夫会和你商量具体方案。如果你的身高没超过一米六，要顺产这么大个孩子，难度确实有点大。

第二个，骨盆的条件。就是看孕妈的身高有多高，骨盆宽不宽敞。

第三个，产力好不好。孕妈平时有没有适当锻炼，做拉玛泽呼吸，你得有力气生，不然这么大个孩子，怎么能生得出来。

第四个，孕妈自己对顺产有没有信心。

这样四个因素缺一不可。当然如果预测胎儿确实是偏大，4500 g以上，尤其是腹围较大身子较胖的，且孕妈患有糖尿病，建议采用剖宫产终止妊娠；因为胎儿越大，顺转剖、肩难产、产后出血的风险都会越高。

♥ 脐带绕颈怎么办

不少孕妈在孕晚期做B超时，发现胎儿脐带绕颈，一圈、两圈，甚至有绕四圈的，把孕妈吓坏了。

那么脐带绕颈的发生率有多高？20%～25%，也就是说每4个宝宝里就有1个脐带绕颈，这个概率是很高的。其中，绕颈1周的发生率约为89%，绕颈2周的发生率约为11%，绕颈3周及以上的不多见。

• 为什么会发生脐带绕颈

大部分原因是脐带过长，过长的脐带会缠绕到胎儿身上，除了绕颈，极少部分会发生脐带缠绕在肩部或身体其他部位的情况，那么相对来说，脐带绕颈还是安全一些。

为什么这么说呢？因为绕在脖子上的时候，胎儿活动时还可能绕出来，而且绕脖子的时候，胎儿做俯、仰头动作等，并不会阻断脐带里的血流，问题还不太大。但是，如果脐带绕在腋下，或者下肢，胎儿活动时，一夹胳膊，可能就挤压到脐带，血流就可能会中断，这就有危险。所以相对来说，脐带绕颈的危险还小一点。

此外，如果羊水过多，宝宝在里面乱动也会导致脐带绕颈。

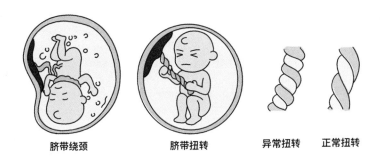

脐带绕颈　　　　脐带扭转　　　异常扭转　　正常扭转

● 脐带绕颈时要注意什么

脐带绕颈对胎儿的影响，与脐带缠绕的松紧、缠绕的周数及脐带的长短有关。

产检做B超检查，可以看胎儿脖子周围的脐带血流信号，以及胎儿皮肤上被脐带压出来的痕迹，来判断是否有脐带绕颈的情况，还可以从超声的图像中，看出脐带绕颈的周数。

如果发现有脐带绕颈，但没有证据显示胎儿有缺氧表现，孕妈就不要太紧张。这时候，每天要做的就是密切关注胎儿在宫内的情况，每天坚持数胎动，定期产检，做胎心监护。

做B超，看胎儿在宫内的活动情况，肌张力怎么样，羊水怎么样，呼吸怎么样……来综合评估有无缺氧的表现，还可以看看脐动脉血流S/D比值，大中动脉血流S/D比值也可以辅助评估。

还可以做个催产素激惹试验，就是用点缩宫素，让你有宫缩，看规律宫缩的时候胎心监护数据有没有往下掉，从而来判断胎儿有没有缺氧。

也有孕妈问：怎样可以让宝宝绕回来？目前没有特别有效的办法，有的胎儿在宫内活动着，就自己绕回来了。

第一胎怀孕脐带绕颈，第二胎能不能避免脐带绕颈？这个目前也没有特别有效的办法，因为这是一个概率问题。

● 脐动脉血流的S/D比值

脐动脉血流S/D比值，是指胎儿脐血流中收缩期最大血流速度，与舒张期最大血流速度的比值，根据不同的孕周，S/D比值具有不同的判断标准。随着孕周的增加，S/D比值呈现逐步下降的表现，每增加1周，S/D比值基本下降0.1，具体的参考值看下表。

S/D、PI、RI值若升高，主要应考虑：脐带异常、胎儿畸形、胎盘功能不良、胎儿宫内发育迟缓（IUGR）。

孕周	S/D比值		PI	RI
	均值	上限		
24	3.5	4.25		
25	3.4	4.1		
26	3.3	3.9	1.12±0.17	0.66±0.07
27	3.2	3.75		
28	3.1	3.7		
29	3.0	3.6		

孕周	S/D比值		PI	RI
	均值	上限		
30	2.9	3.5	1.02±0.21	0.61±0.09
31	2.85	3.45		
32	2.8	3.4		
33	2.7	3.3		
34	2.6	3.15		
35	2.55	3.1		
36	2.45	3.0		
37	2.4	2.9	0.86±0.16	0.56±0.07
38	2.35	2.8		

　　如果诊断为脐带血流异常，最好每天数胎动以监视胎儿状况。如果脐血流异常状况不是很严重的话，建议采取左侧卧位，如果没有好转，必须治疗。

• 脑中动脉S/D比值

　　胎儿大脑中动脉的S/D比值在不同的孕周有不同的参考标准，胎儿大脑中动脉供应着胎儿大脑大约80%的血液，在缺氧的状态下，胎儿自身的脑保护效应就会使胎儿全身的血液进行重新分配，会优先供给胎儿的大脑，大脑中动脉就会因此发生一系列的改变。

　　一般在妊娠20周以后，监测胎儿大脑的中动脉比较有意义，在怀孕24周前S/D比值大约在5至5.5之间，一般不会超过5.5。在怀孕24～30周之间的正常值是2.5～5.0，一般不会超过5.0。等到怀孕

30～36周时正常值则是2.5～4，一般不会超过4，36周以后脑中动脉的S/D比值一般不会超过3。当然，每个医院可能有自己的标准，你听你大夫的就行。

这些超声的指标看血流信号，是评估胎儿脐动脉血流和大脑血流很重要的指标，间接反映有没有胎儿缺氧，但凡发现有胎儿缺氧甚至舒张期血流消失，脐动脉血流中断，要尽快让孩子出来。否则有可能突发胎死宫内。

当然，很多情况下，脐动脉血流异常不是脐带绕颈的问题，是其他的问题，比如免疫的问题。所以不要看我给你讲了这种检测评估方法就被吓到，单纯的脐带绕颈出现这些问题的还是很少见的。

脐带绕颈了还能顺产吗？脐带绕颈并不是剖宫产的指征，并不一定得剖。主要是看胎儿监护上有没有提示胎儿缺氧，高度怀疑胎儿缺氧才剖。如果产前的各项检查都显示胎儿状况良好，胎心好，完全是可以顺产的。

生产过程中，医院会持续监护你的胎心，如果产程中出现问题，胎心频繁减速，减速特别明显，那么为了宝宝的安全，就需要剖宫产了。如果临产前，脐带绕颈3圈及以上，或者脐带绕颈合并脐带绕体，为了避免胎儿窘迫或窒息，医生会建议剖宫产。

扫二维码查看最新内容
内含吴医生讲解视频

♥ 前置胎盘怎么办

• 胎盘的作用

胎盘在孕期是连接妈妈和宝宝的重要器官，它要是出了什么差错，对大人和胎儿都有很大的影响，可见它的重要性。那么胎盘有哪些作用呢？

1.胎盘就像是胎儿的体外器官，同时具有肺、肝和肾的功能。通过胎盘，母体血液把胎儿生长发育所需要的葡萄糖、氨基酸、维生素、电解质等，输送到胎儿血液中。胎盘可以产生各种酶，把物质分解合成糖原、蛋白质、胆固醇等供给胎儿。简单说，胎盘可以为胎儿输送营养物质。

2.排泄作用。胎儿代谢的废物，如尿素、尿酸、肌酐、肌酸等经胎盘送入母血排出。

3.内分泌的功能。孕期所需的很大一部分激素都是胎盘分泌的。

4.免疫和防御功能。胎盘好比是一张大网，一般细菌和大的病原体不能通过胎盘，从而起到保护胚胎的作用。

• 胎盘的位置

正常胎盘附着于子宫体部的前壁、后壁或侧壁。

前置胎盘

只要胎盘的最下缘离宫颈口很近，或干脆把宫颈口堵上了，就会影响胎儿分娩，这样的情况就是前置胎盘。

产检做B超时，前置胎盘通常都能早期诊断。如果孕20周前B超发现胎盘前置，这时候不要紧张，因为随着妊娠继续，胎盘会不断生长、迁移，逐渐远离宫颈。在孕28～32周再次复查，90%的孕早期胎盘前置能上移至正常位置。只有少部分前置胎盘会持续到孕晚期。20周前的"前置胎盘"只能叫作"胎盘低置状态"。

完全性和部分性前置胎盘均需剖宫产，无并发症的前置胎盘患者可在孕36～37周终止妊娠。

低置胎盘

可能也有人听说过低置胎盘，甚至把前置胎盘、低置胎盘理解为一个意思。不是的，这两个是有区别的。

正常胎盘下缘应远离宫颈内口＞20 mm，当胎盘下缘距宫颈内口在1 mm至20 mm之间称低置胎盘。

如果胎盘下缘距宫颈内口在10至20 mm之间，可以选择顺产，但会有大出血的风险，概率为10%；如果胎盘下缘距宫颈内口＜10 mm，最好选择剖宫产。

• 胎盘植入

前面讲的前置胎盘的处理上，还要看一个很重要的因素，就是胎盘有没有植入。

什么是胎盘植入，就是胎盘过深地扎入子宫里了，不好剥离下来，前置胎盘和低置胎盘容易发生胎盘植入，是因为胎盘低了以后，子宫下段的地方比较薄，薄了以后容易过深植入，不好剥离。甚至胎盘植入过深，会穿透子宫下段，扎入膀胱里，这种情况要剖宫产，而且术后出血可能很多，要提前做好输血准备，必要时有可能切除子宫。

扫二维码查看最新内容
内含吴医生讲解视频

♥ 球拍状、帆状胎盘怎么办

正常的胎盘，看起来很像埋在地下的树根，有无数血管分支，这些血管分支汇合成脐带，与胎儿相连。如果胎盘发育异常，那么胎儿的发育就会受到影响。

常见的异常胎盘有球拍状胎盘、帆状胎盘、轮状胎盘、双叶胎盘、多叶胎盘等，各式各样，奇形怪状。这些异常都会导致血管破裂、出血、胎儿缺氧及失血等问题，需要多加注意。

● 球拍状胎盘

从字面上来看，会让人以为是胎盘出了问题，其实胎盘还是原来的胎盘，脐带也还是那根脐带，只不过脐带插入胎盘时附着于胎盘边缘上，正常的脐带是长在胎盘中央。当脐带种植在胎盘边缘，脐带跟胎盘看上去像球拍样形状，所以叫球拍状胎盘。在双胎和三胎中，脐带插入异常的发生率高于单胎。

在孕期，球拍状胎盘不会造成太大影响；在分娩过程中，也不会影响产妇和孩子的生命安全，通常是在产后检查时才被发现。

所以听上去，球拍状胎盘的风险要小一些，这是因为球拍状胎盘的脐带还是正常的一根脐带，只是脐带种植在胎盘边缘上，血管有脐带的保护，不容易发生伴随胎膜破裂而出现的血管破裂。

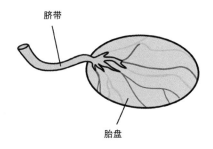

脐带

胎盘

球拍状胎盘

● 帆状胎盘

正常脐带里有很多血管，外面有包裹，像电线一样，整个插入胎盘里，血管再分散开。如果脐带还没到达胎盘的时候，就提前分散开了，样子就像船帆一样，叫"帆状胎盘"。

脐带不是附着在胎盘的中心，而是附着在胎盘之外的胎膜上。原本被包裹着的脐带血管被分成了几条分支，呈扇形往外延伸，与胎盘的边缘相连。这种血管分支分布在羊膜和绒毛膜之间，形成一种像船帆的膜状结构，被称为帆状胎盘。

说是"帆状胎盘"，其实更准确的说法应该是"帆状脐带"或"帆状脐带插入"，因为胎盘还是那个胎盘，异常的是脐带的插入方式。

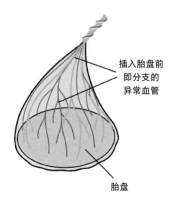

插入胎盘前
即分支的
异常血管

胎盘

帆状胎盘

当发生帆状胎盘，并且血管位于或者靠近宫颈口，也就是血管前置时，如果发生胎膜破裂的话，就会导致血管的破裂和出血，这会直接威胁到胎儿的生命。

而且，这种附着在胎膜上的血管还会容易扭结和受压，导致胎儿的血供减少、胎心变化，如果这种情况持续存在，可能会引发胎儿的死亡。

帆状胎盘的危险性相比球拍状胎盘更高。

其一，帆状胎盘的血管是发散地附着在胎膜上，一旦发生胎膜破裂就很可能导致血管破裂出血，引起胎儿的急性失血，从而危及胎儿生命。

其二，无论哪种脐带插入异常，只要没有血管前置，都没有什么问题，但帆状胎盘更容易发生血管前置，所以更危险。

究其原因，球拍状胎盘的脐带好歹是一根正常的脐带，只是插入位置偏了，血管依旧有脐带的保护；但是帆状胎盘就不是了，脐带内的血管附着在胎膜上，失去了脐带的保护，更危险。

如果发现帆状胎盘情况，临床的处理建议是：

·对胎儿的结构进行详细的超声检查，包括评估是否有前置血管存在，如果存在前置血管，需要剖宫产。

·每4～6周评估一次胎儿的生长发育情况，及时发现胎儿生长受限的情况。

·孕36周以后，每周至少一次胎心监护检查，密切关注是否存在血管扭结或压迫导致的胎心率的变化。

·一旦临产，及时入院观察，持续胎心监护，发现可能存在的胎儿宫内缺血缺氧的情况。

·如果没有自然临产，在孕40周引产，不要超过40周。

● 前置血管

前面说的帆状胎盘，其实叫"帆状脐带插入"或"脐带帆状插入"。

你会看到血管很分散，如果血管位于或靠近宫颈口，叫"血管前置"。前置血管的危害是开宫口的时候容易破。孩子还没生出来，脐带上的血管先破了，孩子就会失血，会很危险。

所以，前置血管往往要剖宫产。

　　超声检查是用于诊断胎盘异常的主要方式，随着技术的发展，球拍状胎盘和帆状胎盘的产前检出率逐年上升。

　　通过腹部超声检查，可以观察到脐带附着在胎盘上的位置；通过阴道超声检查，可以更清楚地观察到宫颈内口及其周围的结构、胎膜上前置血管的情况等。

　　通常单胎孕28周前、双胎孕20周前，是诊断是否存在胎盘异常的最佳时间。

　　如果发现胎盘发育异常，就应该加强对胎儿的检测，密切关注胎心。孕妈自己不要慌，密切观察是否有胎儿缺氧症状以及母体并发症，及时跟医生沟通，多听医生的建议。

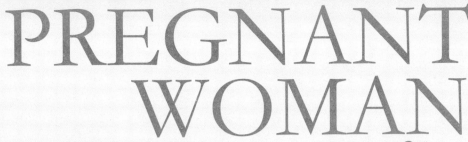
吴医生陪你科学孕产

第五章

分娩功课
"早知道" "咋准备"

看到这一章内容时，我猜想你的心情是激动的："终于快要和宝宝见面了！"为了宝宝的顺利生产，有些分娩知识一定要提前了解。比如：待产包怎么准备，什么是真假性宫缩，胎儿入盆和开宫口是什么意思，怎么选择顺产和剖宫产，拉玛泽呼吸法怎么做……

只有熟悉这些分娩功课，提前做好准备，在分娩时刻来临的时候才不会紧张和害怕，科学掌握分娩技巧，为宝宝和自己增添一份安全保障。

分娩前的准备

💜 分娩入院咋准备

扫二维码查看最新内容
内含吴医生讲解视频

　　分娩入院准备要提前做，一般建议在产前3个月开始。等到临分娩的时候，才手忙脚乱地拿东西，容易丢三落四，所以要提前把该准备的都准备好。最好是备两个大的行李包，一个装孕妈所需的东西，一个装新生儿所需的东西，这两个行李包也就是我们通常所说的待产包。

　　那么待产包里都有哪些必备的东西呢？

● 办入院手续的证件和病历资料

　　必须带的证件是医保卡和夫妻双方身份证原件，办理住院手续时会用到。除此之外，还有孕妇保健手册、准生证、生育服务单、户口本、产检病历和所有化验单、现金或者银行卡（很多大医院，你带上能支付的手机就行了）等。

　　注意，以上有的是必须带的，否则可能连住院手续都办不了。

　　有人可能会问：我在这家医院产检的，病历记录化验单啥的，医院电脑上都有，查看起来多方便，为啥我还要带纸质的？医生最怕夜

413

班碰上临产的棘手的患者，这时候要看病历怎么办？还去电脑里查看吗？首先，急诊接诊的医生可能查不了，就是能查，也要耗费不少时间，还可能会漏掉重要检查结果。如果有现成的病历，那都是产检医生对你病情的总结概括，一目了然，只要几分钟，急诊医生就能了解你的重点情况。千万不要大意，忘记带病历，要不耽误的都是你自己的时间。

这些证件和病历资料最好事先准备好，平时产检完就装在文件袋里，需要时拿上就走。

• 妈妈用品类

除了入院手续必备的证件，生产后，妈妈和孩子要在医院待几天，所以有些日用品也要准备。

妈妈用品类包括：产褥垫、卫生纸、卫生巾或成人纸尿裤（备选）、哺乳文胸、溢乳垫、腹带、吸管或带吸管的杯子、吸奶器，以及生活用品（饭盒、水杯、牙膏、牙刷、梳子、盆、洗面奶、毛巾、拖鞋、睡衣、内裤等）、食品（巧克力、功能饮料等）。

当然，别忘了带上手机充电器。

• 宝宝用品类

新生儿和尚服或连体衣、包被（根据不同医院的要求，看是否需要自行购买）、婴儿脚套和防抓手套、纸尿裤（NB或S号）或尿布、口水巾、婴儿抽纸、湿巾、喂杯或小勺、婴儿护臀膏和润肤露、奶粉（备用）、奶瓶、奶嘴。

• 急诊入院和择期入院的区别

如果预产期快到了，入院有哪些流程呢？入院通常分为急诊入院和择期入院。

假如孕妈晚上突然肚子疼，破水见红，这时候挂号得挂急诊，然后办理急诊住院。

急诊住院的注意事项：到达医院后，跟护士说清楚"我是孕妇，我怀孕×周了"，很多医院都有孕妇专用绿色通道，评估如果发现你真的破水临产了，或者说有紧急情况，比如胎动减少、明显的肚子疼、孕晚期出血等，都会安排走绿色通道。确定是即将临产的，能直接入院生孩子。

择期大概分为两类。第一类，是住院待产。预产期已经过了，却一直没有动静，于是你跟医生商量好哪天住院待产。通常过了预产期，要在孕41周催产，那么孕39周+5天左右是不是就得张罗着入院了，最好还要躲开周末。第二类，是剖宫产。孕妇跟医生沟通后确定要剖宫产的，那就要商量一个时间，看是孕37周后的哪一周。然后在门诊办好住院条，选一个时间来入院。

择期入院要注意，千万别赶在下午四五点来，这个时间医生快下班了；也别赶在上午快十二点来，医生忙了一上午准备休息。医生也是普通人，也要休息，有自己的生活，所以既然约定好是择期入院，尽量上午九十点，或者下午两三点就来办理住院。

♥ "要生了"的那些征兆要早知道

好不容易，预产期快到啦，但有什么症状要去医院准备生孩子呢？目前，医学界还没彻底把分娩发动的机制搞明白，所以就算是医生也不能准确预测你啥时候要生。但是有几种情况，表示快生了，需要尽快去医院。

第一个，会有很明显的轻松感、下降感。

快生的时候，胎头更重，会逐渐往下走入盆，重心下移之后，原来子宫那么大，撑得难受，现在会稍微缓和点，觉得呼吸也更顺畅了。

第二个，阴道出血，即见红。

不是见红了就会立刻要生，很多人都是见红后48小时内才临产，当然虚惊一场的也不少。

孕足月以后，见红通常预示着你快要生了，这种见红多表现为阴道排出少量血性黏液。可能伴有腹胀、下坠感、腰酸、阵发性下腹痛等，这是临产前宫颈内口周围的胎膜与子宫壁分离，毛细血管破裂导致的出血，多与宫颈管内的黏液混合排出。见红后，部分孕妇可能出现会"破水"、宫缩等情况，多数孕妇在见红后24～48小时后会临产，但是也有孕妇见红之后就没动静了，甚至1～2周后才真正临产。

因此出现见红，最好到医院进行检查，让医生判断一下见红是要生了，还是有其他异常。

千万别把大出血跟见红弄混了，出血量大，达到甚至超过月经量，这就不是要生的问题，很可能是其他异常，比如胎盘早剥、前置血管出血等，必须立刻去医院。

第三个，出现规律的宫缩。

宫缩的时候，孕妈会觉得肚皮一阵阵发紧、变硬，甚至有轻微的小腹疼痛。先兆临产时的宫缩，一般不太规律，持续时间短，并且不会有越来越强的趋势。如果孕妈发觉宫缩变得有规律了，并且逐渐增强，间隔时间越来越短，从一开始的十几分钟疼一次，到每五六分钟就疼一次的话，就说明宝宝真的快出生了。

所以当发现有规律宫缩，十多分钟疼一下的时候，就要去医院准备待产，这个过程中，孕妈要记住自己宫缩的时间点、频率等信息，到了医院后要及时把这些信息告诉医生。

第四个，破水。

胎膜破裂以后，会有羊水从阴道流出来，多数为温暖的无色液体。破膜以后，因为宫腔内外相通，容易导致阴道外阴的细菌上行感染到宫腔和孩子；另外脐带可能随羊水流出，从宫腔里掉出来，发生脐带脱垂，严重可能会导致宝宝缺氧甚至胎死宫内。所以一旦破水，最好立刻躺平卧倒，把臀部垫高，叫120送到医院。千万别破水了还到处溜达。

有时候，阴道流出液体，不好分辨是羊水、尿还是分泌物，最好的办法是来医院，让医生帮你查看。至于网上说的拿试纸测这种事，不是很专业，其准确性要打问号。

出现以上这些临产症状，就要尽快来医院。还有，一定要记住，临产前就千万不要乱跑了，不要到处去旅游了，准备好随时住院待产。我曾接诊过的一个孕妇，37周后还去河北旅游，结果破水了，她没在就近的河北医院生，开车一路颠簸两个多小时回到北京，到我这里的时候，羊水都颠簸没了，只能急诊剖宫产。

扫二维码查看最新内容
内含吴医生讲解视频

♥ 如何分辨真假性宫缩

• 什么是宫缩

这里讲的宫缩特指分娩过程中出现的有规律的宫缩，一般孕妇会在预产期前后出现伴有腰背部及下腹部疼痛的宫缩，它的出现通常是临产的指征。

孕晚期时，子宫开始为分娩做准备，子宫肌层的肌肉里开始增加缩宫素受体，一旦缩宫素达到一定量，不管它是孕妇体内自己产生的，还是由医生注射入孕妇体内的，子宫肌层都会开始有规律地收缩，由两侧向中间，由中间向下方挤压和收缩，目的就是把孩子挤出去。宫缩的时候，孕妇会感觉肚子一阵阵发紧、发硬。

宫缩一般先由弱变强，维持一定时间后又逐渐减弱直至消失。两次宫缩之间的时间越来越短，每次宫缩持续的时间越来越长。最初是每隔20～30分钟出现一次，之后两次宫缩之间的间隔时间逐渐缩短到15分钟、10分钟，甚至3～5分钟。宫缩持续时间最初持续大约20秒，之后宫缩持续时间逐渐延长。当宫口接近全开的时候，宫缩会达到1分钟或1分钟以上，间歇期则会缩短至1～2分钟。

这种实打实的痛，是真性宫缩。啊，真性宫缩，难道还有假性宫缩？没错。

• 什么是假性宫缩

假性宫缩又称迁延宫缩，是指由于子宫肌层敏感性增强而出现的不规律宫缩，几乎所有的孕妇都会经历假性宫缩，一般在孕28周后就会出现。由于胎头下降导致骨盆受压增加，孕妈经常会感觉肚子有下坠感，尤其是长时间保持一个姿势坐太久，或者站立时间过长，就会感觉肚子有紧绷感。偶尔发生的假性宫缩，可能对母婴没有影响，但频繁发生的假性宫缩可增加孕妇早产概率。

那么假性宫缩跟真性宫缩之间的区别是什么？

第一，在疼痛程度上有明显的区别。假性宫缩是：哎哟喂。真性宫缩是：哎哟喂！！！哎哟！！！假性宫缩的疼痛感比较像痛经，虽然疼，但是可以忍，躺下休息一会儿就能感觉这种子宫收缩逐渐减弱，痛感也就变小了，甚至是消失。真性宫缩是持续的、逐渐加强的疼痛感。

第二，在间隔时间上不一样，假性宫缩偶尔发生，1小时不会超过3次。真性宫缩是10多分钟1次，逐渐每3～5分钟1次，1小时超过3次。

第三，疼痛的位置不同。假性宫缩一般跟痛经的位置差不多，集中在下腹部。真性宫缩的疼痛是从子宫顶端或者肚脐上方开始蔓延至整个子宫，而且每次子宫收缩的时候，感觉力度是从上往下推挤的。

第四，真性宫缩往往有见红，宫颈开口。通过做B超可以看到，宫颈管变短，宫口也跟着变软，慢慢扩张打开。假性宫缩往往没有见红，宫颈管内口是闭合的，宫颈管长度也正常。

项目	真性宫缩	假性宫缩
出现时间	预产期前后开始出现	孕28周左右开始出现
规律程度	有规律	不规律
间隔时间	缩短	延长
持续时间	延长	缩短或无变化
宫缩强度	增强	减弱或无变化
疼痛范围	腰背部及下腹部	局限于下腹部
症状改变	无法停止	休息或予以镇静剂后停止

表头: **真性、假性宫缩**

如果说你拿不准是不是真宫缩，就来医院让医生来判断。

• 怎么记录宫缩

看下面这个宫缩图。

第一，记录宫缩间隔时间。一会儿5分钟疼1次，一会儿4分钟疼1次，这个间隔怎么计算？从这次疼完开始，到下次疼痛来袭，这中间间隔的时间。

第二，记录宫缩疼的持续时间。开始疼就看时间，疼多久，比如20秒、30秒、40秒，这个持续的时间也要记下来。

第三，记录疼的强度。最强3个加号，不那么疼就2个加号，如果特别疼，疼得忍不了，那就4个加号。

这三个关键要素都要记，找张纸，让你老公在旁边掐着表。当然更简单的方法，下载app或使用小程序记录宫缩。

疼痛的时间越来越长、间隔的时间越来越短、疼痛的程度越来越

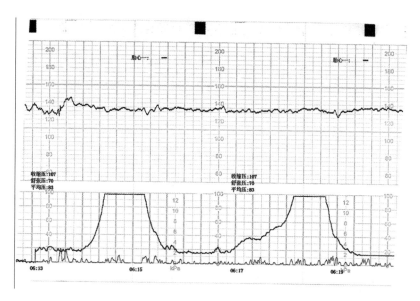

强，证明临产了，然后你的宫口会开得越来越快，得尽快来医院。

• 宫缩时要注意什么

1.如果在孕28～37周之间出现了宫缩，且每小时频率在5～10次，应该及时去医院，以防发生早产。

2.发生子宫收缩的情况，孕妈一定要保持冷静，不要慌。可以更换坐姿，或者用枕头、靠垫等物品让自己能坐得舒服一点，若是感觉躺下更舒服的话，也可以躺下。侧躺时，最好拿个枕头垫着腹部，起一个支撑的作用，以免腹部重量太大牵拉子宫，使得宫缩更加剧烈。在宫缩发生时，调整呼吸，用鼻子吸气，嘴巴呼出，放松腹部，缓解不适感。如果宫缩带来的疼痛越来越剧烈，应及时就医。

3.每个人对宫缩频率和疼痛的主观判断会有很大差异，因此不是每个孕妇都能准确分辨真假宫缩的。即便是假性宫缩，持续时间长，也可能导致早产或其他不良预后。因此，孕晚期如果出现腹部发紧或疼痛，经休息不能缓解或者逐渐加强，都应该及时就医，通过产科检查、胎心监护、超声测量宫颈管长度等分辨真假宫缩。

扫二维码查看最新内容
内含吴医生讲解视频

♥ 什么是足月胎膜早破

足月胎膜早破要符合两个条件：足月37周以后，胎膜在正常分娩前破裂。

在正常情况下，破水不会在分娩前发生，一般在第一产程宫口接近开全或开全的时候，随着宫缩持续增强，当羊膜腔内的压力达到一定程度时，胎膜会自然破裂，然后羊水流出来。

很可能你在家什么都没干呢，正睡着觉，或者正要从沙发上起身，噗——破水了，这时怎么办呢？

● 判断是破水还是尿失禁

有的孕妇会在孕晚期出现尿失禁，如果流出来的羊水量比较少，孕妇很容易把羊水误认为是漏出来的尿，那么，应该怎么快速分辨流出来的是羊水还是尿液呢？

看颜色、闻味道

如果流出来的液体是清亮的、稍微带点黏稠的，一般是羊水；如果泛黄，那可能就是漏尿。

再凑近闻一闻，没什么气味，破水的可能性比较大；尿骚味重，那就肯定是漏尿。

有人问：要不要尝一尝？问这个问题的人，你尝过吗？我尝过。接生孩子的时候，被羊水喷一脸，流到嘴里去了，有点酸酸的，这是羊水。

流出的部位

羊水是从阴道里流出来的，尿液是从尿道里流出来的，流出来的部位不一样。当然，这个也不是很好判断。

流出量

漏尿流出来的尿液量一般比较少，通常只会把内裤打湿。而胎膜破裂后流出来的羊水量比较多，而且不止流一次，可能在孕妇活动或改变体位后又流出一些，所以，可以根据流出来的量来判断，如果流得比较多就很可能是羊水。

看pH

如果以上这些你都拿不准，那就借助pH试纸吧。羊水偏碱性，pH为7.0～7.5，而尿液的pH一般为5.5～6.5。拿一片pH试纸测试一下，如果结果为碱性，那么流出来的大概率是羊水。

● 破水后怎么办

如果判断是破水，那就别站起来紧张地来回走动，破水后水流大，可能发生脐带脱垂，使脐带受压，给胎儿带来风险。所以判断是破水的话，别站起来乱跑，可以小幅度地走。

这时候要尽快去医院，打急救电话，让救护车到家里去接你。躺在担架上时，要把屁股下垫高，防止羊水一直往外流。来到医院，医生会先听胎心，如果胎心正常，胎儿没事，这时医生会再进一步判断是否真的是破水。

至于破水后还能不能走动，其实破水后胎头压下来了，不再大量涌出羊水的情况下，是可以走的，难就难在你无法判断胎头有没有压下来的，尤其是胎头高浮的人，破水后胎头不容易压下来入盆，就一定要躺好。

如果是在家发生胎膜早破，建议拨打120急救电话，然后让孕妇平躺在沙发或床上，在屁股下面放置枕头或被子，将屁股垫高，避免羊水继续流出。由家人收拾并带上住院所需的物品。

如果是在外面发生胎膜早破，首先也是应尽快拨打120并通知家人，找一个平坦的地方让自己躺下来，并尽量抬高臀部。

• 胎膜早破的危害

胎膜早破，宫内胎儿失去了保护的屏障，此时阴道内的病原微生物容易上行，导致宫腔内感染。如果胎膜早破后一直不发动宫缩，孩子迟迟不生，大量细菌进入宫腔，就会合并绒毛膜羊膜炎，会引起新生儿吸入性肺炎，严重的还有可能引起败血症和颅内感染。

胎膜破裂、羊水流出有时还会引起凶险的胎盘早剥。如果发生羊膜腔感染，还会导致产后出血。

胎膜早破还可能引发早产、脐带脱垂，从而导致胎儿窘迫。

所以，一旦出现胎膜早破，就应该尽快采取相应的措施。

• 胎膜早破的处理

破水后，一般12小时内会引发宫缩，然后待产，但如果迟迟不发动宫缩，就得催生。具体催生的方法，医生会通过内诊看宫颈软不软等来综合评估，这个听医生的就行。

如果孕妈是臀位，有其他合并妊娠疾病，那么就尽快安排剖宫产。

总而言之，破水最怕的就是拖长时间，导致感染，所以住院后医生会给你输点消炎药，预防感染。

生产后，孩子也要检查是否被感染了，孕妇也要持续监测有没有被感染，抽血查血常规，看白细胞高不高。

有人问：为啥会破水呢？若孕晚期同房，可能会发生破水；若孕妈有阴道炎、宫颈炎，容易引起胎膜感染，导致胎膜破裂；再有就是压力异常导致，这个压力可能是宫内压力不均，或者是来自外界，孕妇咳嗽、起身、排便等都会增加腹压，引发胎膜早破。

羊水是孩子的生命之水，如果在孩子娩出之前羊水就流光了，那么孕妇和孩子会面临非常大的风险。因此，胎膜早破一定要重视。

🖤 产房构造早知道

扫二维码查看最新内容
内含吴医生讲解视频

到孕晚期了，一想到要去产房生产，那是一个陌生的环境，心里就很没有底，就会很害怕、很焦虑、很担心。有的人甚至做梦梦到那是一个小黑屋，在那里生孩子，吓得不行。

● 产房到底什么样呢

每家医院都会不同，但大体的构造是相似的，分为三个功能区：

第一个是待产室，就是你开了宫口，还没开全，在这里等着，待产。

第二个是分娩室，是真正生产的地方。

第三个是观察室，就是生产完了，需要再观察一下。有的医院待产室和观察室在一个房间里，大部分医院都是分开的。

现在更先进的理念是LDR产房，也叫一体化产房，实现待产（Labor）、生产（Delivery）、产后康复（Recovery）三个阶段，在同一个房间内完成。

● 各个地方待多久

在待产室待的时间有长有短，有的人开宫口开得慢，可能要开到七八指才挪到产床上去；但有的人开宫口快，尤其是二胎，可能开到二三指就要赶紧挪到分娩室的产床上去。

　　分娩室有的是一对一隔开，一个房间里一个孕妈生产，没有其他人，这时候一般医院会允许老公进去陪产。有的医院是公用的分娩室，一个房间里不止一个孕妇，彼此能看见。如果是公用的分娩室，那就基本上不能让老公进来陪产了。

　　最后是观察室，在观察室里待着主要看什么呢？生产后2小时是产后大出血高发期，别出血就行。待着的时候可以吃点东西，因为生产过程耗费了巨大的精力和体力。

　　所以，产房并不是你猜想的让你感觉到神秘而恐惧的地方，而是保你们母子平安的地方，在这里不用太担心，有什么问题随时找医生，医生会及时、专业地帮你解决。

扫二维码查看最新内容
内含吴医生讲解视频

❤ 如何缓解产前焦虑

随着预产期的临近，很多孕妈变得很焦虑，睡不着觉，内心压力很大。一会儿想拉玛泽呼吸法还没学会，一会儿想生孩子到底疼不疼啊……担心很多事。

这种情绪是可以理解的，人都是这样，产前会很紧张，真正开始生产了，进入角色了，反而不会那么紧张。所以别一边紧张，一边又觉得自己紧张是个很大的问题。紧张是很正常的情绪。

但是不要让自己太焦虑，焦虑会导致孕妈吃不好饭、睡不好觉，得不到充分的营养和休息，而且分娩时精神压力过大，大脑会处于抑制状态，催产素分泌减少，使得子宫收缩乏力、扩张缓慢，造成分娩进程缓慢。

怎么缓解这种焦虑和压力呢？主要有这样几点。

第一，维持原来的生活规律，不要改变太多。比如以前你吃完饭出去遛弯，现在还保持这样；以前几点睡觉，现在还这样。不要觉得临近生了就要做出一些改变，规律的作息、熟悉的环境，会带给我们很大的安全感。

第二，让自己忙起来。产前有很多事情可以做，准备待产包、给孩子布置婴儿房，这些都会占用你的时间和精力，忙起来的时候，你就不会去想太多，不会担心害怕了。

第三，学习分娩的相关知识。很多时候恐惧和焦虑是因为不了解，如果充分熟悉分娩的过程，就不会那么害怕了。分娩前这段时间，很多孕妈是请了产假的，可以利用这段时间，多练习拉玛泽呼吸，熟悉分娩产程。

产前焦虑很正常，就像你要上考场高考一样，这时候最有效的方法就是专注在具体的事情上，比如学习呼吸法，准备待产包，等等。

缓解产前焦虑，也不光是孕妈一个人的事，家人也要来帮忙。多跟老公聊聊天，跟爸妈聊聊天，一起看一下我的视频，开心开心多好。

分娩的注意事项

❤ 胎儿入盆和开宫口

扫二维码查看最新内容
内含吴医生讲解视频

在分娩前几周，孕妈会多次听到"入盆""开宫口"这两个词，接下来先讲入盆。

什么是入盆？临近预产期，胎儿位置会下移，头会朝下，进入到骨盆里，这个过程就叫"入盆"，但不是全进去到骨盆里，全进去孩子就快生了。

在孕晚期产检的时候，医生会检查胎儿是否入盆。检查方法是用手指按压耻骨联合上缘，按住胎头压一压，看看能不能压下去，如

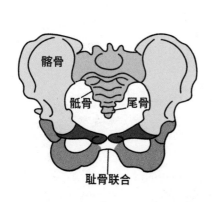

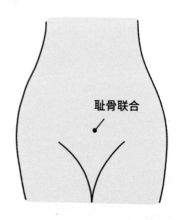

果入盆了，胎头是固定的，无法晃动，如果未入盆，胎头是可以晃动的。这个动作孕妈不要自行检查，必须由专业的医生来操作，以免引起意外。

• 入盆一般发生在什么时候

根据每个女性体质的不同，入盆的时间有的早，有的晚，平均是临产前的两周，孕38周、39周左右才入盆，甚至有10%～20%的人要等到临产才进入骨盆。因此，孕37周产前鉴定的时候，胎头不入盆是有可能的。没有入盆也不用太害怕，等宫缩发动的时候，没准就入盆了。很多孕37周没入盆的孕妇，最后都顺产得很顺利。

生过孩子的孕妈，大多在即将分娩时才入盆。入盆后的感觉很明显，上腹部会变轻松，呼吸也更顺畅；胃部没那么强的压迫感；宫高下降，怀孕9个月左右宫高处于孕期的最高点，当胎儿入盆后，高高隆起的肚子会变小一点；由于胎儿进入骨盆后会压迫膀胱，可能出现尿频。

• 没入盆就要剖宫产吗

有孕妈问：我还没有入盆，是不是就不能顺产了，只能剖宫产呀？

不是的，先要找到不入盆的原因。

有一种情况是孩子的头太大了，骨盆偏小，那么孩子就入不了盆，也叫头盆不称，而且孩子头大真的不好顺产，医学上叫跨耻征阳性。很大一部分原因是巨大儿，预估在8斤及以上，这种情况下就听医生的，医生建议剖就剖，别坚持顺产了，有的人想先试顺产，后来又转剖，受两茬罪。

除此之外，不入盆也跟女性的骨盆小、骨盆畸形、耻骨联合低有关。

不是所有的未入盆都要剖宫产，如果医生评估胎位、胎儿大小、骨盆大小后，发现有条件顺产，那么即便产前没入盆，也可以尝试顺产。万一尝试顺产超过一定时间仍不能入盆，再进行剖宫产也可以。

没有入盆的时候，你也可以自己在家躺着用胳膊抱膝，把腿劈开，大腿使劲往肚子上贴，去促进入盆。

入盆并不代表马上就能分娩，只是表明宝宝已经进入准备了。如果同时伴随见红、破水、真性宫缩，这时就可以去医院待产了。

● 什么是开宫口

在分娩的第一产程，胎先露部位到了宫颈口，也就是子宫的出口，胎儿要娩出，必须把宫颈口撑大到一定程度，这就叫"开宫口"。医生常用"开几指"来描述宫口张开的程度。但是我要说一下，"开10指"并不是真的开到10个手指头那么大，你想想，10个手指头都进去了，是不可能的。实际上，2个手指头进去了，差不多就开了3 cm。只是我们俗称，生孩子开几指，开10指，就指开10 cm。

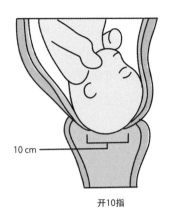

10 cm

开10指

● 开宫口代表一个产程

开指的过程实际上也代表着第一个产程的过程。按老产程的标准来看，生第一胎，开宫口开全10指，平均需要12小时，不超过24小时；如果是二胎，会快一些，开10指一般6～8小时，不超过16小时。

生的过程，如果生第一胎，从开全10指到孩子生出来一般不超过2小时；如果生二胎，一般不超过1小时。

当然，生一胎也有可能很快，个体差异比较大。

● 让人可怕的内检

内检就是伸手进到宫颈的地方查开几指了。很多人反馈这个过程很酸爽。

在开10指之前，如果你疼得不是很厉害，3～4小时内检一次，看开几指了；疼特别厉害的时候，可能1～2小时查一次；宫口全开了，可能半小时查一次。有时候怕查不准，可能这个医生查完，那个医生查，还请主任来查，可能会频繁内检，这个过程有的孕妈就很痛苦，但没别的更好的办法。你可以提议少查，也可以用拉玛泽呼吸法，转移内检的疼痛。当然，无痛分娩也可以缓解疼痛。

开宫口过程中，可以少量多次地吃些高热量易消化的食物，注意补充水分，来保证体力，但也避免过多尿液充满膀胱，影响胎头下降、宫口扩张。

即使宫口开得慢，也不要焦虑紧张，注意休息和保存体力。必要时，医生会使用药物进行辅助。

❤三大产程早知道

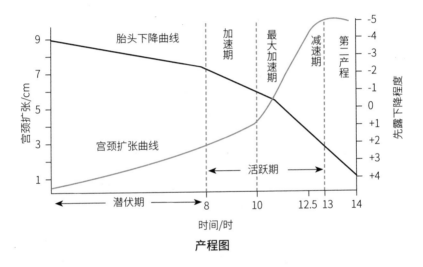

产程图

上面这个产程图主要是看黄色的宫颈扩张曲线。也就是说，主要是通过开几指了，来看到产程的哪个阶段了。产程分第一产程（宫颈扩张期）、第二产程（胎儿娩出期）、第三产程（胎盘娩出期）。

• 第一产程

第一产程又叫宫颈扩张期。从出现规律宫缩开始，产妇就进入了第一产程，到开10指结束第一产程。这个过程是最漫长的。

第一产程持续时间最长，初产妇一般持续12小时左右，经产妇则是8小时。但是，第一产程每个人个体差异很大，有的人能疼一天一夜。

这个过程中有4个表现：规律宫缩、宫口扩张、胎头下降和胎膜破裂。

产妇感觉最明显的是有规律的宫缩，一开始的宫缩大概间隔5～6分钟，每次持续约30秒，随着产程的推进，宫缩的间隔逐渐缩短，持续时间延长，强度也不断增强。

第一产程进展速度较慢，当出现规律宫缩或者破水，孕妈和家属就要来医院待产，这时候可以吃点东西补充能量，时不时地可以起身走动走动，做分娩操，来缩短产程。在宫缩过程中，千万不要盲目用力，以免造成宫颈撕裂。

这个过程中，可以看看我讲的拉玛泽呼吸法，可以转移你的注意力到呼吸上，帮助你开宫口。

等到宫颈口开到10指，产妇就要准备进入第二产程。

● 第二产程

第二产程就是生产过程，又叫胎儿娩出期。

进入第二产程后，宫缩更加频繁，约2～3分钟一次，每次持续时间可达1分钟或更长。

孕妈要听从医护人员的指挥，学会在宫缩时正确地向下屏气用力，在宫缩的间隙里放松，反复吸气、屏气、呼气，可以加速产程的进展，让宝宝顺利分娩。第二产程中，经产妇快的几分钟就娩出胎儿了，最多1小时，而初产妇通常2小时之内也都能分娩。

关于如何生孩子，可以多看看我的视频。

- 第三产程

第三产程是胎盘娩出期。

这个阶段，宝宝已经从产妇体内出来，产妇会感觉如释重负，疲惫不堪，但还是要听从医护人员的指挥，将胎盘娩出。通常情况下，5～15分钟，最多不超过30分钟，胎盘也会完整地娩出。至此，整个产程也就结束了。

如果胎盘长时间没有娩出，就需要医护人员进行手取胎盘，如果有会阴伤口，也会在第三产程进行缝合。

在第三产程中，护士会帮助清理宝宝的呼吸道，等宝宝大声啼哭后剪断、处理脐带，并把宝宝抱给妈妈看，让宝宝与妈妈进行第一次亲密接触，吸吮妈妈的乳头。

之后，产妇还需要在观察房待2小时，预防产后出血。

	初孕妇	经产妇
第一产程	11~12小时	6~8小时
潜伏期	平均8小时，应≤16小时	平均6h，应≤16小时
活跃期	平均4小时，应≤8小时	平均2.5小时，应≤8小时
第二产程	≤2小时	≤1小时
第三产程	≤30分钟	≤30分钟

- 晚断脐

讲完产程，顺便聊一下晚断脐。

晚断脐，字面意思就是晚一点剪断脐带，那到底要多晚，10秒、20秒、30秒？有人说一到两分钟，有人说等脐带搏动消失以后。

孩子已经生出来了，但胎盘还没剥离，母亲的血依然可以从胎盘到脐带再给孩子输送一部分。如果胎儿娩出以后就断脐带，这些血液就浪费了，有可能还会引起胎儿贫血的现象。当然也不能太晚，太晚血就倒回去了，这就麻烦了。

晚断脐的好处我们要客观看待，新生儿刚生出来时身体湿漉漉的，从温暖的子宫里出来后温差大，娩出后需要尽快保暖。

在我国现行的《助产技术管理规范》中规定：等胎儿从母体娩出后，如果生命体征比较平稳，可在宝宝出生后一分钟左右断脐。

所以，通常医生都知道要晚断脐，孕妈们就无须操心早断还是晚断了，尤其别低情商地跟医生说：你一定要给我晚断脐。这就很不好了。你可以跟医生说，听说晚断脐有好处，是真的吗？你这么说，就好比是提醒了他一下。

♥ "吴氏"拉玛泽呼吸法

拉玛泽生产呼吸法是一种有效缓解产妇疼痛的方法。

拉玛泽是个法国的妇产科男大夫，当年去俄国进修学习，俄国当时流行研究条件反射，就是巴甫洛夫条件反射，每次给狗狗喂食前都敲击盆，条件反射形成后，一敲盆虽然不喂食，狗狗也流口水。拉玛泽就受到启发，想了一套呼吸方法，不同宫缩强度的时候，用不同的呼吸方法，这样就能把注意力转移到呼吸上。

除了镇痛作用，拉玛泽呼吸法还可以缩短产程，提高自然分娩率；降低产后2小时出血及新生儿窒息的概率。

一般怀孕28周后就可以开始进行"吴医生版本的拉玛泽呼吸法前四种呼吸"的练习。

● 拉玛泽呼吸法全过程

1.廓清式呼吸（宫缩要来时候的准备式呼吸，腹式呼吸）

廓清式呼吸也就是腹式呼吸。身体完全放松，鼻子慢慢吸气到肚子，嘴慢慢呼气，整个呼吸过程中主要是腹部起伏，胸腔起伏比较小。

鼻子深吸气（心里默念1、2、3、4），嘴慢慢吐出（心里默念1、2、3、4），然后告诉自己："宫缩要来了，我做好准备了。"

廓清式呼吸其实不是真正宫缩时用的呼吸，只是告诉自己，"宫缩要来了，我做好准备了"。

真正宫缩疼的时候用的呼吸方法是下面几个。

2.胸式呼吸（开3指前）

开始有规律宫缩的时候，采用胸式呼吸，鼻子吸气，嘴巴呼气，腹部保持放松；把呼吸放慢，越慢越好，每分钟保持6～9次的深呼吸，吸入量和呼出量保持均匀。

在开3指之前采用胸式呼吸的方法，可以减少子宫压迫，鼻子深吸，深吸，嘴巴慢吐。

口号是：鼻子深吸（心里默念1、2、3、4），嘴慢吐（心里默念1、2、3、4）。

当然如果你能数到5也行，尽量慢。

3.变速呼吸（开3～9指，鼻吸气嘴吐气）

开到3指之后，宫缩开始越来越疼了。这时呼吸对应宫缩的疼痛来调整，越疼，就呼吸越快。

通过这种变速呼吸，更好地把注意力放到呼吸上。

按这样的节奏——

鼻子深吸（心里默念1、2、3、4），嘴慢吐（心里默念1、2、3、4）；

鼻子深吸（心里默念1、2、3），嘴慢吐（心里默念1、2、3）；

鼻子深吸（心里默念1、2），嘴慢吐（心里默念1、2）；

鼻子吸，嘴吐，

鼻子吸，嘴吐。

鼻子吸，嘴吐，

鼻子吸，嘴吐。

鼻子深吸（心里默念1、2），嘴慢吐（心里默念1、2）；

鼻子深吸（心里默念1、2、3），嘴慢吐（心里默念1、2、3）；

鼻子深吸（心里默念1、2、3、4），嘴慢吐（心里默念1、2、3、4）。

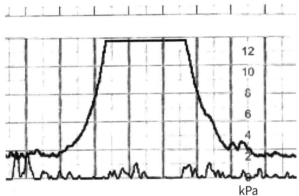

注：截取胎心监护曲线中的某一段

从上面的规律你能看出来，宫缩越疼的时候，你的呼吸越快，宫缩疼痛逐渐缓解的时候，又回到慢慢呼吸。

4.烫嘴式呼吸（9～10指，嘴吸嘴吐）

等开到9指、10指的时候，你的疼痛感特别强烈。你特别想使劲拉屎。这个时候你也分不清鼻子和嘴了，所以呼吸更容易乱。

这个时候吸气可以像"不知情的情况下误喝了一口热水"一样，被烫得"吸溜吸溜"地吸气。嘴巴缩小，"吸溜吸溜"地吸，"吹蜡烛一样"地吐。节奏也是类似变速呼吸。

"吸溜吸溜"地吸（心里默念1、2、3、4），"吹蜡烛一样"地吐（心里默念1、2、3、4）；

"吸溜吸溜"地吸（心里默念1、2、3），"吹蜡烛一样"地吐（心里默念1、2、3）；

"吸溜吸溜"地吸（心里默念1、2），"吹蜡烛一样"地吐（心里默念1、2）；

"吸溜吸溜"地吸，"吹蜡烛一样"地吐；

"吸溜吸溜"地吸，"吹蜡烛一样"地吐；

"吸溜吸溜"地吸，"吹蜡烛一样"地吐。

"吸溜吸溜"地吸，"吹蜡烛一样"地吐；

"吸溜吸溜"地吸，"吹蜡烛一样"地吐；

"吸溜吸溜"地吸（心里默念1、2），"吹蜡烛一样"地吐（心里默念1、2）；

"吸溜吸溜"地吸（心里默念1、2、3），"吹蜡烛一样"地吐（心里默念1、2、3）；

"吸溜吸溜"地吸（心里默念1、2、3、4），"吹蜡烛一样"地吐（心里默念1、2、3、4）；

到这里第一产程就结束了。进而进入第二产程，开始生孩子了。

我要说一下的是，胸式呼吸、变速呼吸、烫嘴式呼吸，是你的3个武器，对应不同的宫缩疼痛，我说是开几指的时候使用什么呼吸方法，其实，你可以根据自己的疼痛忍耐程度选择。反正我给你了3个"武器"。

很多人开2指的时候就受不了了，也可以用变速呼吸，也有人开8指就用烫嘴式呼吸了，这些都是灵活的。

另外，切忌张大嘴吸气呼气，否则会呼吸性酸中毒，手脚发麻的。

5.拉大便式呼吸（宫口开全使劲生孩子的时候用，控制生孩子的节奏）

拉大便式呼吸其实就是深吸一口气，然后感受我们的力气用到肛门上，就是拉大便的感觉，把孩子拉出来。

在生孩子的时候助产士会协助你，手压住你的肛门，然后你会有一种特别想拉屎的感觉，就找到这个劲，千万不要往脸上憋。

每次使劲至少要憋10秒，不是憋到脸上，而是深吸一口气，腹肌用上劲憋住10秒，你自己心里可以默念10、9、8、7、6、5、4、3、2、1。然后宫缩过去了，吐掉嘴里的气。

然后再深吸一口气憋住，然后默念，10、9、8、7、6、5、4、3、2、1。吐掉，懂这个感觉吧，每次使劲至少要憋10秒。

它的口号是：

深吸一口气，憋住，腹肌用劲，10、9、8、7、6、5、4、3、2、

1；吐气。

按上面的方法用6次力气，一次宫缩基本上就过去了，就赶紧休息，准备下次宫缩来的时候再使。

当然，有的人用3次力宫缩就走了，也行，只要每次你都正确用力就行。持续使劲很重要，不要一顿一顿地使劲，否则胎儿的头下去上来下去上，不能持续地往下走。

6."哈蜡烛"式呼吸（孩子头马上就出来的时候用，避免会阴撕裂）

当产程进行到孩子的头出来一些了，这时候要换哈蜡烛式呼吸，也叫哈气呼吸。

这种呼吸方式非常关键，孩子的头要出来的时候，不能使大力，容易造成会阴撕裂。这时候要收着点力，让孩子自己出来。

要换成哈气，哈气不是哈哈大笑，而是张大嘴：哈——哈——哈——哈——哈，找到这种感觉，如果你不知道怎么哈气，你就试着哈蜡烛也行。想象着你前面有一个蜡烛，你要张大嘴把它吹灭，不是正常吹灭，是张大嘴巴，用"哈气"的方式把它吹灭。

如果你实在找不到这种感觉，着急的时候你大声喊出来，哈——哈——哈——哈——哈，发出音来，也可以。

我给大家总结的这套拉玛泽呼吸法，囊括了从宫缩疼到孩子生出来整个过程，原始的拉玛泽呼吸法，只是宫缩的时候怎么呼吸。

　　每个人的呼吸习惯和宫缩耐受程度不一样，可以做微调。

　　你生的时候如果有大夫或者助产士给你指导呼吸，你听着她喊，也行，就跟着她的呼吸走，反正呼吸是为了转移注意力，让你更好应对生孩子。哪个效果好你用哪个。

扫二维码查看最新内容
内含吴医生讲解视频

❤ 什么时候需要催产

● 什么情况下要催产

临床上，在产妇超过预产期1周左右还没分娩时，会考虑催产。

催产可能用催产针，也可能用软化宫颈的药物。

有人问：打催产素会对孩子有影响吗？不会的，催产素是非常安全的。孕妇自己也会分泌催产素，只是分泌得不够多，需额外加量，来帮助尽快引起宫缩，让孩子能自己发动，想出来。

但在打催产素之前，医生会先评估你的宫颈条件，来判断宫颈的软硬程度。

表格中"宫颈管消退"是通过医生估算宫颈长度后得出，正常的宫颈长度为2～3 cm，随着宫颈的逐渐成熟，长度会逐渐缩短。

Bishop宫颈评分表

指标	0分	1分	2分	3分
宫口开大/cm	0	1~2	3~4	≥5
宫颈管消退/%（未消退时宫颈的长度为2 cm）	0~30	40~50	60~70	≥80
先露位置（坐骨棘水平=0）	-3	-2	-1~0	+1~+2
宫颈硬度	硬	中	软	
宫口位置	后	中	前	

先露位置是根据孩子的头顶与坐骨棘间的距离推测出来的。一般来说，当孩子刚有一点点入盆时，这个值为3。

医生通过检查宫颈，计算出宫颈评分，如果评分大于6分，就意味着宫颈成熟了。评分越高，催产的成功率越高，评分越低，代表宫颈越硬，不软，宫口难开，催产后能生下来的成功率越低。

引产失败率预测

评分	失败率
0~4	45%~50%
5~9	10%
10~13	0

● 催产的方式有哪些

如果宫颈太硬，要用软化宫颈的药物，放到阴道里，贴着宫颈，让宫颈软化。宫颈软化后同时就能引出宫缩来。

药物类

催产的主要药物为前列腺素制剂，常用的有可控释地诺前列酮栓和米索前列醇。

可控释地诺前列酮栓是临床上最常用的促进宫颈成熟的药物。把它放置在阴道后穹隆处，它吸水而膨胀，缓慢地释放出前列腺素，在促进宫颈成熟的同时诱发宫缩。它的优点是当宫缩频率过快或胎心异常时，可以及时将这种药物取出。

米索前列醇是另一种常见的促进宫颈成熟的药物。但这类药物是片剂，将它放入阴道后，如果宫缩频率过快或胎心率有所改变，无法及时将它取出，难以控制作用时间。因此，使用时一定要小心谨慎，时刻关注宫缩情况。

还有大家更为熟悉的，但是软化宫颈效果不好的，静脉滴注缩宫素，使用时，从小剂量开始，逐滴增加，直到产妇在10分钟内出现3次宫缩，每次宫缩持续30～60秒。通过刺激宫缩，达到扩张宫颈的目的。

机械性刺激

机械性刺激促宫颈成熟并不是生拉硬拽，而是使用一些水囊、导管、海藻棒来刺激宫颈，促进产妇体内前列腺素的合成与释放，从而使宫颈软化、成熟。

与药物相比，这种方法导致宫缩频率过快的风险较低。但它属于机械性操作，因此可能会引起感染、胎膜早破以及宫颈损伤等后果。

每个医院擅长的催产方式不一样，你根据你自己大夫的建议选择催产方式就行，大部分情况下，大夫会吩咐你用哪种催产方式，你听大夫的就行了。

做点什么能早点"发动"

其实除了医院里的这些催产方式，到了孕晚期，有的孕妈有以下经验来催产：

1.抱大腿

躺下抱大腿既可以练习柔韧性，又能增加胎儿先露部与宫颈之间的摩擦刺激，促进宫颈成熟和诱发宫缩。

2.爬楼梯

有的人靠爬楼梯来增加胎儿先露部与宫颈之间的摩擦刺激，但是，注意孕晚期爬楼梯肚子太大容易遮挡视线，踩空后出现摔倒就麻烦了，不是特别推荐。还是更推荐散步。

3.捏乳头

通过刺激乳头来促进催产素的分泌，从而产生催产作用。以15分钟为限，左右交替。这种方法理论上是可行的，但个体差异太大，有的人捏一会儿就有了宫缩，有的人就无感。

另外，还有理论上可行，但不建议尝试的同房催产。诚然，同房过程的确会促进催产素的分泌，提升催产素受体的敏感性，同时精液里的前列腺素还可以促进宫颈成熟和软化……但是，孕晚期同房可能带来的破水危害，跟这点催产效果相比，孰轻孰重？

还有传言说饮食方面也可以催产，比如喝覆盆子叶茶可以软化宫颈，吃辣椒可以引发宫缩，这些都没有临床依据，不建议尝试。

孕晚期不要轻信传言，轻易尝试催产的方法，最重要的是保持平稳心态，密切关注胎儿状况，听医生的话，静静等待孩子的到来。

扫二维码查看最新内容
内含吴医生讲解视频

❤ 选择顺产还是剖宫产

十月怀胎，一朝分娩，很多人在选择顺产还是剖宫产上犹豫不决，下面我从一个妇科医生的角度，给大家最中肯的建议。

孕妈最常听到的一句话是：能生就生，生不了再剖宫产。是的，这是大的方向，剖宫产毕竟是一个补救措施，生不下来的时候才剖宫产。

● 顺产和剖宫产各有利弊

现在医学进步了，在生产方式上人们有了一定的选择空间，但谁也不能强迫孕妇顺产或者剖宫产，一切都要以自愿为前提。在选择生产方式这个问题上，很多孕妈也有自己的打算，比如有的孕妈很想产后尽量减低对阴道松弛度的影响，一直赢得丈夫的心，就选择剖，医生也是要考虑到这方面的。

但是总体上，生的好处是大于剖的。毕竟几千年来，人类都是这样生的。

阴道分娩和剖宫产的潜在利弊

	阴道分娩	剖宫产分娩
母体益处	·恢复快 ·感染风险和麻醉并发症低 ·母乳喂养早，改善母亲和婴儿健康 ·想生多胎的妇女受益大	·避免产程中的紧急剖宫产及由此导致的出血、感染或内脏损伤的风险 ·保护盆底降低尿失禁和盆腔器官脱垂的风险 ·产后性功能恢复快

	阴道分娩	剖宫产分娩
母体风险	·阴道试产失败转剖宫产 ·阴道助产及其并发症 ·盆底组织操作导致尿失禁、盆底脏器脱垂及粪失禁的风险	·后续妊娠发生前置胎盘、胎盘植入、胎盘早剥、子宫破裂及孕妇死亡的风险增加 ·再次剖宫产的手术并发症增加
新生儿益处	·降低肺部疾病、医源性早产、中枢神经抑制和喂养困难 ·缩短新生儿住院时间	·避免孕39~40周胎儿在产前和产时的死亡 ·降低母婴之间的感染传播 ·降低颅内出血、窒息和脑病的风险 ·可能减少臂丛神经损伤
新生儿风险	·足月新生儿死亡 ·分娩导致的颅内出血、窒息、脑病、臂丛神经损伤	·医源性早产、呼吸系统疾病和机械通气的风险 ·住院时间延长

● 什么时候需要剖宫产

顺产是人类自然的生产方式，剖宫产是解决难产的方法。打个比方，阴道分娩就好像是宝宝从门出来，是正常途径。如果因为各种原因，门出不来了，就只好在墙上打个洞出来，再把墙上的洞补上。

剖宫产是一个侵入式的手术过程，首先需要麻醉，然后开层层腹壁，切开子宫，再取出胎儿，最后进行胎盘剥离和伤口缝合。

虽然我们倡导能顺产就顺产，但也不是所有的产妇都能顺产，有的产妇经过评估达到剖宫产指征，就建议剖宫产，确保大人及孩子的安全，比如出现以下几种情况时：

1.胎儿的体重过大，也就是巨大儿，而妈妈的体形瘦小或骨盆较小，这种情况下如果坚持顺产，胎儿有可能因为缺氧而产生危险。

2.胎位异常，如臀位横位，这种顺产不下来，只能剖宫产。

3.产道异常，如果子宫下段、宫颈、阴道甚至外阴有肿物或者病变，挡住了宝宝出来的通道，就需要剖宫产。完全性前置胎盘就是胎盘把宝宝出来的门挡住了，只能剖宫产。

4.产妇身体欠佳，患有严重的妊娠并发症，如妊娠期高血压、糖尿病、心脏病等。

5.怀有多胞胎或者子宫有瘢痕（比如做过剖宫产、子宫肌瘤切除等），也应采取剖宫产分娩方式。

6.胎儿的安全受到威胁时，如本来产妇选择顺产，但在生产过程中发现脐带脱垂、胎盘早剥、胎儿的急性缺氧等情况，或者出现滞产，产程太长，为了确保分娩顺利，会转为剖宫产。

所以发现了吧，顺产是最佳的分娩方式，医生和助产士们也会运用自己的专业知识最大程度上保障妈妈们可以通过顺产的方式分娩。但在一些特殊情况和不可控因素的影响下，不得不选择剖宫产，这时候一定要听从医生的建议，当医生劝你剖的时候，不要固执，医生这样建议肯定有其原因。

剖宫产确实有好处，比如"快"，手术当时轻松，能减少妈妈和胎儿在漫长的顺产过程中出现异常情况。

但剖宫产手术后，妈妈和宝宝都可能会出现一系列的不良反应，如：经历剖宫产的产妇术中出血多，产后恢复慢；手术可能引起盆腔粘连、肠粘连，从而导致慢性疼痛和继发不孕；如果再次妊娠时，胚胎着床在切口瘢痕处，会增加怀孕风险，严重时危及母胎生命；剖宫产的新生儿容易发生肺部感染；等等。

所以在选择顺产还是剖宫产时，孕妈要对自己的力量有信心，做好心理准备，不要只是为了避免顺产的痛苦而盲目地选择剖宫产。

扫二维码查看最新内容
内含吴医生讲解视频

♥ 如何才能顺产

决定能不能顺产，受四个要素的影响，包括胎儿自身因素、产道条件、产力情况，还有产妇精神心理状态。

• 胎儿自身因素

胎儿大小、胎位、有无畸形，对分娩有重要影响。

当胎儿体重≥4000 g时，被称为巨大儿。这种情况有的孕妇也能顺产，只要骨盆条件好，产力不错。超过4500 g，绝大部分是需要剖宫产。

胎位也很关键，如果存在胎头位置异常、臀先露、肩先露等胎位异常，胎儿通过产道的难度加大，需要剖宫产。

如果胎儿发育畸形，如脑积水、连体儿等，会造成胎头或胎体过大，从而导致分娩困难。

• 产道条件

产道是阴道分娩时胎儿必经的通道，包括骨产道和软产道。

骨产道就是指骨盆，这个很好理解，骨盆的大小、形状会影响分娩能否顺利进行。如果胎头大小、位置和产妇骨盆大小、形态不相符，胎儿头部就难以顺利通过骨盆。

软产道包括阴道、宫颈、子宫及骨盆底软组织。软产道通常是紧闭的，分娩时，在子宫收缩和胎头挤压的作用下，宫颈口慢慢扩张，达到10 cm左右时，胎儿就可以通过了。那么宫颈条件就显得很关键，如果宫颈迟迟不开指，就会延长产程。如果宫颈条件持续不好，可能就不能顺产。

这就是为什么在生之前，医生要评估一下宫颈软不软。很多人到了预产期或者过了预产期一个星期还没有动静的时候，催生时也要评估一下宫颈条件，如果宫颈特别硬，就不能直接用缩宫素，往往是先用一种药，让宫颈先变软，再用点缩宫素。

• 产力情况

从字面上来理解就是生孩子有没有劲，包括三个方面：第一个子宫本身的收缩力；第二个、第三个是促使胎儿娩出的重要辅助力量，即膈肌的收缩力和腹直肌的力量。这三个力量共同推着孩子分娩。

把胎儿、胎盘从子宫里推出，主要靠子宫收缩的力量，子宫收缩力是临产的主要产力，贯穿分娩的全过程，它能迫使宫颈管逐渐缩短直到消失，宫口打开，胎先露下降，让胎儿和胎盘顺利娩出。

膈肌的收缩力和腹直肌的力量主要体现在第二、第三产程，促使胎儿娩出，协助胎先露部分在盆腔内进行旋转。如果产力不够、过强或不协调时，可能导致难产。

• 产妇精神心理状态

产妇的精神心理状态也很关键，特别焦虑、特别不放松，会影响产力。休息好，精神放松，有利于增强子宫收缩力，让宫颈变软、产道变软，产程就顺利。

所以在生产前，多了解一下分娩的相关知识，建立对分娩的信心，调整好自己的心态和情绪，别紧张、别害怕，听医生的指导，一切就会顺利。

扫二维码查看最新内容
内含吴医生讲解视频

❤ 顺产的注意事项

● 分娩前

1.孕晚期37周之后，随时可能发动分娩，首先要准备的就是待产包，有的人可能等不到预产期就要生了，所以待产包一定要提前准备，把妈妈用品、孩子用品、各种入院的证件资料都放好，一旦临产，拿上就走。

2.出现临产的症状，就赶紧来医院；没有出现急诊症状，就择期入院待产，不要超过孕41周，有合并症的不要超过孕40周。到孕41周了，如果还没有动静，要准备催产，医生会检查宫颈条件是硬还是软，偏硬的就要先软化宫颈，再点缩宫素。

3.如果是择期入院分娩的，建议住院前先洗个澡，孕妇产后不能马上洗澡，所以可以的话，提前洗，保持身体的清洁，不过洗澡时一定要有人陪伴。如果是已经破水的孕妈，要立即去医院，就不要洗澡了。

4.分娩非常消耗体力，可以提前准备巧克力之类的高能量食品来补充体力。

5.提前学习拉玛泽呼吸，提前熟悉生孩子使劲儿的教程。看看咱们这本书，熟悉产程。

6.如果你好多天没大便了，记得用开塞露或者蜂蜜露通通大便，否则生的时候大便在直肠里太硬的话，会影响胎头下降。另外生的时候拉出太多大便来也不好意思。

• 分娩时

分娩时要学会拉玛泽呼吸和科学用力，千万别大喊大叫，要听助产士的指导。有任何不舒服，及时跟助产士和医生沟通。

生孩子能不能喝红牛

类似于红牛这样的功能性饮料，孕期是不建议喝的，因为会对胎儿有影响，但是生的时候是可以的，因为喝完没等对孩子有影响的时候，孩子就生了。

功能性饮料的作用主要是提高你的体力，让你有力气生。

生孩子能不能戴隐形眼镜

孕期不建议戴，因为本身角膜什么的都比较敏感。

生的时候看医院是否允许，各个医院不一样，反正我接生的时候不在意这些，只要力气对，不往脸上憋，影响不大。

• 分娩后

生完后多久出产房

孩子出生后，一般在半小时以内胎盘娩出，产妇还要在观察室待2小时，观察产后是否出血，没问题后可以被推到病房休息。

生完后尿不出来怎么办

顺产后4小时内要排小便，如果过了较长时间还不能自行排尿，胀大的膀胱会影响子宫收缩，会带来产后出血或者尿潴留。

如果你迟迟不排尿，要想办法，比如听水流的声音，嘴里发出"嘘嘘"声，用热水熏洗外阴、腹部热敷、按摩膀胱等方法来促进排尿。如果不见效，就需要插尿管了。

产后便秘怎么办

生产后容易便秘，在产褥期，多吃新鲜水果和蔬菜，适当下床运动，每日按时排便。必要时，可以喝些蜂蜜水、吃香蕉，或者在肛门内滴开塞露进行缓解。

什么时候可以洗澡

大概一两天后洗澡，主要看你个人体力。分娩后，产妇身体虚弱，容易头晕，家属要多陪伴在侧。在家好好坐月子，6周即42天后再来医院复查。

生完要不要束腹带

常规顺产是不用束腹带的，但是如果你觉得生完孩子后肚子里空落落的，想束上腹带过渡一两天也行。

一定记得要做凯格尔运动，也就是盆底功能锻炼。顺产相对于剖宫产来讲，最大区别就在于孩子通过软产道生出来，因此产妇阴道更容易发生松弛，加上怀孕会导致盆底肌的张力减退、肌纤维变形，而凯格尔运动可以恢复盆底肌，对阴道脱垂、子宫脱垂、尿失禁都有一定作用。

❤ 什么时候需要侧切

扫二维码查看最新内容
内含吴医生讲解视频

• 什么是会阴侧切

在顺产时，有时为了避免严重裂伤，需要进行会阴侧切。会阴是阴道口和肛门口之间的楔形软组织，有弹性，一般长2～3 cm，厚3～4 cm。

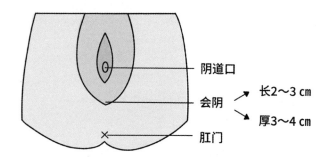

分娩的时候，会阴变软变薄，俗话说就是可以撑开，方便宝宝生出来。但这个撑开，跟个人体质有关，有的人如果没有充分地撑开，那么宝宝的头通过阴道口的时候，可能会导致会阴裂伤。

会阴裂伤根据严重程度分为4度：

会阴裂伤分级

分级	特点
Ⅰ度裂伤	皮肤及皮下组织损伤，但会阴肌肉完整
Ⅱ度裂伤	裂伤延伸至会阴体的筋膜及肌肉，但肛门括约肌复合体完整
Ⅲ度裂伤	裂伤延伸累及肛门括约肌，但未达直肠黏膜
Ⅳ度裂伤	裂伤延伸至全层，贯穿外阴结构、肛门括约肌及直肠黏膜

因此，为了避免分娩时发生Ⅲ度和Ⅳ度严重裂伤，医生通常会做会阴侧切术。会阴侧切是顺产过程中的一个小手术，将会阴的侧壁切开，待宝宝出生再做缝合。

有人问：为什么是侧切，而不是正切？其实在美国采用更多的是正切，正切和侧切有区别。

这个应该很好理解，会阴下方是肛门，如果正切，就会延展到肛门，如果撕裂得太厉害会伤害肛门的括约肌，日后导致大便失禁，所以国内一般采用侧切。

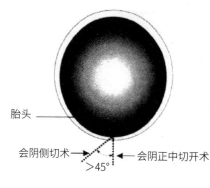

胎头 ——

会阴侧切术 ——→
　＞45°

←—— 会阴正中切开术

肛门 ——●

会阴侧切术
自会阴后联合中线向一侧切开，
长度3~4 cm，与中线成角＞45°。
也可以稍偏离中线，在5点或7点处切开。

会阴正中切开术
沿会阴后联合正中剪开，
长度2~3 cm。

还有人问：生一胎的时候侧切过，现在生二胎，还往原来切过的地方切可以吗？通常不建议，侧切过的地方会留下瘢痕，如果第二次还切这里，伤口会不好长，所以会重新往另外一个方向切。

● 什么情况下需要侧切

并不是每个顺产的产妇都需要做会阴侧切，主要还是根据具体的情况进行选择。所以原则是：能不侧切就不侧切。医生和助产士都是为患者着想，不会随意给你切一刀。

但如果孕妈或者胎儿在分娩时情况紧急，比如胎儿胎心不太好了，要尽快生出来，就要考虑侧切；或者会阴过紧，胎头比较大，孩子一时难以出来；再有如果产力过猛，眼看就会有撕裂伤了，就会考虑会阴侧切。会阴侧切的目的是防止会阴重度裂伤，正所谓两害相较取其轻，侧切伤跟重度裂伤相比，是一种对产妇的保护。

• 侧切后的护理

会阴侧切和会阴裂伤一样，都会导致会阴弹力下降以及瘢痕形成，最终影响盆底功能，主要表现为盆底肌肉收缩力减弱，在产后早期有可能会出现压力性尿失禁，也就是咳嗽或打喷嚏时漏尿，还可能表现为排尿困难、会阴伤口疼痛、性生活障碍等。而且，会阴侧切与Ⅰ度、Ⅱ度的自然裂伤相比，损伤程度更重，术后恢复更缓慢。所以产后侧切的护理就显得格外重要，有两个要点：一是保持干燥，二是注意清洁。

保持干燥

干燥非常关键，侧切的伤口处不能总是湿乎乎的。

所以第一，不能捂着伤口。分娩后看出血多不多，如果出血少的话，可以在床上铺一个吸水功能好的产褥垫。这时不穿内裤也可以，保持会阴部位的通风和干燥。

第二，清洁时采用高锰酸钾坐浴。产妇单独用一个盆，往盆里倒半盆温水，然后放一些高锰酸钾，温水变成淡淡的玫瑰红色时，屁股坐进温水里，待5分钟。之后拿干净的纸巾，注意不是擦干，应避免擦伤，所以是沾干，或者拿小电风扇、吹风机轻轻吹干都可以，保持干燥。一天坐浴2～3次即可。

注意清洁

每次上厕所，一定记住从前往后擦，即往肛门方向擦，而不要把肛门的细菌带到侧切口。上完厕所后，先用湿纸巾擦，然后用干纸巾沾干，保持干燥。

• 如果侧切伤口没长好怎么办

缝合侧切伤口的线一般都是可吸收的线，通常42天左右，伤口就会愈合好。但有的人体质比较敏感，排异，可能伤口3个月左右都还没愈合，甚至就不吸收线，从伤口处往外吐线。这时候要来医院，把线剪掉。

如果情况比较严重，伤口处特别疼，里面化脓了，也要来医院检查，医生会把缝合线挑开，把脓放出来，这时候也不能缝合了，让伤口暴露着，慢慢地它就会自己长好。

别害怕，一般2个月以内，快的1个月就能自己长好。

扫二维码查看最新内容
内含吴医生讲解视频

♥ 剖宫产的注意事项

如果决定要剖宫产，那就选个时间入院，等待生产。

● 生产前

剖宫产之前，需要做一些准备。

第一，禁食禁饮，一般要求手术前8小时不能吃喝。提前和医生沟通，定好合适的手术时间。在这之前，孕妈要避免过于紧张和焦虑，以防提早破水或早产，造成必须紧急开刀剖腹的状况。

第二，把尿、便排空。手术前尽量把尿、便排干净，省得在做手术的时候想上厕所。

第三，备皮。到医院后，护士会把你肚子上的毛给刮了，保持干净，然后要消毒，有的医院还要做皮试，因为做剖宫产手术时要输液，输消炎药，这些医生都会提前帮你准备好。

● 生产中

在做剖宫产手术时，孕妈应尽量多配合医生，医生让做什么，配合就是了。比如麻醉师会让孕妈摆成虾米状，需要打麻药。手术中少说话，听医生的就行。

● 生产后

做完手术后，会给产妇绑上医用腹带、裹上衣物，然后推到病房。麻药劲儿过去后，产妇会很难受，很疼，尤其当医生给产妇按压肚子看看出血多不多时，就更疼，忍着点。

下面我从运动、饮食、伤口护理等几个方面讲讲产妇剖宫产后的注意事项：

1.刚开始一定要多动。下不了床，就在床上多动。上身动不了时，就先动腿，尽可能咬牙翻翻身，慢慢坐起来，能坐起来后，就尽量扶着床站一站，注意千万别摔倒。

2.在饮食上，先从流食慢慢过渡。一开始先喝点水，慢慢地多喝一点，不吐之后就喝点米汤，再过渡到煮得特别烂的小米粥，再到煮得烂烂的面条、面片、馄饨等，要循序渐进地来。

不能一开始就吃大块的东西，也不能喝牛奶、吃甜食，吃这些还太早，你还没排气，就是俗话说的放屁，如果吃的东西比较大块，或者吃容易产气的食物，就会在肚子里堆积很多气体，咕噜咕噜地响，胀得你难受。所以等慢慢排气之后，你再逐步恢复饮食。

3.剖宫产的伤口上一般会绑着医用腹带，这个要带一个星期左右，慢慢地，当伤口长得差不多了，就可以解掉腹带了。如果你觉得勒得太紧，喘不上来气，也可以将腹带松一松。腹带在下地的时候勒紧，躺着的时候要放松，要透气。腹带等伤口长得差不多了就要取掉，不能一直捂着，捂着容易导致伤口长不好。

4.产后一定注意不要着凉，着凉之后可能会发热。

5.产后会排出恶露，出血量一般会少于月经量。排恶露持续的时间因人而异，很多人要1个月左右才能排尽。恶露时间长可能是胎盘附着面在恢复，你想想你膝盖磕破了还会经历结痂、结痂脱落、再出血、再结痂的过程，这么大的胎盘，也会有这样的过程。如果出了大血块，出血多，你就联系医生，或者去医院，再检查检查。

♥ 水中分娩的利与弊

• 怎么在水中分娩

水中分娩听上去是很高端很潮流的一种分娩方式，顾名思义就是产妇在水中生宝宝，水中分娩的过程跟顺产有相同，又有不同。

符合条件的产妇在宫口开到5指左右时，可以进入温水中待产。整个过程需要监测产妇的体温、胎心等数据，在宝宝娩出后，进入第三产程的产妇需要被转移到产床，并检查产道，娩出胎盘。

水中分娩作为一种新技术，其实包括水中待产和水中真正分娩两种。有的医院实施的是水中待产，开宫口的时候在温水里待着，宫缩疼痛就会减缓，一是因为有水的刺激，二是因为在水中可以玩玩水，转移疼痛的注意力。

至于在水中真正分娩，目前有条件的医院不多，如果你所在的医院确实有条件开展、比较成熟，那也可以尝试。

• 水中分娩的好处

1.帮助产妇放松，加速产程的进展

水波带来的轻微撞击力能刺激产妇的肌肉，增加骨盆肌肉和子宫肌肉的弹性，温水带来的镇定和舒缓效果也能让产妇更加放松。而且产妇在水中借助浮力可以自如地调换身体位置，找到最舒服的姿势，更快打开骨盆。

2.减轻产妇在生产过程的痛苦

水中分娩可以使疼痛级别明显降低，减轻产妇分娩过程中的痛苦。水中分娩还可以保护产妇的会阴，增加会阴的弹性，降低会阴侧切率。

3.帮助宝宝适应子宫到外界环境的转换

水中分娩的水，从水温上、水质上都高度模拟子宫中的羊水，能够缓冲地球重力对宝宝脑细胞的冲击，减少外界环境对宝宝的刺激，帮助宝宝更好地适应从子宫到外界环境的转换。

● 水中分娩的风险

尽管水中分娩的好处不少，但也存在一些潜在的风险，不能忽视。常见的风险包括感染、脐带断裂等。另外，在水里难以估计出血量，此时产妇的安全也存在着潜在的威胁。

也不是所有的产妇都适合水中分娩，有早产、难产、多胎妊娠、传染性疾病、胎位不正、前置胎盘等情况的产妇，就不要选择水中分娩了，还是按传统的分娩方式来。如果在水中分娩时遇到阴道大出血、羊水粪染等异常情况时，需要立刻出水。

● 水中分娩的注意事项

水中分娩对分娩环境、分娩过程操作、产妇状况和胎儿状况的要求都很高。要想尝试水中分娩的准妈妈，务必考察清楚医院配套设施、过往水中分娩的经验。另外还要做到以下几点：

1.必须有专业分娩池和水净化处理装置等成套设备来为产妇提供舒适安全的分娩空间，以及保证水质安全。

2.水中分娩过程一定要实现专业化，如在宝宝产出1分钟之内将宝宝抱出水面，否则时间一长宝宝肺叶张开，可能有呛水、溺水的危险；把宝宝抱出水后才能剪断脐带；等等。

3.水缸中的水在生产过程中须定时更换，否则水中产妇的血液和分泌物得不到稀释和排出，可能造成产妇和宝宝的感染。

4.产妇要提前一周到医院检查身体情况，产妇不能有心脏病和妊娠期高血压，也无疱疹、乙肝等感染性疾病，且无流产史、体重正常。

5.非早产，羊膜破裂不超过24小时。

6.胎儿体重预估不超过7斤，胎位正常，胎心音正常，并且胎儿必须是单胞胎。

总体来说，水中分娩目前在国内还没有被广泛接受和应用，这种新技术对产妇的身体、对新生儿的益处都有待进一步考察和验证。当然，未来这种新技术如果得到更成熟的发展，想尝试的孕妈也可以试试。

♥ 要不要做无痛分娩

扫二维码查看最新内容
内含吴医生讲解视频

说到生孩子，大家习惯性就想起影视剧里女人分娩时撕心裂肺的哭喊，很多人因为怕疼选择剖宫产。生孩子确实疼，所以随着技术的发展，也有了更多方法来减轻女性分娩的疼痛，接下来我就来介绍无痛分娩。

无痛分娩不是真的一点都不疼，临床上叫分娩镇痛。分娩镇痛有很多方法，包括：非药物镇痛和药物镇痛、麻醉镇痛。

• 非药物镇痛

主要指精神预防法，主要通过产前指导，详细给产妇讲述生产的疼痛以及原因，从而消除孕妈的紧张和恐惧心理。助产士会指导产妇正确地呼吸和用力，给产妇以鼓励和信心，从而缓解肌肉紧张和疼痛。这种方法安全、经济，但能缓解的疼痛有限。

• 药物镇痛

从肌肉或者静脉注射止痛药，常用的静脉注射阿片类药物是瑞芬太尼，优点是起效快，效果明显。但药物通过胎盘可能会对宝宝有呼吸抑制，使用时要多注意。

● 麻醉镇痛

现在国内医院实施的无痛分娩主要是椎管内麻醉。椎管内麻醉是目前临床最常用的分娩镇痛方法，通过腰椎间隙向产妇的椎管内注射麻醉药。这种方法能明显减低疼痛，同时保证产妇清醒，不会影响到宝宝。而且它只阻断感觉神经，不影响运动神经，所以产妇更容易配合，产程时间短。

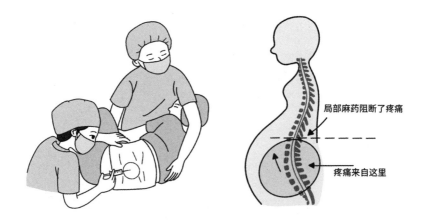

局部麻药阻断了疼痛

疼痛来自这里

有人问：打了麻醉是不是就完全不疼？

不是的，只是大大降低这种疼痛，还是会有一些疼。

它的原理不是完全无痛，只是通过麻醉下半身，减少第一产程中的大部分疼痛，让孕妇处于一种相对舒适的状态，从而可以保存更多体力来完成第二产程，顺利产下宝宝。完全无痛会让孕妇失去对宫缩强度的感受，进而影响到产程中的用力，因此少许的宫缩感受是必要的。

椎管内麻醉有一定风险，包括损伤血管神经、导致感染、出血风险增加等。但是该项技术比较成熟，一般而言风险不大。

要明确的一点是：无痛分娩对胎儿基本没有影响。无痛分娩所使用的麻醉剂作用在硬膜外腔，并不会进入血液，而胎儿在母体中受到的药物影响主要是通过血液循环来吸收，这是两个相对独立的存在，基本不会互相影响。

当然，无痛分娩也不是人人都适合的。有阴道分娩禁忌证、麻醉禁忌证以及凝血功能异常、湿疹等情况的，不宜使用这种方法。有妊娠并发心脏病、药物过敏、腰部有外伤史的准妈妈则应向医生咨询，由麻醉医生来决定是否可以进行无痛分娩。

♥ 产后要做凯格尔运动

　　凯格尔是个美国的妇产科男大夫，他发明了这个收缩盆底肌的运动——凯格尔运动，刚开始是为了改善女性阴道松弛，后来发现这个运动对产后尿失禁、漏尿也非常管用。我在第一章讲漏尿那一节讲过凯格尔运动，这里再补充一些内容。

　　凯格尔运动其实就是分三步：

一、感知收缩的肌肉在哪里

　　有三个方法：第一个是尿流中断法，你在尿尿的时候，忽然收缩一下，把尿流中断，这个时候去感受肌肉的收缩。

　　第二个是卫生棉条辅助法，用卫生棉条或者自己的手指伸进阴道里，然后往外拔的时候，用力收缩别让棉条或手指出来，这个时候裹住棉条和手指的这个力就来自你要找的收缩肌肉。

　　第三个是借助镜子来观察，当你收缩的时候，收缩的肌肉会有一点点颤动。

二、做好爆发力和持久性的练习

　　爆发力练习，用于什么情况呢，就是我们突然咳嗽、大笑、漏尿的时候，我们的盆底肌突然收缩一下，这个练了之后它就预防这种漏尿的问题。

持久性练习就是应对产后子宫脱垂，这时候爆发力没用，得用持久力拖住它才行。

具体的练习方法，前面的内容中我们已经讲过了。

三、坚持下来，形成肌肉记忆

其实就是这么简单，就看你能不能坚持每天都做，比如刷牙的时候做，边哼唱歌曲边做……养成习惯，就能预防和治疗脱垂和漏尿。只要坚持去做，一般6周就能有明显的改善。

关于凯格尔运动，孕期就可以练习，但是如果有合并症，比如前置胎盘、宫颈机能不全等，则要避免练习。产后的凯格尔运动要避开侧切还没恢复好的时候。

♥ 生产过程中的尴尬

扫二维码查看最新内容
内含吴医生讲解视频

怀孕生孩子，确实会发生很多令人尴尬的事情。

第一件尴尬事，那肯定是遇到男医生。

这多尴尬呀，要生了，产房来了个男医生，产妇吓得不行。其实医生是什么性别对分娩来说没有差别，对医生来说这就是他的工作而已。但产妇心里会别扭、尴尬。

如果产妇特别在意，或者产妇家属特别在意，一定要表达出来。医院里医生很多，可以换一个医生来，但不要因为不好意思说出来，事后觉得被占便宜，或者心里不舒服。自己及家属的感受更重要，医生次要，所以如果觉得心里别扭，一定要说出来。

第二件尴尬事，当数生孩子的时候，一边生着，一边放屁，甚至拉屎、尿尿。

这是很正常的反应，尤其是分娩时上了麻醉的产妇，肛门附近的括约肌会变得麻痹，从而导致对粪便的控制力减弱。当宝宝的头通过产道时，直肠会变得平滑，由于产道的挤压，加上生孩子时憋气用力，可能会导致大小便失禁。

这种情况太常见了，当年我学助产的时候没少被喷，医生不会对此有什么想法，产妇不要有心理压力。产妇在生之前，可以尽量把大便和尿排空，以避免这种尴尬。

第三件尴尬事就是剖宫产时备皮。

护士会把孕妈下身的阴毛剃光，这个过程称为备皮，目的是方便对皮肤进行彻底消毒。顺产的孕妈不需要剃掉所有阴毛，需要侧切时，助产士仅需在侧切前剃掉侧切部位及周围的阴毛即可。

第四件尴尬事就是插尿管了。

并不是只有剖宫产才插尿管，顺产也可能插尿管。如果有尿潴留，膀胱憋得太大，对剖宫产而言可能会影响手术操作及误伤膀胱，对顺产来说也会影响产程的顺利进行，这时候就要插尿管来导尿。剖宫产术后短时间内产妇不能自行排尿，需留置导尿管，持续地让你的膀胱往外倒尿。

除此之外，就是宫缩的时候，医生观察孕妈宫口的开大情况，需要反复来做内检，以确定胎儿的正确位置，了解宫颈的软硬、长度和扩张情况。

这些尴尬的事情，其实都是为了让产程更加顺利，都是必要的。产妇遇到的时候，平常心对待即可，不必有心理负担。

扫二维码查看最新内容
内含吴医生讲解视频

♥ 羊水栓塞

羊水栓塞听着挺吓人的，但别害怕，它的发生概率很低，差不多是十万分之二到十万分之七左右。

羊水栓塞是在生产过程中，羊水里的胎儿细胞、胎脂、胎粪和促凝物质等，经由胎盘的静脉进入母体的血液循环。在以前，认为是羊水里的物质进入肺里，把肺堵死了，产妇喘不上来气，多脏器功能衰竭，导致死亡。

其实它的作用机制是羊水进到血液里去了，致敏物质瞬间启动过敏反应，表现出过敏反应综合征，进而引发肺动脉高压、弥散性血管内凝血、炎症损伤、休克、肾衰竭等。

羊水栓塞发病率不高，但死亡风险高，以前是近乎百分之百，现在随着医疗水平的提高，死亡风险在百分之六七十。

羊水栓塞表现为：产妇可能会突然打寒战，出现咳嗽、气急、烦躁不安、恶心、呕吐等症状，随后出现呼吸困难、口唇青紫、抽搐、昏迷。严重时，呼吸心搏骤停。

• 羊水栓塞的高危因素

既然羊水栓塞这么吓人，可以预防吗？目前为止，还没有发现明确的病因。生产时宫颈或宫体损伤，或者是胎膜破裂等，都会导致羊水被挤入破损的微血管，从而进入产妇的血液循环中。

虽然不好预防，但有几个高危因素。

第一个：巨大儿的分娩。孩子太大，产妇生产时要使劲，子宫收缩过强，羊水就可能进入血管，所以孕妇控制好体重，尽量不要怀巨大儿，太大的话就建议剖宫产。

第二个：前置胎盘大出血、胎盘早剥，还有死胎，即孩子在肚子里已经没有生命了，但产妇迟迟拒绝引产，会引起羊水栓塞。所以孕晚期要按时做产检，提前发现一些高危因素，从而科学规避。

第三个，其他原因，如高龄初产、多产妇、急产、子宫破裂等高危因素，均可能诱发羊水栓塞。

羊水栓塞往往发生在分娩过程中，当产妇发现自己出现胸闷、烦躁、寒战等不舒服的症状时，要马上告诉医生，以便医生做出诊断并及早救治。

扫二维码查看最新内容
内含吴医生讲解视频

♥ 产后出血

刚讲完羊水栓塞，这一节讲产后出血，听着都挺吓人的，但还是那句话，别害怕，你们就当科普了解。

• 什么是产后出血

出血多少算产后出血呢？一般生完孩子24小时内，顺产妈妈失血量超过500 mL，剖宫产妈妈失血超过1000 mL，叫产后出血。

如果只有200或300 mL，这种不算，这是生孩子正常允许的出血量。如果是分娩24小时以后，在产褥期内发生的子宫大量出血，是指晚期产后出血，多见于产后1～2周。

产后出血表现为阴道流血，或者剖宫产时胎盘剥离位置或伤口位置持续出血，严重的会出现重度贫血，以及头晕、面色苍白、血压下降、脉搏微弱、四肢湿冷等休克表现。根据出血时间、出血部位、出血量、血液的颜色和状态，以及胎儿、胎盘娩出之间的关系，医生可以快速判断产后出血的原因，并做出有针对性的止血措施，严重的会进行抗感染治疗。

• 产后出血的原因

为什么会导致产后出血这么多呢？通常有四个原因。

子宫收缩乏力

生孩子的时候，子宫很大，生完后，子宫要逐渐缩小，缩回怀孕之前的样子。但如果因为巨大儿、多胎妊娠、羊水过多等引起宫缩乏力，导致子宫无法通过收缩来止血，那就会出血。

万一出现这种情况，医生会做两件事：第一件是给你用药，在宫颈上注射宫缩剂；第二件是按摩子宫。尤其做完剖宫产手术，会给产妇按摩子宫，按摩的目的就是应对子宫收缩乏力的出血。这个时候会疼得厉害。

剖宫产手术中胎儿娩出后出现产后出血，可能会把你的子宫绑起来止血，但是别担心，线是可以吸收的。

胎盘、胎膜残留

孩子分娩出来后，没有大量出血，但胎盘一出来，就出血很多。这时赶紧把胎盘放在桌子上检查一下，看看胎盘完整不完整、胎膜完不完整，如果缺一大块，说明还没有完全剥离，有一些留在子宫里，这时就会不断出血。医生就要赶紧检查，如果真发现有残留，就要把胎盘夹出来。

当然还有一种情况是顺产的时候，孩子生出来了，胎盘卡那儿了出不来，也会出血，大夫就要徒手剥胎盘。

阴道裂伤

分娩的时候，力气用得太猛，宫颈、阴道产生了撕裂，伤口大，这些肉眼就能看到裂伤处流血，就要尽快缝合来减少血液流失。

凝血功能不好

凝血功能不好的产妇，可能本身就有血友病，或者凝血因子缺乏等遗传原因。

　　还有一部分人是产程中出现了别的问题，如羊水栓塞，但这个发病率很低很低。

　　引发产后出血主要就是这四个原因，医生会在判断原因后，具体操作止血，该用药就用药，该按摩就按摩，这时产妇好好配合医生就好。要强调的就是产后2小时是产后出血的高峰期，80%的产后出血发生在这2小时内，要密切观察自己的身体情况。

早产和过期妊娠

扫二维码查看最新内容
内含吴医生讲解视频

♥ 什么是早产

• 什么是早产

怀孕37周及以上，胎儿的各器官发育基本成熟，这时出生的宝宝就是足月儿。而那些在妈妈肚子里待了28周以上、不足37周就出生的宝宝，就叫作早产儿。

为什么早产要至少大于28孕周，因为28周之后，胎儿的存活率比较高。当然发达国家有的地方定义早产的最小孕周为24周，我们国家还是定在28周，28周之前终止妊娠还叫流产。

• 早产的征兆

如果孕妈出现有规律的腹痛，且频率逐渐增加，达到每10分钟1次或以上，很可能预示着早产。在孕28～37周之间若是出现见红，这也是早产的征兆之一，通常临产前24～48小时会出现见红。

除了子宫规律收缩和见红，孕妈还可以注意自己的下腹，如果下腹部感觉反复变软和变硬，且肌肉也有发胀的感觉，同时有尿频、阴道不受控制有液体流出等症状就要赶紧上医院。所以到了28周以后，孕妈要多关注自己的身体反应，有这些情况要及时就诊。

除了这些征兆，还有什么办法可以提前知道早产风险呢？孕妈可以通过阴道超声来预测自己早产的风险。如果在孕14～12周去做阴道超声，显示宫颈长度小于25 mm，或是宫颈缩短，伴有宫颈内口呈漏斗状扩张的话，就提示孕妈早产的风险增加。

💛 什么原因导致早产

早产对孕妈和宝宝都有一定的危害，特别是对宝宝来说更危险。那什么原因可能会导致早产呢？

孕妇原因

在怀孕前身体就不好，也就是我们常说的体质虚弱的孕妈，发生早产的可能性会高于身体健康的孕妈。

如果母体本身患有一些感染性疾病，比如盆腔炎、子宫内感染、阴道炎等，细菌炎症引起宫内感染；或者有不良的生活习惯，比如抽烟、喝酒等，那么也有可能导致早产。

再有，情绪波动较大，容易生气，也会导致早产。怀孕后受激素的影响，情绪容易控制不住，这时孕妈应尽可能让自己放宽心，别去计较。

如果是体力劳动者，干活时不小心用力过大，也容易早产。

还有，孕妈患有妊娠合并症、宫颈松弛等病症，也会导致胎儿早产的概率大大增加。宫颈松弛就是宫颈口不紧，松弛就容易脱落，脱落就引发早产。

所以归纳起来，常见的可能导致早产的母体高危因素包括：年龄<17岁或>35岁；过度消瘦，营养不良；抽烟、喝酒、吸毒；有多次流产史、早产史、早孕期有先兆流产，与上次怀孕间隔不足半年；妇科炎症、宫颈功能不全、孕期高强度劳动、子宫畸形（如中隔子宫、单角子宫、双角子宫等）、子宫过度膨胀（如羊水过多、多胎妊娠等）。另外，贫困和低教育人群发生早产的概率也略高。

宝宝原因

双胎或多胎妊娠、胎儿过大、胎儿发育异常（结构畸形或染色体异常）、羊水过多等情况，发生早产的概率会增高。另外，假如胎儿出现宫内缺氧、发育迟缓或其他危险情况，可能需要通过人工干预让胎儿脱离不安全的环境，提早分娩。

其他原因

其他例如前置胎盘、胎盘早剥、胎盘功能减退、外界刺激等因素，也可能导致胎儿早产。

扫二维码查看最新内容
内含吴医生讲解视频

如何预防早产

既然早产的高危因素这么多，那怎么才能尽量避免早产呢？

1.在合适的时间怀孕

年龄太小或者太大怀孕，早产风险也较高，并且会有各种并发症，因此，选择在身体状况比较好的20～35岁之间怀孕更加合适。在准备怀孕之前，做好避孕措施，不要因为意外怀孕做流产。

2.保持良好的生活习惯，注意营养补充

宝宝的营养完全来源于母体，妈妈不健康，孩子发育肯定受影响。因此，妈妈们在孕前就应该把身体调理好，有病治病，戒掉抽烟、喝酒、吸毒等不良习惯。

孕期也要注意营养均衡摄入，为宝宝在母体中的健康成长提供有利条件。但是，营养过剩也没有好处，加强体重管理，和其他会导致高危妊娠的因素的管理，积极预防、治疗妊娠合并症及并发症，减少治疗性早产率。

3.定期产检很重要

产检可以及时了解胎儿及孕妇的健康状况，能及时发现异常并尽快治疗。谨遵医嘱，积极配合治疗，可以预防早产的发生，最大限度地保证母儿安全。

在平时，孕妈要留意早产发生的各种征兆，如规律的宫缩腹痛、阴道流血、破水等，发现异常及时到医院就诊，在医生的帮助下采取措施。千万别想当然地认为自己休息休息就能好。

4.其他注意事项

如果有泌尿生殖系统感染，就应该完成治疗后再备孕。孕期也要注意个人卫生，一定要勤换内裤。孕期分泌物会增多，由于体内激素变化，容易感染出现炎症，勤换内裤、保持清洁太关键了，否则逆行性的感染有可能会增加早产率。

孕期可以进行适当活动，比如散步、园艺、快走、瑜伽、游泳等，但特别剧烈的活动就算了，同时，进入孕晚期后要注意保护腹部不要受到撞击，不要提重物或过分用力，也不能长时间站立或过度劳累，以免胎盘早剥、胎膜早破等情况发生。

扫二维码查看最新内容
内含吴医生讲解视频

❤ 先兆早产如何处理

先兆早产是有早产的症状。出现先兆早产的症状后，要不要保胎，胎儿真出来后，他的成活率是多少，这是处理的关键。就像这个图里呈现的，这是处理的关键。

孕周与新生儿的存活机会

孕周/周	平均出生体重/g	存活率/%	健康存活率/%
22	500	0	0
23	575	4	2
24	650	17	9
25	775	30	18
26	900	51	41
27	1025	64	54
28	1150	75	67
29	1250	81	74
30	1400	87	81
31	1550	93	87
32	1750	95	90
33	2000	97	93
34	2200	98	95
35	2400	99	97
36	2600	99	98

就算早产的症状已经发生，也不是一定就要立马生产的。倘若胎儿存活状况良好，孕妈的宫颈扩张小于4 cm，而且继续怀孕不会加重孕妈的病情，医生会使用一些抗生素和宫缩抑制剂，尽可能延长胎儿在妈妈肚子里待的时间。

对孕28周以上、不足34周有早产迹象的孕妈，要采取期待治疗，给予皮质激素，预防B族链球菌感染以及抑制宫缩。

如果孕28周发现有早产迹象，那目标就保到32周；过了32周，可以松一口气，如果情况还很好，那就保到下一个目标34周。这样依次下去，保到36周再生产，那就跟37周足月生产没有太大区别。这是对早产的一种处理。

胎龄小于28周的早产叫极早早产，若孕妇要求全力抢救胎儿，要持续性做胎心监护。

其实你能看出来，早产要不要让孩子出来就是不断评估，孩子在妈妈肚子里待着和生出来哪个获益更高。如果在肚子里更安全，肯定是全力去保胎；如果是出来获益更高，就不保胎了。

• 早产儿的分娩

分娩方式的选择

要跟孕妇及其家属充分沟通，是选择顺产还是剖宫产，并做好新生儿的抢救措施。

·无明显禁忌者可尝试顺产，有剖宫产指征者就进行剖宫产，剖宫产应在早产儿有可能存活的基础上实施。

·顺产时要密切监测胎心，慎用抑制胎儿呼吸的镇静剂。

· 顺产进入第二产程后，是否要会阴侧切，应根据孕妇的具体情况决定。如产程和胎心正常，可以不进行侧切。

分娩的时间

· 孕期大于34周时，可以顺其自然；小于34周时，根据个体情况决定。

· 对于不可避免的早产，应停用一切宫缩抑制剂。

· 有明确的宫内感染时，应尽快终止妊娠。

如果医生认为将宝宝强留在母体，对孕妈和宝宝都是一种伤害的话，医生可能就会做另外一种选择，结束妊娠，让宝宝提前生下来。

❤ 过期妊娠要重视

在预产期前3周到后2周，也就是孕37~42周分娩，都属于足月分娩，80%~90%的孕妈会在这段时间分娩。那么具体哪天分娩，就看肚子里这个小家伙哪天发动了。

有的小宝宝会在37周之前出来，也就是早产。也有3%~15%的宝宝过了预产期2周还不发动，就叫过期妊娠了。

● 过期妊娠的风险

1.胎盘会老化。

我在前面讲过胎盘成熟度的分级，胎盘老化会导致血管发生梗死，血流不畅，使胎儿血液循环、营养供应都出现问题，引发胎儿宫内缺氧和营养不良。如果进一步老化，还可能出现胎儿窘迫，甚至导致胎死腹中。

2.羊水量可能减低。

羊水变少导致宝宝脐带更容易受到挤压，进而导致宫内缺氧，甚至胎儿窘迫。羊水粪染率会上升两到三倍，胎粪吸入综合征的发病率也会增加。

3.分娩时孩子长得更大。

如果胎盘功能正常，过了预产期的宝宝出生时会更大，有1/4的可能会是巨大儿。这会增加分娩的难度，难产风险大。

如果胎盘功能减退、胎盘血流异常，那么宝宝出生后大多身体瘦小、皮下脂肪缺乏、皱褶比较多，我们称其为"过熟儿"。这类宝宝会出现发育不良、新生儿窒息、新生儿脱水等问题。

• 过期妊娠的处理

如果已经满41孕周还没有要生的迹象，要跟医生沟通，及时来医院就诊，医生会核对末次月经，再次确认预产期，如果确认无误，再根据胎儿安危状况、胎儿位置和大小、宫颈成熟度等综合分析，决定是否结束妊娠。最好要在42周前分娩。

如果只是刚刚过了预产期，先不要太担心。妊娠期延期很正常，初次妊娠平均向后延迟8天，第二次怀孕平均延后3天。另外预产期的推算也可能有一定偏差，不要太紧张。

过期妊娠也要积极配合医生，坚持产检，每周测量两次羊水指数，确保没有出现羊水过少的状况；密切监测胎心、胎动，确保宝宝状况良好。如果产检一切正常，那就放宽心，宝宝没准明天就生了。

如果真一直不发动，就要催产。